—— 질병 증상에 따른 약초 활용사전 ——

질병치유 산야초

질병치유 산야초

2024년 2월 20일 **2쇄 발행**

편저자 · 정구영 · 정영욱
펴낸이 · 남병덕
펴낸곳 · 전원문화사

주소 · 07689 서울시 강서구 화곡로 43가길 30. 2층
전화 · 02)6735-2100
팩스 · 02)6735-2103
등록일자 · 1999년 11월 16일
등록번호 · 제 1999-053호

ISBN 978-89-333-1149-3 13510
© 2020, 정구영 · 정영욱

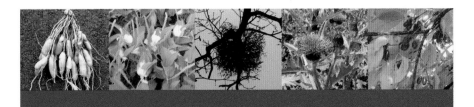

질병 증상에 따른 약초 활용사전

질병치유 산야초

글 · 사진 **정구영 · 정영욱**

감수 전 전북도립병원장 **이동호 의학박사** | 추천 영웅문 **정경교 문주**

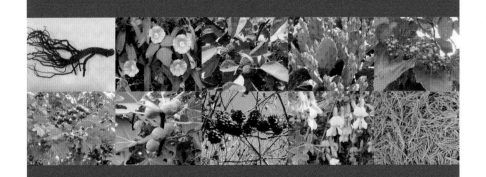

🏛 **전원문화사**

"돈으로 살 수 없는 게 생명과 건강!"

세상에서 돈으로 살 수 없는 게 생명과 건강이다. 예부터 "재물을 잃은 것은 조금 잃은 것이요, 명예를 잃은 것은 많이 잃은 것이요, 건강을 잃은 것은 모두 잃은 것이다"라 했듯이 건강은 아무리 강조해도 지나치지 않는다.

이 책의 저자 약산(藥山)은 현대판 신선(神仙) 방외지사(方外之士)로 그동안 신문과 잡지에 건강 관련 칼럼을 써왔고, 오늘날 질병으로부터 낫기를 원하는 사람들에게 천연치유 요법, 약초, 자연치유, 양생술, 기공술을 상담도 해주고 제자들에게 지도하고 있다.

약산 정구영 선생은 언론인, 교수, 자연인으로 건강과 약초 관련 저서를 40권 이상 쓴 저술가이다. 녹수청산 진안고원에서 힐링자연치유학교를 운영하고 지자체(도, 시, 군, 구), 전국 공무원 교육원(도, 국세 공무원 외)과 정부 교육기관(국토해양부, 농업 연수원, 농촌 진흥청 외), 전국 농업 기술센터, 기업체, 은행, 문화원, 단체 등 3000번 특강을 하기도 했다.

나는 의학박사, 내과 전문의, 가정의학과 전문의, 심장내과 본과 전문의, 소화기내시경 분과 전문의, 결핵과 전문의, 방사선 동의원소 특수 취급의, 미국 A·C·C·P 정회원으로 경희대학교 의과대학 교수, 전북 도립병원장과 경희대 동서의학연구소 선임교수를 역임하고 이후 전북대 의학전문 대학원 외래 교수, 개인 클리닉과 사랑요양병원을 운영하고 있고 아들과 딸도 전북대 의과대학 교수다.

나의 선친은 한의사, 평생 화두(話頭)는 신선을 꿈꾸며 건강한 몸을 유지하는 것, "의사는 부업, 도학(道學)이 주업"으로 살며 평생 육식과 생선과 유제품을 하지 않는 비건(vegan)으로 살면서 건강한 신체를 유지하고 있다.

약산 정구영 선생은 오래 전 제자로 입문한 후 전주에서 내가 운영하는 병원 내 수련장에서 태극권도 하고 중국에 가서 태극권을 고수(高手)들에게 지도를 받고 수련을 했다.

약산은 아무나 쓸 수 없는 가칭 "약초 활용 사전—질병치유 산야초" 원고를 가져와 감수를 의뢰해 꼼꼼히 읽었는데, 이 책에는 현대의학의 기초 상식은 물론 현대의학으로 고칠 수 없는 천연 약초 활용법을 건강한 사람이나 질병에서 낫기를 원하는 이들에게 도움이 될 것으로 확신한다.

정신신체의학에서는 인체의 질병은 70%가 마음에서 기인한다고 주장하고 있지만 나는 의학박사로 현재 나이를 떠나 건강 상태는 지금까지의 식습관과 생활습관의 결과와 면역력이라 생각한다. 우리가 원하지 않는 질병과 감염은 공포의 대상, 중국 우한에서 발생한 신종 코로나19 바이러스로 중국에서는 3월 현재 3,000명 이상의 사망자가 발생하고 우리나라 국민과 이란, 이탈리아 등 전 세계적으로 많은 사망자가 발생하는 중이고 얼마나 많은 사람들이 사망하게 될지 알수가 없는 상황이다.

이 책에서는 현대인이 흔히 앓고 있는 질병에 대하여 의학적으로 아주 쉽게 설명하고 그 대책으로 약초로 활용할 수 있는 방법을 사진과 함께 자세히 소개하고 있다.

독자들이 이 책을 읽고 그동안 잊고 살았던 자연과 교감하며 멈추어 있던 건강의 시계를 돌리고 약산 정구영 선생이 제시한 것을 이해할 수 있다면 건강 속에서 삶의 질을 높일 수 있다고 본다.

화산 따상방에서 의학박사 **이동호**

"약초를 알면 건강이 보인다"

예나 지금이나 인간은 본질적으로 생로병사 적용을 받는다. 오늘날 우리의 삶이 의학이 발전되어 외연(外延)이 달라졌다 하더라도 같다고 본다.

지금 가장 시급한 것은 건강한 "몸"이고, "왜 사는가?"이다. 그것은 무엇을 위해, 어떻게 사는 것이 잘 사는 것인가? 이런 근본적인 문제에 대하여 스스로 묻고 또 물어야 한다.

이 세상에 나를 지켜주는 안전지대는 없다. 요즘 사람들은 돈만을 쫓는 삶으로 인해 건강의 소중함을 잊고 살고 있지만 곰곰이 생각해 보면 자연을 동경하고 건강처럼 소중한 게 없다고 생각한다.

세상에서 가장 귀한 게 건강한 몸이다. 지금 우리는 마음의 풍요로움도 없이 마치 시속 100km로 질주하는 삶 속에서 자연도, 낭만도, 추억도, 멋도 없이 그저 돈만을 벌기 위해 몸을 혹사하는 상태에서 각종 병으로부터 자유하다는 것은 기적이 아닐까?

그러나 어느 날 건강을 잃었을 때 어디서 건강을 다시 찾을 수 있을까? 단, 한번뿐인 인생을 보석(寶石)처럼 살 것인지 병치레하며 번 돈을 탕진하며 화석(化石)으로 살 것인지는 자신의 운명이기 때문에 지금부터라도 왜 몸이 먼저인가, 인생관, 가치관을 정립하고 살아야 한다고 본다.

사람은 누구나 건강 속에서 행복하기를 원한다. 희망과 건강에 대하여 누군가 말했듯이 "희망과 건강은 길(道)과 같은 것이다. 길을 내가 가면 길이고 가지 않으면 길이 아니고 건강도 동행하지 않는다."

사람은 저마다 한 세상을 살아가는 데는 여러 갈래의 길이 있다. 나는 어릴적부터 매화가 활짝 핀 꽃 길에서 무술을 하고 구름 위에서 신선(神仙)이 되어 백마(白馬·하얀 말)를 타고 하늘을 나는 꿈을 자주 꾸어 무예인으로 살고 싶었다.

고등학교를 졸업한 뒤 이 세상을 구경하고 싶어 인문 대학을 접고 해양대학을 진학한 뒤 해군을 만기 전역한 뒤 1982년부터 1등 항해사와 선장으로 외항선을 타고 지구를 36바퀴나 돌고 세상을 유람했다. 1994년 바다 생활을 접고 부모님의 고향 지금의 진안고원 신선이 구름을 타고 노닐다는 백운(白雲) 산 속으로 들어와 "일입청산갱불환(一入靑山更不還)", 즉 "내가 한 번 청산에 들어오면 다시는 나오지 않으리라"고 다짐한 후 산 속에 둥지를 틀고 내가 좋아하는 것을 하며 자연인처럼 살고 있다.

이 책의 저자인 약산 정구영 선생과는 사부가 운영하는 수련장에서 만난 후 무예와 약초로 의형제를 맺었다.

이 책의 저자인 약산과 나는 가시오가피 농장에서 20년 이상 약초 교육, 약초 포럼, 약초 산행, 체험객을 대상으로 진행을 같이 하며 운영하고 있다.

이 세상 강산풍월(江山風月)에는 본래 주인은 없다. 이용하는 사람이 주인, 자연과 교감하며 자기 건강과 삶을 스스로 늘 지켜보는 일이 시급한 일이 아닐까? 지금 이 순간이 나에게 주어진 마지막 순간으로 알고 최우선으로 몸을 챙겨야 이 세상의 주인이 될 수 있다.

이 책은 오늘을 살아가는 우리들에게 건강적으로 큰 도움이 되리라 믿어 독자들의 일독(一讀)을 권한다.

진안고원 영웅문에서 **정경교**

"의(醫)는 하나, 의학(醫學)은 여럿, 요법(療法)은 수천!"

세계보건기구(WHO)에서 건강이란 육체적, 정신적, 사회적, 영적인 건강으로 정의하고 있다. 예부터 사람의 건강은 "오년(午年) 육월(六月) 칠일(七日) 팔시(八時)"라 했다. 즉 "50대는 해마다, 60대는 달마다, 70대는 날마다, 80대는 시간마다 쇠약해진다"는 뜻이다.

왜 몸이 먼저인가? 돈이 있어도 목숨을 살 수 없기 때문이다. 중국 속담에 "수도후손산(樹倒猴孫散)", 즉 "나무가 쓰러지면 원숭이는 흩어진다"는 뜻처럼 단 한번 뿐인 인생도 건강을 잃으면 모든 것을 잃게 되어 있다.

사람의 건강은 지구의 모든 것과 연결되어 있다. 사람은 태어나는 순간부터 몸 속에 온갖 화학 물질들이 계속 축적되고 건강에 영향을 받는다. 사람은 누구나 삶의 질을 높이기 위해서는 첫째도 건강, 둘째도 건강, 셋째도 건강이다.

나의 건강상태는 지금까지 식습관의 결과이다. 지금부터라도 육식 위주의 식습관, 가공식품, 인스턴츠식품, 식품첨가제를 먹지 않는 게 좋다. 그리고 의학적으로 기초 상식을 알고 불규칙한 식습관과 잘못된 생활습관을 바꾸고, 절제된 생활 속에서 규칙적인 운동, 휴식을 해야 한다.

건강의 핵심은 식습관과 생활습관, 매일 먹는 음식은 건강과 직결되기 때문에 음식을 먹을 때나 건강에 좋다는 것(보약, 약초 등)을 선택할 때는 신중을 기해야 한다.

이 세상에 나를 지켜주는 안전지대는 없다. 그리고 지구 환경에 무슨 일이 벌어지고 있는지 관심을 가져야 한다. 우리 몸을 위협하는 미세먼지, 환경호르몬, 화학물질, 유해물질, 농약 등이 몸 안에 독소가 축적되어 인체의 곳곳을 돌아다니며 온갖 질병을 일으킨다. 그리고 잘못된 식습관은 암, 고혈압, 당뇨병, 중풍 같은 성인병의 원인이 된다.

모든 병은 세포의 변질과 손상되면서 염증이 생기면서 시작된다. 현대의학에서 인체의 온갖 병에 의술과 약을 처방하지만 낫지 않는 것을 경험한다. 그렇다면 어디서 내 몸의 병을 낫을 것인가? 옛말에 "의식동원(醫食同源)", 즉, "의약과 음식의 근원은 같다", "신토불이(身土不二)"는 몸에 좋은 음식은 산과 들(野)에 있다는 진리를 알지 못한다면 마치 상상 속의 신선(神仙)을 만나고도 건강의 도(道)를 깨우치지 못했다면 보물 산에 들어갔다가 빈손으로 돌아오는 것과 같다.

우리 땅에서 자라는 약용 식물에는 인체에 꼭 필요한 영양소와 미네날과 약성과 약효가 있어 생명을 유지하는 데 필수적이고 건강 동행의 최고 파트너!이다.

우리 민족의 의학의 보고(寶庫)인 한의학, 한약학, 전통의서, 민간요법은 수천 년 동안 건강을 지켜왔다. 조선 세종 때 〈향약집성방〉, 고려와 조선의 의학을 집대성한 〈의방유취〉, 조선 중기 〈의림촬요〉, 허준의 〈동의보감〉, 정조 때 〈제중신편〉, 동무이제마의 〈동의수세보원〉과 옛 조상들의 구전으로 전수된 민초의학이 전수되고 있다.

한약의 기본은 초근목피(草根木皮)이다. 각종 약재 처방전 〈방약합편(方藥合編)〉, 중국의 전통 약물학(藥物學) 중에서 가장 오래된 〈신농본초경〉, 중의학의 근간을 이루는 〈본초강목(本草綱目)〉과 〈황제내경(黃帝內徑)〉, 조선 허준이 쓴 〈동의보감(東醫寶鑑)〉을 두루 섭렵하고 산야초의 모든 것을 중생을 위한 건강 지침으로 제시한 것은 아무나 할 수 없다.

이 책은 인체의 질병 기초 상식과 우리 땅에서 쉽게 접할 수 있는 각종 약용 식물로 각종 병증에 대하여 활용법을 제시했다. 부록에서는 산야초로 질병을 치유한 사람들과 한의원에서 처방 받는 사상체질에 따른 보약(補藥)과 오자환(五子丸), 건강에 좋다는 공진단(供辰丹), 경옥고(瓊玉膏), 우황청심원(牛黃淸心丸), 쌍화탕(雙和湯), 사물탕(四物湯), 십전대보탕(十全大補湯)과 알아 두면 편리한 한약재 및 산야초 구입처를 수록해 도움을 주었다.

내 몸을 살리는 산야초는 우리 주변에 있다. 예를 들면 인체의 오장육부에 좋은 간장(민들레) · 심장(포도) · 위와 비장(삽주) · 폐장(도라지) · 신장(산수유), 간에 좋은 엉겅퀴 · 민들레 · 다슬기 · 개오동나무 · 헛개나무, 면역력을 강화해 주는 산삼 · 꾸지뽕 · 버섯 · 가시오갈피 · 마늘, 암에 좋은 겨우살이 · 개똥쑥 · 꾸지뽕 · 와송 · 바위손 · 하고초, 혈액을 맑게 하는 산나물 · 미나리 · 양파 · 은행 · 솔순 · 달맞이꽃 · 연꽃, 폐의 기능을 강화해 주는 마가목 · 도라지 · 더덕 · 만삼 · 수세미외, 위장에 효능이 있는 삽주 · 산사 · 매실, 여성의 냉증에 효능이 있는 생강 · 쑥 · 인진쑥 · 익모초, 당뇨에 좋은 꾸지뽕나무 · 뽕나무 · 오미자, 관절을 강화해 주는 홍화씨 · 골담초 · 접골목, 염증과 종양에 탁월한 느릅나무뿌리 · 지치 · 섬오가피, 변비에 좋은 함초 · 고구마 · 바나나 · 사과, 신장에 좋은 산수유 · 오갈피 · 수박 · 옥수수수염, 심장에 좋은 솔잎 · 포도 · 은행, 뇌에 좋은 강황 · 천마, 불면증과 우울증에 좋은 지치 · 자귀나무 · 호두, 피부에 좋은 엉겅퀴 · 무화과 · 키위, 통풍에 좋은 충영 · 보리수열매 등이 있다.

최근 건강과 관련된 의학 서적과 약초 서적들이 봇물을 이루고 있지만, 의학의 기초 상식과 약용 식물을 실용적으로 활용할 수 있는 책을 만나기가 쉽지 않다.

고 김수환 추기경은 생전에 "삶의 현실에서 시련과 난관이 있어도 우리가 끝까지 지켜야 하는 것은 건강한 몸을 지키는 일이다"라 했다. 인체는 병원을 다니지 않고 채소 위주의 식습관과 잘못된 생활습관을 바꾸고 마음을 다스릴 수 있다면 약(藥)을 먹지 않아도 스스로 자연과 교감을 한다면 건강을 지킬 수 있게끔 되어 있다. 약용 식물은 몸이 아플 때만 먹는 것으로 알고 있다면 식물에 대한 오만이다. 매일 먹는 채소, 산나물, 버섯, 약용 식물을 먹음으로 면역력을 강화하고 건강을 저축하는 것이다.

십승에서 약산 **정구영**

일러두기

• 인체의 질병에 대한 의학 기초 상식은 "가정의학 대사전", "평생 의학 건강 가이드", "현대인의 건강비결 方(병증별 한방 요법편)", 의학 논문, 조선일보 헬스 외 각 일간지 신문에서 보도된 의학을 발췌 인용하였다.

• 약초 활용법은 필자의 저서인 "산야초 대사전", "약초 건강 사전", "자연치유" 외 참고문헌에서 발췌했다.

• 약초 활용법에서 부작용과 유독 성분은 금기에 명기했다.

• 누구나 쉽게 만들 수 있는 한방 보약 처방은 전통 의학을 참조하였다.

• 알아 두면 편리한 한약재 및 산야초 구입처를 부록에 넣었다.

• 이 책은 국민의 건강을 도모하는 목적이 있지만, 의학과 한의학 전문서적이 아니다. 약초를 구입하거나 채취를 하는 것은 법 테두리 안에서 가능하지만, 식용이나 효소 음용을 제외한 약용 식물을 응용해 건강원이나 집에서 달여 먹으려면 반드시 한의사의 처방을 받아야 한다.

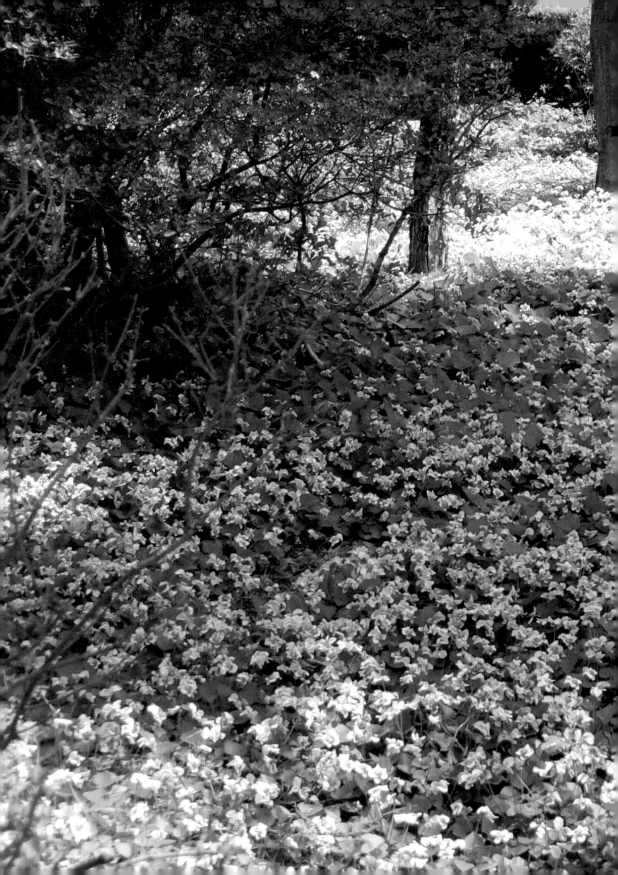

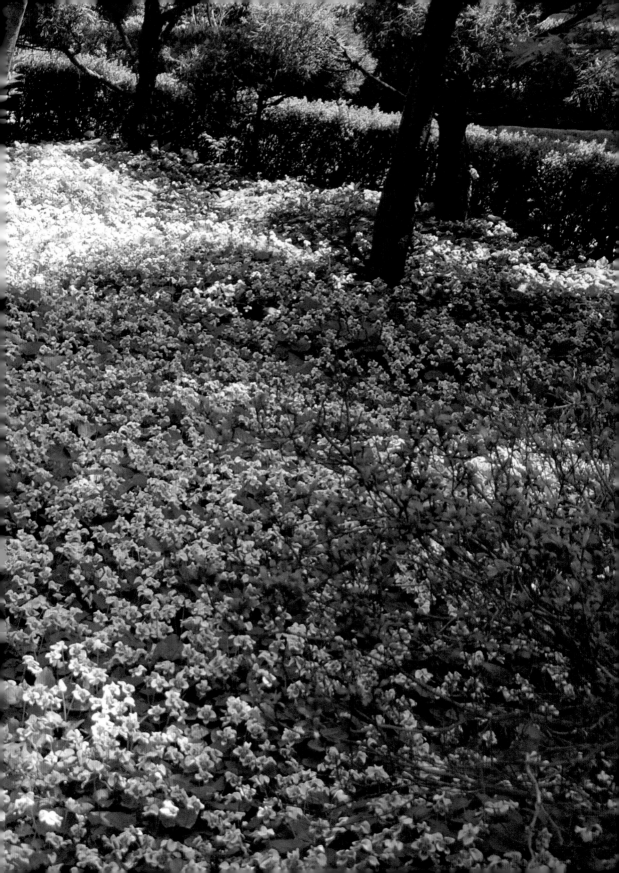

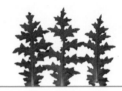

제1장 우리가 몰랐던 인체와 질병

제2장 내 몸의 질병을 치유 해독하는 법

제3장 약용식물을 알면 건강이 보인다.

논문과 의학적으로 검증 된 약용식물 • 248

제4장 누구나 쉽게 만들 수 있는 한방 처방

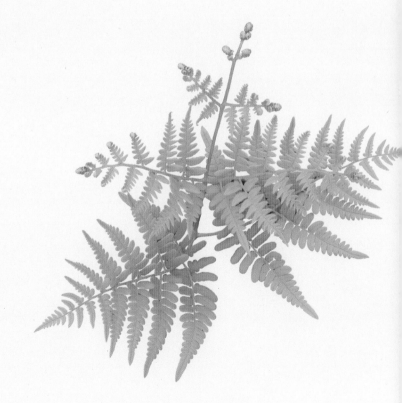

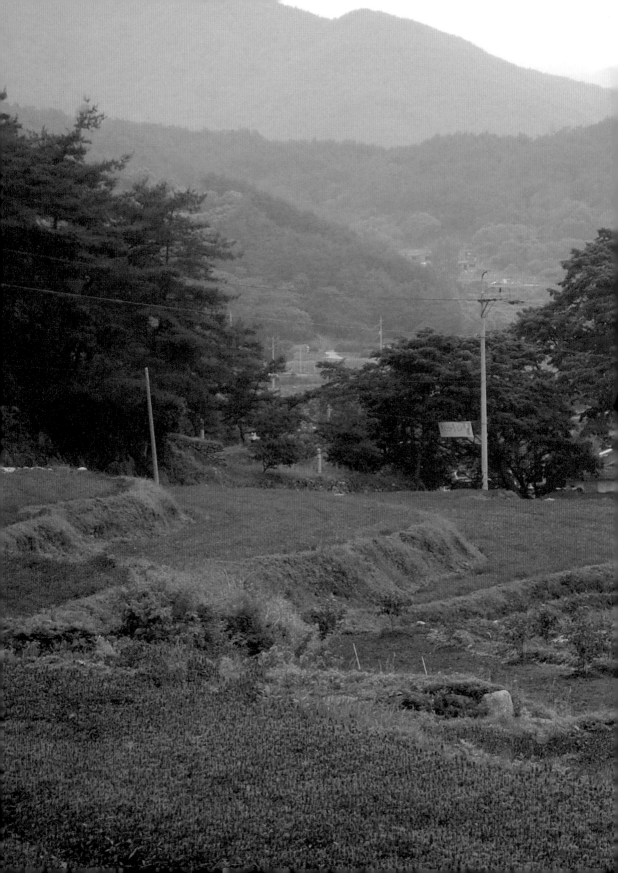

제1장

우리가 몰랐던
인체와 질병

인체 오장에 좋은 약용식물
왜 오장육부(五臟六腑)인가

"내 생명을 주관하는 곳"

인체에서 오장육부(五臟六腑)가 생명에 중요한 이유는 어느 한 곳이라도 이상이 있으면 온몸에 영향을 미치기 때문이다.

조선시대 허준이 쓴 〈동의보감(東醫寶鑑)〉에서 인체의 몸을 중심으로 한 양생법과 한 가지 약제(藥劑)로 오래 사는 방법을 소개하고 있다. 예를 들면 황정, 석창포, 감국화, 천문동, 지황, 창출, 토사자, 백초화, 하수오, 송진, 회나무 열매, 측백 나뭇잎, 구기자, 복령, 오가피, 오디, 연밥, 검인, 잣, 순무씨, 인 유즙(사람 젖), 흰 쌀죽이 좋다고 기록돼 있다.

중국에서 2500년 전에 출간된 〈황제내경(黃帝內經)〉은 건강서로 인체의 생리와 양생(養生), 자연현상과 관계 등을 우주의 원리와 인체의 오장육부가 주관하는 대상에 대하여 설명하고 있다. 예를 들면, 인체에서 심(心)장은 혈(血)과맥(脈)을 주관하고 열(熱)을 싫어하고, 폐(肺)장은 피모(皮毛)를 주관하고 조(燥 · 마른 것)를 싫어하고, 간(肝)장은 근(筋 · 근육)을 주관하고, 풍(風)을 싫어하고, 비(脾)장은 육(肉)을 주관하고 습(濕 · 축축한 것)을 싫어하고, 신(腎)장은 골(骨)을 주관하고 한(寒 · 차가운 것)을 싫어한다고 했다.

우리 몸은 유기체적으로 상호작용을 하기 때문에 인체의 몸통이라 할 수 있는 오장육부가 건강을 좌우한다 해도 과언이 아니다. 오장육부에 좋은 약초로는 간(민들레), 심장(포도), 위장(삽주), 폐장(도라지), 신장(산수유) 등이 있다.

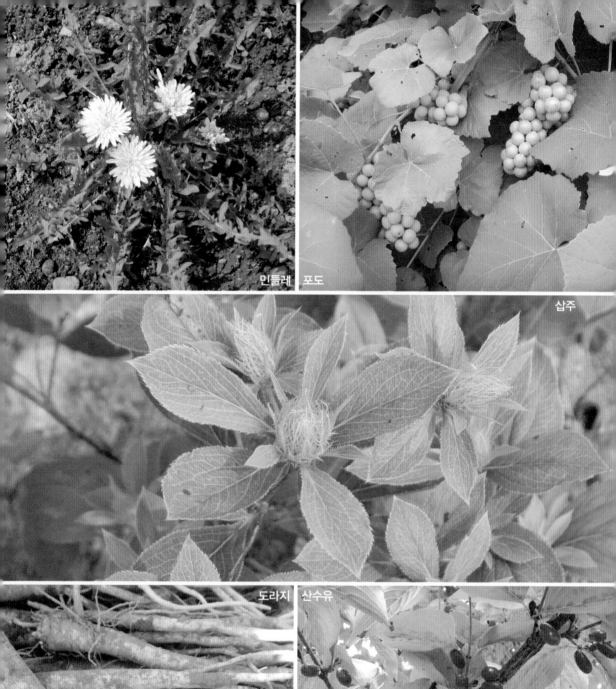

민들레　포도

삽주

도라지　산수유

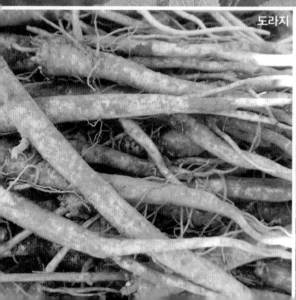
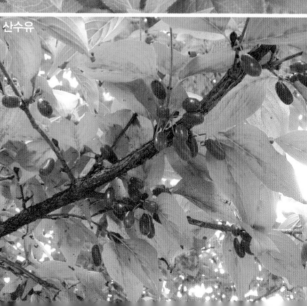

인체의 화학 공장 간(肝)

"간은 인체에 유해(有害)한 모든 것을 해독하는 곳"

우리 몸에서 간(肝)이 하는 일은 생명과 직결된다. 예부터 사람을 만나 안부를 물을 때 "신간(腎肝)이 편하냐"는 "인체에서 간과 신장이 건강한가?"라는 깊은 뜻이 담겨 있다. 간은 우리 몸속에 들어온 독을 해독하는 기관으로 간은 피를 위해서 존재하고 영양을 위서 존재하는 기관이다. 간은 인체의 화학 공장으로 500여 가지 넘는 일을 한다. 인체에서 간에 이상이 생기면 내 몸의 화학공장이 고장이 나는 것이다. 우리 몸은 해독을 잘해야 건강하다. 몸속에 독(毒)이 많으면 간에 문제가 생길 수밖에 없다. 우리가 매일 먹는 음식의 영양이 나쁘면 고장이 나게 되어 있다. 간이 병에 걸리는 근본적인 원인은 피가 탁하고, 영양(과식에 의한 독소가 쌓임), 과음, 약물과다, 과로로 인하여 간에 독이 쌓여 생긴다. 과도한 약물을 복용하면 몸속 독(毒)이 쌓인다. 흔히 간염(급성, 만성), 간경화, 간세포 괴사, 간암 등이 생길 수 있다. 건강한 몸을 유지하기 위해서는 간도 쉬어야 한다. 사람들은 건강이 소중한 것을 알면서도 간을 쉬게 할 생각은 않고, 해로운 유해물질과 화학적인 약물로 인하여 간의 피로가 쌓일 수밖에 없다. 간은 탄수화물 · 단백질 · 지방의 대사 및 소화작용, 혈액 속에 침입한 세균 파괴, 화학물질 해독, 혈액 응고인자 합성, 비타민 및 호르몬 대사 등을 담당한다. 건강한 몸을 유지하기 위해서는 간의 기능을 회복시켜주어야 한다. 간을 쉬게 하는 방법은 과도한 스트레스를 피하고 무리를 하지 않아야 한다. 오염 안 된 공기, 맑은 물과 피를 맑게 하는 엽록소가 풍부한 채소, 산야초, 효소, 식초를 먹는다.

인체 오장에 좋은 약용식물

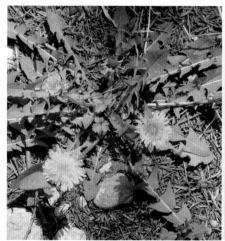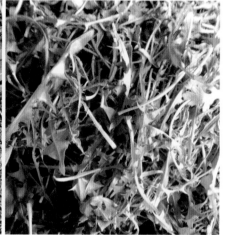

◎ **간에 좋은 산야초 활용법**

– 봄부터 여름 사이에 민들레꽃이 필 때 전초를 뿌리째 뽑아 물에 씻어 햇볕에 말려 쓴다.

◎ **자연치유**

– 4~5월에 민들레 꽃봉오리를 따서 꽃 무게와 동량의 꿀을 재어 15일 이상 그늘에서 숙성시켜 냉장 보관하여 찻잔에 2~3개를 넣고 끓는 물을 부어 우려낸 후 차로 마신다.

– 봄~여름에 엽록소가 풍부한 채소 또는 산나물(곰취, 씀바귀 외)+산야초(케일, 미나리 외)를 녹즙으로 마신다.

왜 민들레인가? ● 민들레는 생명력이 강해 식용, 약용으로 가치가 높다. 성미는 맛이 쓰고 단맛이 약간 있다. 잎은 향기가 있고 자르면 하얀 유액은 정유와 단백질을 함유하고 있다. 간의 지방 변성을 억제하는 이눌린은 간질환, 황달, 급·만성간염에 좋다. 민들레를 차로 음용하면 미세먼지, 환경오염, 유해물질, 방사능을 해독해 준다.

생명에 직접 영향을 주는 심장(心腸)

"심장(心腸)은 인체에 산소, 영양, 호르몬을 공급하는 곳"

인체에서 심장은 혈관을 통해 피(血)를 전신(全身)으로 보내주는 기관이다. 우리 몸에 태양에너지를 듬뿍 받은 식물의 잎(엽록소)을 섭취할 때 피로 만들어진다. 맑은 피를 공급하기 위하여 심장도 혈관도 존재한다. 심장 질환은 심근경색, 협심증, 심장마비 등이 있다. 혈관의 대표적인 질환은 동맥경화, 고지혈증, 뇌혈전, 정맥류, 치질, 혈전, 출혈(중풍) 등이 있다. 우리 몸이 잘 때는 많은 에너지가 필요 없기 때문에 맥박이 천천히 뛴다. 마음이 급하면 심장이 빨리 뛰고 느긋하면 늦게 뛴다. 심장이 빨리 뛸 때는 에너지 요구 사항이 많아 질 때 더 뛴다. 마음이 급할수록 심장은 콩닥콩닥 더 뛸 수밖에 없고, 심장과 폐는 공기가 동시에 더 필요하기 때문에 숨이 차다. 인체에서 순환기 계통이 중요한 이유는 심장이 폐와 연관되어 있기 때문이다. 한마디로 피가 깨끗하면 심장에 부담이 없지만 피가 탁하면 심장에 부담을 준다. 가는 길을 동맥 오는 길을 정맥이라 한다. 심장에서 내 뿜는 피는 혈관을 통해서 말초 혈관까지 간다. 말초에서 심장으로 돌아올 때는 근육의 수축이완으로 온다. 심장을 평안하게 하기 위해서는 마음이 느긋하고 심장 근육을 과도하게 사용하지 말고 격렬한 운동을 하지 않는 게 좋다. 그리고 우리가 매일 먹는 육식 위주 식습관과 오염된 공기로 인하여 피가 탁할 수밖에 없다. 그리고 인체의 심장과 혈관에 부담을 주는 과도한 스트레스를 피하고, 기름진 음식, 가공식품, 인스턴츠 식품을 삼가는 게 좋다. 심장에 좋은 포도, 머루, 엽록소가 풍부한 채소식사 중에 와인 한 잔 정도를 마시면 좋다.

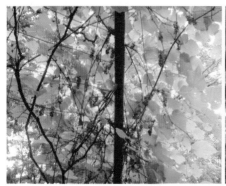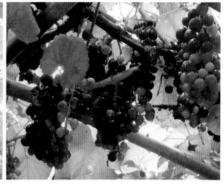

◎ 심장에 좋은 산야초 활용법
- 8~9월에 자흑색의 익은 포도 열매를 따서 통째로 용기에 넣고 재료의
  양만큼 설탕을 붓고 100일 정도 발효시킨 후에 발효액 1에 찬물 3을 희
  석해서 음용한다.

◎ 자연치유
- 포도주 와인을 식사 중에 머그컵 한 잔 정도를
  수시로 나누어 마신다.

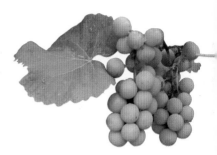

◎ 식초 만들기
- 검은 포도 80%+설탕 20%+이스트 2%를 용기에 넣고 한 달 후에
  식초를 만들어 요리에 넣거나 찬물 3을 희석해서 음용한다.

왜 포도인가? ● 프랑스 속담에 "포도주 없는 하루는 태양 없는 하루와 같다"고 했
고, 미국 〈타임지〉에서 건강에 좋은 10대 식품으로 선정될 정도로 건강에 좋다. 포도
는 약용보다는 식용으로 가치가 높다. 포도의 껍질과 씨에는 폴리페놀이 있어 먹는
게 좋다. 적포도주의 타닌과 페롤 성분은 심장병, 동맥경화, 고혈압에 좋다.

음식물을 분해, 소화, 흡수하는 위(胃)

"위(胃)는 먹는 음식물을 분해, 흡수, 소화하는 곳"

인체는 구멍(九竅·입, 항문 등)을 통해서 숨을 쉬고 음식을 먹고 영양을 공급하며 생명을 유지한다. 소화기관은 입에서 항문까지 연결되어 있지만 그 중간에 대표적으로 문제가 생겨 병이 생기는 것이 위장병과 소화기 질환이다. 사람은 먹어야 산다. 입을 통해서 음식을 먹고, 소화시키고, 전신 세포에 흡수시키고, 항문을 통해 배출을 잘 시켜야 건강한 몸이다. 위는 음식물을 소화시키는 가장 중요한 소화기관으로 입으로 먹는 음식물이 식도(食道)를 통해 내려오면 염산 또는 펩신을 통해 1차로 소화를 시킨다. 위 속에서 곤죽상태가 되었을 때 위문을 통해 조금씩 십이지장으로 내 보내기 때문에 음식이 입 안에서 죽이 될 때까지 오래 씹는 게 건강의 핵심이다. 인체의 위(胃)는 불규칙한 식습관과 3식 즉 과식(過食), 간식(間食), 야식(夜食)을 싫어한다. 지나친 과식은 위에 부담을 주고, 간식은 위가 쉬는 시간에 음식이 들어오면 쉴 수가 없고, 야식은 밤새 위에 엄청난 부담을 준다. 위장병을 병을 고치는 것도 중요하지만 위장이 본래 가지고 있는 기능을 회복시켜 주어야 한다. 위염은 세균이 음식물에 대한 반응으로 맵고 짠 음식을 계속 먹게 되면 볼록볼록한 융기 모양의 위벽이 깎여 생긴다. 위궤양은 위산이 과다 분비되는 것이다. 평소에 위장을 튼튼하게 하기 위해서는 느긋한 마음으로 때에 맞추어 먹는 양(量·과식)을 줄이고, 소식(小食)을 하고 섬유질이 풍부한 채소 위주의 식습관과 제 시간에 식습관을 갖는 것이 가장 중요하다. 위장에 좋은 삽주, 감자, 함초, 상황버섯, 섬유질이 풍부한 채소 중심으로 먹어야 한다.

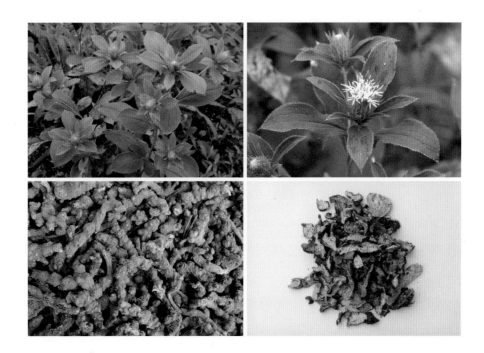

◎ **위에 좋은 산야초 활용법**

– 봄 또는 가을에 삽주 덩이뿌리를 캐서 잔뿌리를 제거하고
겉껍질을 제거한 후 햇볕에 말려서 쓰거나 그대로 말려
쓴다.

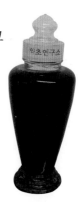

◎ **자연치유**

– 말린 백출 적당량+감초 1쪽을 물에 달여 차로 마신다.

왜 삽주인가? ● 조선시대 〈의방유취〉에서 "창출(삽주)을 위장, 비장, 소장에 쓴다"고
기록돼 있다. 삽주 성미는 쓰고 달며 따스하다. 삽주는 약용, 식용으로 가치가 높다.
주로 잘 낫지 않는 만성위장병, 소화불량, 복통에 쓴다. 뿌리줄기에 "아트락틸론" 성
분이 있어 한방에서 다른 약재와 응용한다.

생명을 주관하는 몸통 폐(肺)

"폐(肺)는 코를 통해 산소와 이산화탄소를 교환하는 곳"

인체는 숨(호흡)을 5분만 안 쉬어도 죽고, 물을 1주일에서 10일 정도, 차이는 있지만 특별한 금식을 제외하고 음식은 40~50일 정도 안 먹으면 생명에 지장이 있다. 인체가 생명을 유지하기 위해서 가장 중요한 것은 공기, 물, 햇빛, 음식이다. 햇빛은 태양 에너지를 생화학적 에너지를 만드는 과정에서 탄산가스를 이용하고 식물을 이용해 산소를 만든다. 태양에너지는 식물의 결정체인 씨, 열매, 잎 등을 사람이 먹게 되면 식물이 만들어 낸 엽록소를 고스란히 먹는 것이다. 인체 내 산소를 쓰는 기관이 폐이다. 공기는 코를 지나 기도에서 폐기관지로 간다. 사람이 숨을 쉴 때 한 번에 공기 500cc를 마시고, 보통 1분간 16번 정도 한다. 폐, 코, 기도, 기관지의 고장은 오염 된 공기 때문에 생긴다. 주범이 바로 미세먼지, 황사, 오존, 중금속, 농약, 니코틴 등이다. 폐는 심장에서 온 몸을 통해서 정맥을 통해서 폐를 거쳐서 심장으로 돌아온다. 피의 질이 나쁘면 폐가 나쁘게 되어 있다. 인체는 노화가 되면 폐 속에 병원균이 오래 머물고, 이물질이 폐로 들어가도 밖으로 배출을 원활하게 하지 못한다. 우리 몸은 세균이나 유해 물질이 들어오면 반사적으로 호흡근과 인두근(咽頭筋 · 음식물을 삼키는 근육)을 움직여서 세균을 밖으로 배출해내는 것이 기침이다. 공기를 돈을 주고 마신다면 경제적으로도 부담이 가겠지만 건강에 영향을 미칠 것이다. 폐를 좋게 하기 위해서는 오염 안 된 맑은 공기, 피를 맑게 하는 채소 위주의 식습관 나물류, 맑은 물을 마셔야 한다. 그리고 숲에서 나오는 식물의 내 뿜는 피톤치드와 음이온이 도움을 준다.

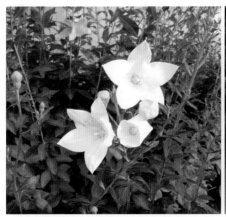
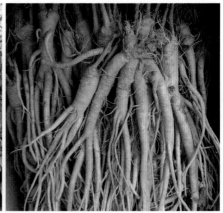

◎ 폐에 좋은 산야초 활용법
- 가을 또는 봄에 도라지 뿌리를 캐서 물로 씻고 겉껍질을 벗겨 버리고 햇볕에 말려 쓴다.

◎ 자연치유
- 도라지 뿌리의 겉껍질을 벗겨 낸 후 생으로 초고추장에 찍어 먹거나, 양념 무침, 튀김, 생채, 정과로 먹는다.

◎ 금기
- 도라지 뿌리에는 이눌린(Inulin) 독성 성분이 있어 끓는 물에 살짝 데쳐서 삶아 독(毒)을 제거한 후 쓴다.

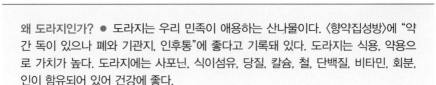

왜 도라지인가? ● 도라지는 우리 민족이 애용하는 산나물이다. 〈향약집성방〉에 "약간 독이 있으나 폐와 기관지, 인후통"에 좋다고 기록돼 있다. 도라지는 식용, 약용으로 가치가 높다. 도라지에는 사포닌, 식이섬유, 당질, 칼슘, 철, 단백질, 비타민, 회분, 인이 함유되어 있어 건강에 좋다.

인체의 큰 집 신장(腎臟)

"신장(腎臟)은 인체의 혈액이 300회 이상 통과하는 곳"

신장(콩팥) 사구체는 피를 걸러주고 수분대사를 주관하는 기관이다. 생리학적으로 볼 때 콩팥은 하루에 피를 180리터 정도를 걸러준다. 신장 사구체에서 걸러진 피 99%를 다시 회수해서 쓰는 데 이 기능이 우리 몸에서 엄청나게 중요한 기능을 한다. 사구체는 걸러내는 체(滯)다. 살림을 할 때 체를 생각해보자. 체에 밀가루 풀에 물을 부어주면 뚫린다. 사구체가 막히는 것은 결과적으로 피 때문에 막히는 것이다. 피가 근본적으로 맑으면 사구체가 망가질 이유가 없다. 사구체는 쉽게 빠져나갈 수 있는 맑은 피를 가장 좋아한다. 인체에서 신장(콩팥)보다 깨끗한 피를 좋아하는 기관은 없다. 혈관 속에 흐르는 피가 나빠지는 것은 기름진 음식, 독소(약물), 두려움 감정(스트레스), 추위(냉증) 등이 콩팥에 영향을 준다. 최근 서구식 육식 위주의 식습관으로 신장의 기능이 망가져 신장 투석하는 환자가 급증하고 있고 신장 이식을 기다리는 사람도 많다. 몸을 냉하게 하고, 과다한 약물 복용, 당뇨병, 고지혈증, 중성지방, 농약, 식품첨가물, 제초제 등이 영향을 준다. 인체에서 신장이 두 개이기 때문에 80% 이상이 망가져도 자가 증상을 느낄 수 없다. 신부전증부터는 수분 대사를 못하니깐 온몸이 붓고 스트로이드를 쓰다가 낫지 않으면 결국에는 투석을 하는 수밖에 없다. 당뇨병 환자가 맨 마지막에 오는 병이 당뇨성 신부전이다. 설탕이 기준량 이상으로 많아져 피가 탁해지면 사구체 문제가 생긴다. 신장을 좋게 하기 위해서는 몸을 따뜻하게 유지하며 피를 맑게 해주는 엽록소가 풍부한 돌미나리, 채소, 보리순 등을 먹어야 한다.

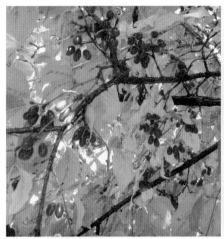
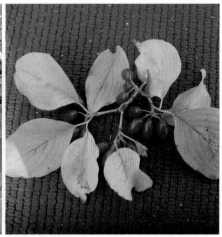

◎ **신장에 좋은 산야초 활용법**

- 11월 중순 늦가을에 산수유나무 빨갛게 익은 열매를 따서 살짝 삶은 후 씨를 제거한 후 햇볕에 말려 쓴다.

◎ **자연치유**

- 씨를 제거 한 말린 산수유나무 빨갛게 익은 열매를 물에 달여 차로 마신다.

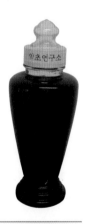

◎ **금기**

- 산수유 씨에는 소량의 독(毒)이 있다.

왜 산수유인가? ● 산수유 빨간 열매는 도가에서 신선이 즐겨 먹은 것으로 알려져 있다. 산수유 열매가 대추처럼 생겼다 하여 "산대추"라 부른다. 산수유는 약용으로 가치가 높다. 주로 신장기능이 약할 때, 소변불리, 야뇨증, 요통, 자양강장, 음위, 남성 전립선염, 여성 요실금, 신체허약에 쓴다.

면역계 질환에 좋은 약용식물
왜 면역인가?

"면역(免疫)은 나(我·자기)와 非자기와의 싸움이다"

인체의 면역력은 철학적으로 "자기(自己)와 비자기(非自己)와의 싸움이다"라고 볼 수 있다. 외부로부터 몸을 보호하려는 "나"와 다른 "외부 물질"을 공격하는 면역시스템을 가지고 있다. 인체는 나이가 들면서 노화 현상은 가속화되고 면역이 떨어지면 질병에 걸릴 확률은 높다. 면역계 기능이 떨어지면 세포의 변질과 손상이 생기면서 또 다른 조직이 자신의 조직을 공격하여 염증, 부전, 궤양, 종양을 유발시킨다. 면역계는 세균, 바이러스, 기생충, 암으로부터 인체를 보호하고, 복구하는 데 직접 관여한다. 면역세포 중 하나인 백혈구(白血球)[1]는 밤에 깊이 잠이 들었을 때 활동하며 각종 병균을 처치하고 치유한다. 림프구는 NK세포, B세포, T세포 등에서 항체(抗體)를 만들고, 적(敵)을 잡아먹거나 독소를 분비하여 감염된 항원(抗原)을 공격하고 암(癌)세포 등을 공격한다. 나이가 들면서 몸 안의 신진대사에 관여하는 효소가 감소하기 때문에 면역력을 강화해 주는 산야초를 먹어야 한다. 면역력을 떨어뜨리는 스트레스를 관리하고, 육류 위주의 식습관보다는 채식 위주의 식습관, 적당한 휴식과 수면, 규칙적인 운동을 해야 한다. 면역력을 강화해주는 산삼, 마늘, 인삼, 가시오갈피, 꾸지뽕나무, 천년초, 적하수오, 지치 등을 먹는다.

---

1 백혈구는 골수에서 만들어져 탐식세포와 면역세포로 나뉜다. 혈액세포(피톨) 중 적혈구와 혈소판을 제외한 나머지 피톨을 말한다.

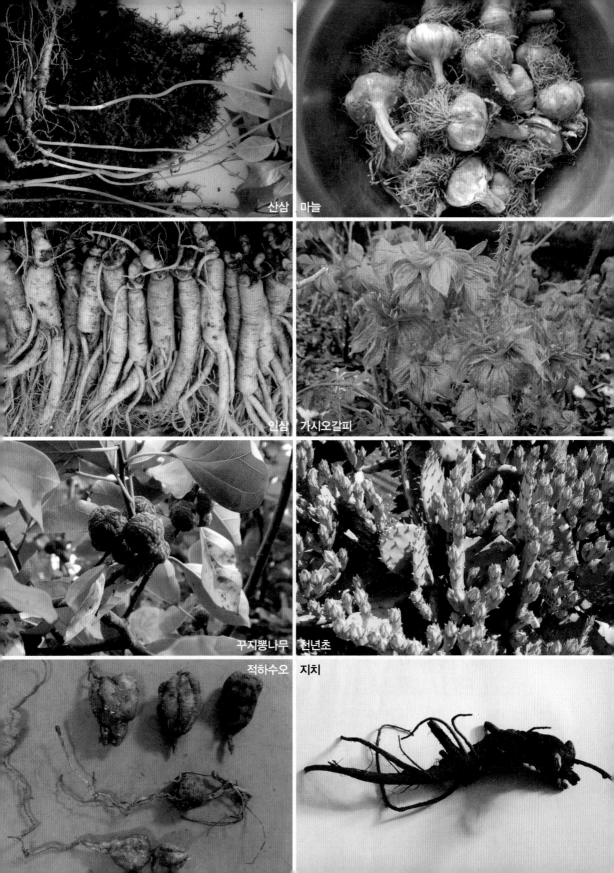

산삼　마늘

인삼　가시오갈피

꾸지뽕나무　천년초

적하수오　지치

내 몸을 지키는 파수꾼 면역계 질환

"면역력(免疫力)은 건강의 잣대이다"

　면역(免疫)은 글자 그대로 "역(疫), 즉 병(病)을 면(免)한다"는 뜻이다. 인체는 세균, 바이러스, 기생충 같은 미생물 감염으로부터 보호를 해야 한다. 병원 균인 항원이 체내에 침입하면 인체는 퇴치시켜야 한다. 인체의 모든 현상은 DNA[2] 유전 정보가 발현되는 과정이다. 인간은 이미 만들어진 특정한 방어 기전을 갖고 있지만, 후천적으로 병원체에 노출됨에 따라 생긴다. 면역력이 약한 어린이와 노약자는 병원균이 처음 몸으로 들어왔을 때 이를 막아내지 못해 병으로 이어지는 경우가 허다하다. 사스(774명) 사망, 신종플루와 에볼 라 출혈열(12여 만명), 메르스(838명-한국38명), 코로나19(28일-중국 사망 2791명, 한국 16 명) 등 대부분 기저 질환과 면역력이 약한 사람이었다. 수분이 부족하면 면역 세포가 몸속에 침투한 병원균을 빠르게 인식하지 못하고, 인식을 하더라도 면역력(免疫力)이 낮은 사람은 이를 막아내지 못 해 병으로 이어지는 경우가 허다하다. 약용 식물 중 꾸지뽕나무에는 강력한 항산화제인 비타민 C를 비 롯해 비타민 A, B_1, B_2가 일반뽕잎이나 녹차 보다 많이 함유하고 있고, 가시 오갈피 배당체에는 "리그산"이 많이 함유되어 있고, 마늘에는 "알리신"이 있 고, 천년초에는 항산화제[3]가 함유되어 있다. 평소에 면역에 좋은 가시오갈 피, 꾸지뽕, 천년초, 산삼, 인삼, 마늘, 하수오 등을 먹는다.

2　DNA는 아데닌(A), 구아닌(G), 시토닌(C), 티민(T)이라는 4가지 염기가 단백질 합성 과정에 서 나란히 3개씩 짝을 지어 인체에서 만들어진 아미노산 한 종류를 가져온다.

3　항산화제는 발암제 침해로부터 세포막을 보호해주며, DNA가 손상되지 않도록 보호해 준다.

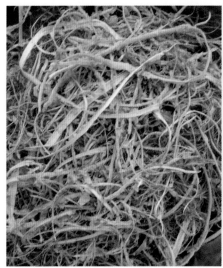
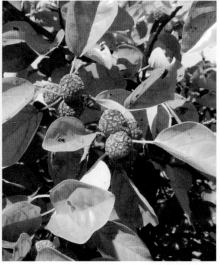

◎ 면역에 좋은 산야초 활용법

- 봄에 부드러운 꾸지뽕나무 새순이나 잎을 따서 그늘에 말
려 쓰거나, 잔가지나 뿌리를 수시로 채취하여 적당한 크
기로 잘라서 햇볕에 말려 쓴다.

◎ 꾸지뽕 육수 만들기

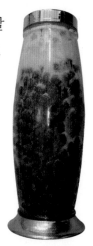

- 말린 꾸지뽕나무(잎 · 가지 · 뿌리)+당귀+음나무+두충+대
추+오가피+황기 등을 넣고 하루 이상 달인 물로 육수를
만들어 각종 탕(찌개 등)과 고기에 재어 먹는다.

왜 꾸지뽕인가? ● 조선시대 허준이 쓴 〈동의보감〉에 "꾸지뽕나무는 소갈(당뇨병), 고
혈압에 좋다"고 기록돼 있다. 꾸지뽕나무는 식용, 약용으로 가치가 높다. 잎, 가지, 열
매, 뿌리 모두를 쓴다. 항산화물질과 플라보노이드가 풍부해 면역력과 항암에 좋다.
췌장의 인슐린 작용을 도와주는 내당인자와 미네랄, 칼슘, 마그네슘이 풍부하다.

인류의 최대의 적(敵) 감염성 질환

"감염병 시대 다시 오다!"

중세 유럽의 페스트, 20세기 초 스페인 독감, 천연두, 콜레라, 장티푸스, 말라리아 등 세균과 바이러스 등이 일으키는 감염성 질환은 인류의 숙적(宿敵)이었다. 세균은 항생제로 치료할 수 있는데 내성이 큰 문제이고, 바이러스(virus)는 백신이나 항바이러스제로 대응해야 한다. 지난해 말 중국에서 시작된 신종 코로나19 바이러스는 백신이 없기 때문에 환자의 병증 상태에 따라 에이즈, 항말라리아를 치료제로 쓰고 있다. 감염증을 예방하고 치유하기 위해서는 면역력을 강화해야 한다. 면역에 좋은 가시오가피, 꾸지뽕, 마늘, 버섯류, 호흡기 질환에 좋은 도라지, 더덕, 산양 산삼, 배, 마가목, 천연식품인 효소, 식초를 먹는다.

▣ 인류 감염병 사망 역사

구분	감염 및 사망	비고
스페인 독감	약 5억 명 감염, 약 5000만 명 사망	1918년
흑사병	약 7500만~2억 명 사망	14세기
페스트	유럽 인구 43% 풍토병으로 사망	1820년
홍콩 독감	약 70만 명 사망	1969년
사스(SARS)	37개국 8096명 감염, 774명 사망	2003년 11월~12월
신종플루 · 에볼라 출혈열	약 12만 명 사망(한국 263명 사망)	2009년
메르스(MERS)	25개국 2430명 감염, 838명 사망(한국 39명 사망)	2015년 5월~12월
코로나19	중국 3,000명 이상 사망에 전 세계적으로 많은 사망자 발생	2019년 12월~ 2020년 현재 진행 중

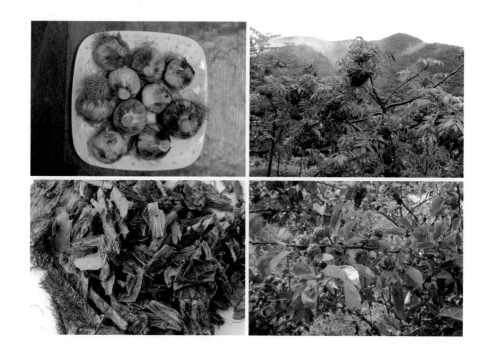

◎ **감염성 질환에 좋은 산야초 활용법**

– 연 중 가시오가피와 꾸지뽕나무 줄기와 뿌리를 캐서 햇볕에 말려 쓴다.

◎ **자연치유**

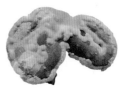

– 식사를 할 때 마늘 한 조각을 먹는다.

– 공복에 수시로 효소, 식초를 물에 타서 음용한다.

왜 면역인가? ● 인체의 혈액 속 백혈구 항체는 감염이나 세균의 독소를 제거하는 역할을 한다. 세균이 몸속에 들어오면 염증 반응이 일어나 발열, 통증, 종창이 생긴다. 세포면역반응의 대상은 바이러스와 기생충, 종양 세포들이다. 면역이 강하면 면역시스템을 구성하며 병원균이나 종야 세포같이 체액을 오염시키는 "외래" 인자들을 여과하고 파괴한다.

면역력 저하 자가면역계 질환

"자가면역질환은 면역계의 이상 기능으로 자기 조직에 반응한 것"

　인체는 피할 수 없는 것이 노화와 죽음이다. 일평생 건강한 몸을 가지고 산다는 게 쉽지가 않다. 인체에서 건강한 사람은 면역계 세포들이 자신의 조직과 외부에서 침투한 세균, 바이러스, 외부 미생물을 구별한다. 그러나 면역계가 저하된 사람은 자기 조직마저도 외부조직으로 오인하여 자가 조직을 공격하고 파괴하기도 한다. 자가면역질환은 인체의 면역력이 떨어진 상태, 즉 내 몸을 스스로 지키기 어려운 상태로 보면 된다. 현대의학에서 아직까지 非비정상적인 면역 반응의 원인을 명확하게 밝히지 못하고 있다. 자가면역질환을 치료하는 약은 부신 호르몬제 외는 없고 복용을 한다 해도 일시적으로 효과는 있지만 결과적으로 낫지는 않는다. 자가면역질환으로는 류마티스관절염, 파킨슨병, 루게릭병, 치매 등이 있다. 자가면역질환 원인으로는 몸속의 독소를 생성하는 식품첨가물, 중금속, 농약, 항암제, 제초제 등과 과도한 스트레스이다. 햇볕을 적당히 쬐면 썬텐이 되어 피부가 튼튼하게 되지만, 피부를 더 많이 노출시키면 허물이 생긴다. 피부 한 겹이 벗겨지면 1도 화상 정도 된다. 더 오래 받으면 물집이 생기고 헌다. 자가면역질환을 예방하기 위해서는 몸속 녹슴을 막고 독소를 퇴치하는 SOD(Super Oxide Dismutase)를 늘이는 방법 밖에 없다. 가장 많이 들어 있는 것이 베타카로틴, 셀레늄, 미네랄이 풍부한 식품을 먹는다. 숲에서 나무는 하루 종일 햇빛을 받아 스스로 독소를 해독할 능력을 가지고 있다. 몸속 자연치유력을 높여주는 엽록소가 풍부한 채소류, 산야초, 산나물, 생식, 씨눈, 청국장, 효모 등이 좋다.

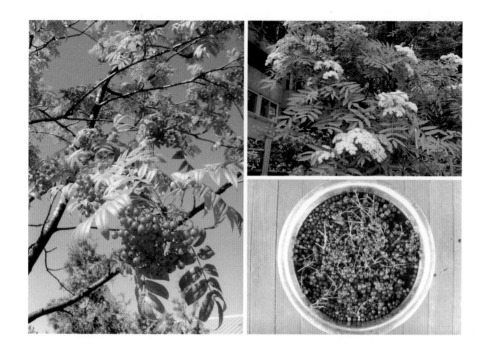

◎ **자가면역에 좋은 산야초 활용법**
- 늦가을 11월에 마가목 익은 열매를 따서 햇볕에 말려 쓴다.

◎ **자연치유**
- 가을에 익은 열매를 따서 용기에 넣고 재료의 양만큼 설탕을 붓고 100일 정도 발효시킨 후에 발효액 1에 찬물 3을 희석해서 음용한다.

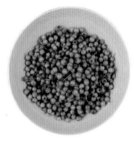

왜 마가목인가? ● 2013년 모 방송에서 마가목이 기관지와 관절염에 효능이 있다 하여 수난을 당했다. 마가목은 식용, 약용으로 가치가 높다. 주로 폐질환에 좋고, 기관지염, 천식, 관절염, 기침, 신체허약에 쓴다. 미세먼지, 유해물질을 해독하는 데 마가목 차나 효소를 음용하면 효과를 볼 수 있다.

외부 물질에 대한 반응 알레르기 비염

"알레르기 비염은 쉽게 낫지 않는 봄 철 불청객이다"

알레르기(Allergy)는 "다르게 변화한 반응 능력"을 의미한다. 그리스어인 "allos(다르게 변한다)"와 "ergos(반응)"에서 유래됐다. 한마디로 알레르기는 외부 물질에 대한 면역계 이상 반응이다. 1906년 오스트리아 소아과 의사인 "피르케"는 신체의 건강을 지키는 면역 반응과는 다른 현상으로 정의하다가 항체의 작용에 의하여 일어나는 면역 반응으로 보았다.

알레르기 반응은 알레르기성 비염과 非알레르기성 비염으로 나뉜다. 알레르기 비염은 알레르기 반응에 의해 코와 인후 점막에 염증이 생기는 질환이다. 계절성 알레르기 비염은 봄과 여름에 잔디, 나무, 꽃, 풍매화(風媒花)의 꽃가루(잡초 등)에서 발생한다. 통년성 알레르기는 진드기(매트리스, 카펫), 동물 털이나 깃털(강아지, 고양이), 곰팡이 포자에서 발생한다.

그 외 음식물에 대한 면역계 이상반응으로 나타나는 음식물(땅콩 등) 알레르기, 약물에 대한 이상으로 반응으로 나타나는 약물 알레르기, 알레르기 반응의 결과 나타나는 두드러기가 있다. 알레르기 반응 결과 얼굴 주변에 종창이 발생하는 질환인 혈관 부종 외 대기오염 물질, 화학물질의 과다 사용, 초미세먼지 노출, 외기의 급격한 온도 변화, 정신적 스트레스 등이 원인이다.

몸 조직 세포에 여러 가지 갖가지 좋지 않은 알레르기 증상, 알레르기성 비염(鼻炎), 아토피성 피부염, 습진, 두드러기, 기관지 천식 등이 생긴다.

알레르기 반응은 그 원인이 되는 항원이 몸으로 침입하면서부터 시작되기 때문에 면역력을 강화하고 원인들을 제거해야 한다.

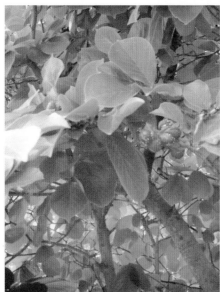
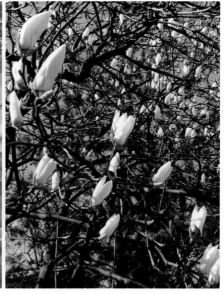

◎ 알레르기 비염에 좋은 산야초 활용법

- 겨울이나 이른 봄에 목련 꽃이 피기 직전에 붓처럼 생긴 꽃봉오리를 따서 햇볕에 말려 쓴다.

◎ 자연치유

- 4월에 꽃이 피기 직전에 붓처럼 생긴 꽃봉오리를 따서 소금물에 겉을 살짝 담갔다가 물기를 뺀 후 그늘에 말려 찻잔에 꽃잎 1~2장을 넣고 끓는 물을 부어 우려낸 후 차로 마신다.

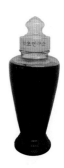

왜 신이(辛夷)인가? ● 봄에 목련이 꽃이 활짝 핀 후에는 꽃차(茶)로 마시고, 한의원과 한약방에서 폐와 인후 질환에 쓴다. 잘 낫지 않은 비염(만성, 알레르기), 인후염, 축농증, 아토피 피부염에 쓴다. 한방에서 폐질환에 다른 약재와 다양하게 응용해 쓴다.

암에 좋은 약용식물
항암제의 실과 허

"매년 3월 21일은 암 예방의 날"

이 세상에서 가장 귀한 게 사람의 생명이다. "암(癌)", "돌맹이 같이 단단한 응어리가 생긴 질병"이라는 뜻으로 필자는 입구(口) 자 셋 즉 잘못된 음식, 지나친 과욕, 과다한 스트레스가 산(山)처럼 쌓여서 발병한 것으로 본다.

암에는 대개의 경우 초기 증세가 없는 것이 특징이지만, 건강 검진을 통하여 발견되는 수가 많다. 암세포는 1개가 2개로, 3개가 4개로, 4개가 8개로 계속 분열을 되풀이하면서 증식해 나간다.

2017년 3월, 말기 암 환자와 가족들은 "1% 가능성이라도 있는 신약(항암제)을 하루만이라도 써보고 싶다"며 거리에서 피켓 시위를 하기도 했다.

현재 우리 국민의 사망 원인이 4명 중 1명은 암에 의한 사망이다. 평생을 사는 동안 남자는 3명 중 1명이, 여자는 4명 중 1명이 암(癌)에 걸린다. 지금은 국민들의 암 조기 검진에 대한 인식이 높아지고 의학의 발전으로 암 환자 50%가 5년 이상 생존하는 것으로 나타났다.

정부가 조기검진사업을 하고 있는 5대 암 중 갑상선암은 98.1%, 유방암은 87.3%, 자궁경부암은 81.1%, 대장암은 64.8%, 위암은 56.4% 치료되어 암에 걸리면 죽는 게 아니라 살 수 있다는 희망을 주기 때문에 이제 암은 "무서운 병이 아니다."

암에 걸리는 가장 큰 원인은 식습관 · 생활습관 · 스트레스로 인한 세포의

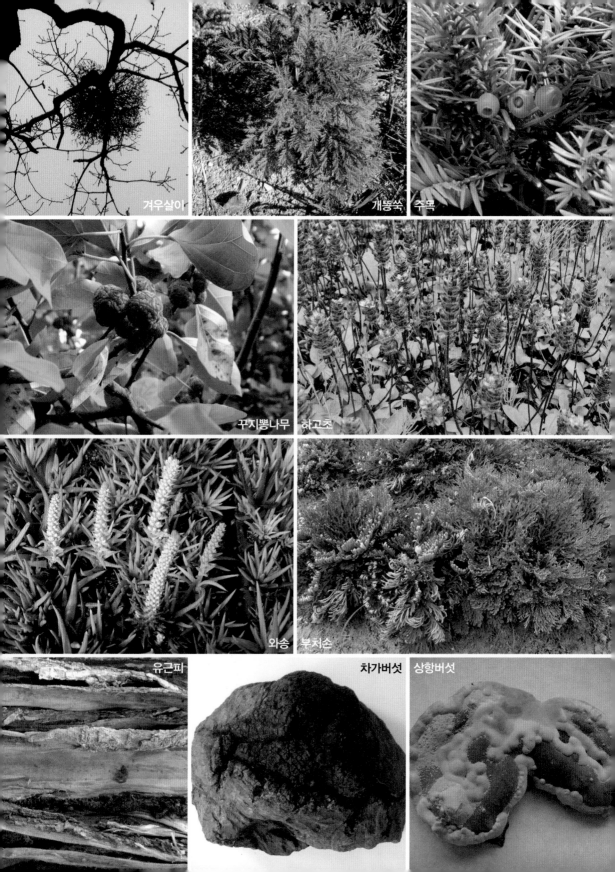

겨우살이

개똥쑥 주목

꾸지뽕나무 하고초

와송 부처손

유근피 차가버섯 상황버섯

변질과 손상으로 생긴다. 암의 3분의 1은 식·생활습관으로 예방이 가능하고, 나머지는 조기 진단으로 완치가 가능하다.

알다시피 화학항암제는 암 외에 일반세포까지 공격하여 사멸시킨다. 주로 수술이 불가능한 암 환자나 수술 전 종양 크기를 줄이기 위해 사용한다. 음식을 먹지 못하고, 탈모, 구토 등 부작용이 심해 도중에 포기를 하거나 사망에 이를 정도다. 마치 적군(敵軍) 한 두명 잡고자 폭탄을 무차별하게 투여하는 것과 다를 바 없다고 본다.

과학적으로 효능이 입증된 약용 식물로는 겨우살이, 개똥쑥, 주목, 꾸지뽕나무, 하고초, 와송, 부처손, 유근피, 차가버섯, 상황버섯 등 수없이 많다.

▣ 일반적인 암의 증상
- 폐암 : 계속되는 마른기침에 피가 섞인 가래가 나온다.
- 간암 : 오른쪽 상복부에 묵직한 통증 및 체중이 감소한다.
- 위암 : 상복부 불쾌감과 식욕부진이 동반한다.
- 유방암 : 통증이 없는 멍울이 만져지거나 젖꼭지에서 나오는 비정상적인 분비물이 나온다.
- 자궁암 : 자궁 질(膣)에서 나오는 이상분비물과 월경이 아닌데도 하혈(下血) 이 있다.
- 대장암 : 검은 점액변이나 배변습관 변화와 잔변감이 있다.

◎ 항암 차(茶) 만들기

– 물 또는 생수 다섯 되(10리터)에 느릅나무 뿌리 껍질 150g, 조릿대 말린 것 60g, 꾸지뽕나무 60g, 겨우살이 60g, 껍질째 구운 밭마늘 60g, 생강 30g, 대추 30g, 감초30g을 처음에는 센 불로 해서 물이 끓기 시작하면 불을 줄여 약한 불로6~12시간쯤 달인다. 물이 반쯤 줄었으면 걸러 찌꺼기는 버리고 통에 담아 냉장고에 보관해 두고 수시로 마신다.

◎ 암에 좋은 식품

구분	배당체	식품	오행
녹색	비타민C, 플라보노이드, 미네랄, 엽산, 섬유질, 철분, 칼륨, 칼슘	쑥, 미나리, 녹차, 냉이, 배추, 시금치, 브로콜리, 샐러리, 피망, 매실, 다래	간
주황색	비타민C, 카로노이드, 미네랄, 엽산, 섬유질, 칼륨, 칼슘	당근, 감귤, 감, 파프리카, 고구마, 유자, 살구, 호박, 황도 복숭아	위
흰색	비타민C, 항산화, 양파와 유황 화합물	마늘, 양파, 버섯, 무, 감자, 생강, 연근, 토란, 흰깨, 백도 복숭아	폐
빨간색	비타민C, 항산화, 안토시아닌, 카로티노이드, 섬유질, 칼륨	토마토, 석류, 딸기, 수박, 붉은 고추, 붉은 양파, 대추, 앵두	신장
자주색	안토시아닌, 석탄산	블루베리, 포도, 가지, 적양배추, 자두, 아스파라거스, 적근대, 자주감자, 복분자	검정색(신장)

※자료–미국 암연구기관(AICR)

예방과 완치가 가능한 간암(肝癌)

"간염(급성, 만성)→간병변→간암 순으로 진행되고 공식은 없다"

간암(肝癌)은 간에 발생하며 양성(兩性)과 악성(惡性)이 있다. 악성 종양 중에 대표적인 것이 간세포암(간암)이다. 우리 몸에서 다른 장기의 기능이 정상인 경우에도 생기지만, 간암은 정상적인 간에서는 간암이 생기지 않고 주로 간염, 간경변증 등 간이 손상된 상태에서 생긴다.

간암의 원인이 밝혀진 만큼 예방 방법도 확실하다. 간염 바이러스 위험인자를 갖고 있는 사람은 정기검진을 받고 항체가 생길 수 있도록 면역력을 높여야 한다. 그리고 예방법으로는 칫솔을 나누어 쓰는 일, 면도기 같이 쓰는 일, 주사바늘이나 침을 반복해서 사용하는 일, 과음을 피해야 한다.

간경화로 진행되면 정상적인 간으로 회복이 거의 불가능하다. 지방간도 간암과 관련이 있고, 간에 지방이 많이 쌓이는 것을 방치하면 지방간염을 거쳐 간경화로 진행되고 결국 간암이 된다. 간 이식은 초기에 해야 되고 5년 생존율은 70% 정도이다. 그러나 말기에 해봐야 금세 재발하는 것으로 알려져 있다.

간암 발생 초기에는 진행 속도가 매우 느리기 때문에 검진을 통해 조기에 발견하면 완치 확률이 매우 높지만, 늦게 발견되면 대책이 없다. 간경화는 오랜 세월 염증이 지속되면서 간이 딱딱해진 상태로 인체에 비교하자면 피부 화상과 비슷하다. 간암을 의심하고자 할 때는 오른쪽 상복부에 통증이 있고, 덩어리가 만져 지는 경우, 복부가 팽만하면서 소화불량이 지속되는 경우, 갑자기 체중이 감소하면서 심한 피로감을 느낄 때 등이다.

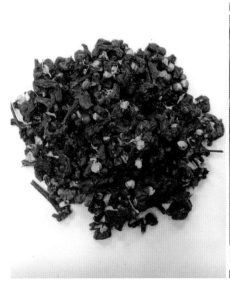
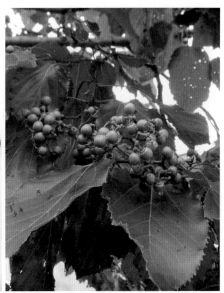

◎ 간암에 좋은 산야초 활용법
- 연중 헛개나무 줄기껍질을 수시로, 검게 익은 열매(지구자)를 채취하여 얇게 썰어 햇볕에 말려 쓴다.

◎ 자연치유
- 검게 익은 말린 헛개나무 열매 30g을 물에 불린 후 물 2리터를 붓고 물이 끓으면 약한 불로 줄여 30분 정도 더 끓인 후 차로 마신다.

왜 헛개나무인가? ● 중국 이시진이 쓴 〈본초강목〉에서 " 헛개나무가 술독을 푸는 데는 으뜸이다."라 기록돼 있다. 헛개나무는 약용, 식용으로 가치가 높다. 주로 간질환에 좋고, 술로 인한 지방간, 알콜성 간염, 황달, 급·만성간염, 간경화, 간암에 쓴다. 잎에는 루틴가 사포민이 함유되어 있고, 열매는 간세포의 섬유화를 줄여주고 혈중 알코올 농도를 낮춰준다.

암에 좋은 약용식물

남녀 2대 1의 비율로 남자에게 많은 위암(胃癌)

"위암(胃癌)의 원인은 첫째가 잘못된 식습관, 둘째가 태운 발암물질이다"

위(胃)는 소화기관 중에서 가장 넓은 부분으로 식도에서 보내 온 음식물을 일시 담아두는 주머니와 같은 장기(臟器)이다. 하는 일은 주로 위에 들어 온 음식을 연동운동을 하여 잘 휘젓고 소화액인 위액(胃液)을 분비하여 음식물을 소화시킨다. 위의 안쪽에서부터 점막, 점막하층, 근(筋)층, 장막(漿膜)하층, 장막으로 나뉜다. 위암은 한국인 악성종양의 1위를 차지할 정도로 흔하다. 위는 정신적, 육체적 스트레스를 받기 쉬운 장기로 위궤양이나 만성위염의 원인이 되기도 한다. 위암의 원인은 음식물 섭취와 위 점막 속에서 서식하고 있는 헬리코박터균과 니트로사민이라는 발암물질이다. 위암을 예방하기 위해서는 염도가 높은 절인 음식이나 태운 음식을 먹지 않는 게 좋다. 위에 부담을 적게 주기 위해서는 음식을 천천히 먹고 오래 씹는다. 인스턴츠 식품, 방부제, 질산염 등을 먹지 않고 비타민 C가 신선한 과일과 야채를 먹는다.

◨ 위암 특징

구분	특징	비고
1기	위 점막이나 점막층에 암 세포가 한정되고 전이가 없는 경우	수술로 완치
2~3기	암 세포가 일부 근육층과 임파선에 퍼진 상태	수술을 해도 재발 가능
4기	암 세포가 피를 타고 간, 폐, 뼈로 전이된 상태	수술 불가능 생존율 10%

※점막층에 국한된 궤양이 없는 암 덩어리가 점막층(2cm 이하), 함몰형(1cm 이하)이고, 위 점막에만 있을 경우에는 수술이 아닌 내시경으로 그 부위만을 제거할 수 있다.

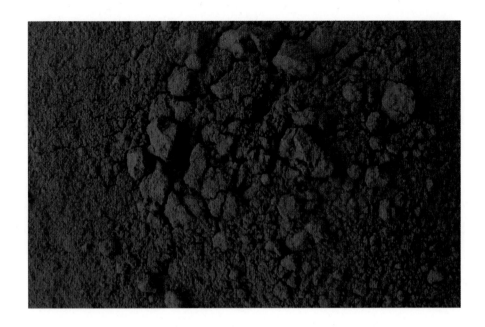

◎ **위암에 좋은 산야초 활용법**

- 연중 활엽수의 뽕나무 고사목 또는 입목(등걸)이나 그루터기에서 발생하는 상황버섯을 따서 적당한 크기로 잘라 쓴다

◎ **자연치유**

- 상황버섯을 적당한 크기로 잘라 차로 마시거나, 가루를 내어 꿀에 재어 먹는다.

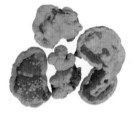

왜 상황버섯인가? ● 중국 진나라에서는 상황버섯을 발견하면 나라에 진상하도록 했다. 고사한 산뽕나무나 뽕나무 등걸이나 그루터기에서 자란다. 중국의 이시진이 쓴 〈본초강목〉에서 "상황버섯은 차고 독성이 없으며 온화하고 독을 다스린다"고 기록돼 있다.
상황버섯은 약용으로 가치가 높다. 주로 소화기질환을 좋고, 암(위암, 대장암, 직장암), 소화불량에 쓴다.

여성의 상징이 손상된 유방암(乳房癌)

"유방암(乳房癌)은 예방과 치유가 가능하다"

　유방암은 여성의 악성 종양 중 1위다. 유방암의 원인은 유전적 요인, 여성 호르몬(에스트로겐·유관 세포의 증식), 高영양지방식과 관련이 있다. 유방은 유관(乳管·젖을 나르는 곳)와 유선(乳腺·젖을 생산하는 곳) 외 기름, 혈관 등 각종 세포로 구성돼 있다. 유방암의 90% 이상이 유선관에서 생긴다. 유방암은 유방에 멍울이 만져지거나, 유두(乳頭·젖꼭지)가 헐어 분비물이 나오거나 들어가 일그러질 때 의심해야 한다. 여성이 5년 이상 호르몬제를 맞을 때 유방암에 걸릴 위험이 1.4배 정도나 높기 때문에 호르몬 주사보다는 여성 호르몬이 많이 함유되어 있는 석류 열매나 칡을 복용하는 게 좋다. 여성이 폐경이 오면 여성 호르몬이 체지방 기름에서 만들어진다. 폐경 후 적정 체중을 유지해야 한다. 비만인 사람이 유방암 환자가 많다. 병원에서는 수술, 약물 치료(항암제), 방사선 치료가 있지만 자연치유에서는 면역력 강화하는 산야초를 권한다.

▣ 유방암 자가 진단법
- 옷을 벗고 거울 앞에서, 샤워를 하며, 누워서 자신의 유방을 관찰하며 만져 본다.
- 평소 유방 양쪽 크기와 모양에 관심을 갖는다.
- 유두(乳頭·젖 꼭지)에 습진이 있거나 분비물이 나오는 지 살핀다.
- 유두가 함몰돼 있는 지 살핀다.
- 겨드랑이 밑에 응어리가 있는 지 만진다.
- 이유가 없이 팔이 붓는 지 관찰한다.

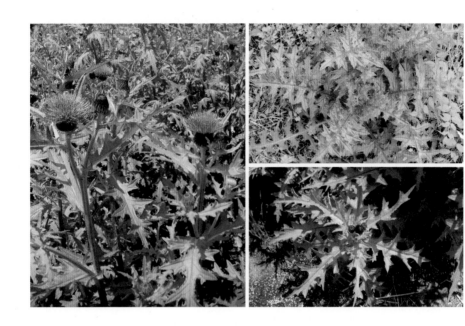

◎ 유방암에 좋은 산야초 활용법

– 여름에 꽃이 필 때 엉겅퀴 전초를 채취하여 햇볕에 말려 쓴다.

◎ 자연치유

– 봄~여름까지 엉겅퀴 꽃봉오리를 따서 물로 깨끗이 씻어
　그늘에서 말린 후 찜통에 넣어 1~2분 간 찐 다음 다시
　그늘에서 말린 후 밀폐 용기나 냉장보관하여 찻잔에 1~2
　개를 넣고 끓는 물을 부어 우려 내어 차로 마신다.

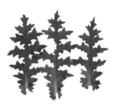

왜 엉겅퀴인가? ● 예부터 엉겅퀴를 종기에 썼다. 중국 이시진이 쓴 〈본초강목〉에서
"엉겅퀴는 어혈과 옹종을 다스린다"고 기록돼 있다. 엉겅퀴는 식용, 약용으로 가치가
높다. 주로 피부질환 또는 간질환에 좋고, 어혈, 근육통 또는 타박상, 정맥류, 종기, 옹
종, 유방암, 간염, 고지혈증, 동맥경화에 쓴다.

어느 누구도 자유롭지 못한 폐암(肺癌)

"폐암(肺癌)의 원인은 담배 흡연과 오염된 공기와 미세먼지"

　사람이 숲을 멀리하고 오염된 공기 속에서 생활을 하면서 폐암 환자가 해마다 증가하고 있는 중이다. 여기에 남자는 흡연과 대기 오염(오염된 먼지나 티끌)과 진폐(塵肺)에, 여자는 아파트 실내에서 음식을 요리할 때 나오는 미세먼지를 흡입하기 때문이다. 폐는 공기 중에서 산소를 혈액 중으로 받아들이고, 혈액 속의 노폐물인 이산화탄소를 공기 중으로 배출시킨다. 폐는 생명을 유지하는 호흡 외에도 열(熱)을 발산시킴으로써 체온 조절을 하는 기능을 하고 몸 속 산과 염기의 평형을 유지해 준다. 폐암의 주요 원인은 담배(직·간접 흡연), 미세먼지와 아파트 실내 가스, 법당 안에 피운 향 등이다. 폐암 초기에는 증상이 별로 없다가 증상이 나타나면 벌써 어느 정도 진행됐다고 보면 된다. 평소 잦은 기침과 호흡 곤란이 빠르게 진행된다. 혹 1주일 이상 감기가 낫지 않으면 폐 질환이나 폐암을 의심을 해봐야 한다.

▣ 폐암 병기

구분	특징	비고
1기	임파절 전이가 없는 경우	수술
2기	폐와 폐문부 임파절에 전이된 경우	수술
3기	임파절로 전이 되거나 반대편 폐로 전이된 경우, 큰 혈관과 식도에 침범한 경우	방사선, 항암제
4기	인체의 다른 장기로 전이된 경우	항암 치료

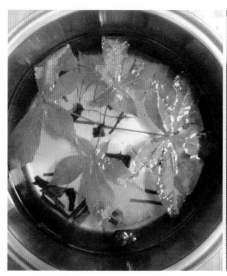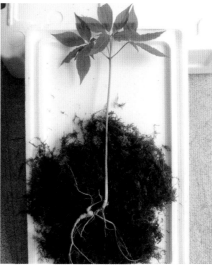

◎ **폐암에 좋은 산야초 활용법**

- 봄에 춘절삼 잎 · 줄기 · 뿌리를 통째로 캐서 마르기 전에 생 것으로 5분 이상 꼭꼭 씹어 먹는다.
- 늦가을에 산삼 잎이 다 떨어지고 모든 영양분이 뿌리에 있는 황절삼(黃節蔘)을 캐서 먹는다.

◎ **자연치유**

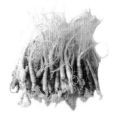

- 봄에 춘절삼 잎 · 줄기 · 뿌리를 통째로 채삼하여 물에 달여 꿀을 타서 차로 마신다.

왜 산삼인가? ● 예부터 산삼은 우리 민족의 유산으로 귀하여 신비의 영약이다. 2010년 장뇌삼 외 다른 삼(蔘)들이 산삼으로 둔갑하는 경우가 많아 산림청에서 "산양 산삼"으로 명칭을 통일했다. 산삼은 식용보다는 약용으로 가치가 높다. 주로 신체허 약 또는 폐질환에 좋고, 면역, 암, 스태미너 강화에 쓴다.

대변에 혈액이나 점액이 있을 때 의심되는 대장암(大腸癌)

"대장암(大腸癌)은 서구화된 식생활이 원인이다"

인체의 대장(大腸)은 수분, 염화물, 나트륨의 흡수를 담당하며, 일부 비타민 B와 K를 포함한 비타민을 합성하고 분변을 형성하는 기능을 담당한다. 결장과 직장(15cm · 대장암 50%가 발생하는 곳)으로 나뉜다. 변(便)이 굵다는 것은 장(腸) 내에 혹이 없다는 증거다. 대장이 시작되는 부위에서는 변(便)이 묽은 곤죽 상태이지만, 밑으로 내려오면서 수분이 흡수돼 굳어진다. 대장암의 80~90%는 대장 점막에서 발생하는 양성 혹인 용종(茸腫)[4]에서 시작된다. 내시경을 통해 용종과 선종을 절제를 통하여 80~90% 대장암 예방이 가능하다. 대장암을 예방하려면 미생물이 좋아하는 식이섬유[5]가 함유된 채소류, 해조류(미역, 다시마, 김), 보리, 고구마 줄기, 표고버섯, 사과 등을 먹는다.

▣ 대장암의 병기

구분	5년 생존율	비고
1기	90% 이상	점막층 절제 수술(항문을 가질 수 있다)
2기	70%	점막하층, 근육층
3기	50%	대장 주위 지방층 림프절
4기	5% 이하	간, 폐, 뇌 등 원격 전이 절제 불가능한 상태

4　용종(polyp)은 의학적 용어로 점막이나 장막에 혹이 돌출돼 있다는 뜻이다. 크게 선종성 용종과, 과식성 용종, 염증성 용종으로 나뉜다. 이중 선종성 용종은 암으로 전이될 가능성이 높다.

5　식이섬유는 위와 소장에서 흡수가 되지 않고 대장에서 장내세균에 의해 분해되는 영양소이다.

암에 좋은 약용식물

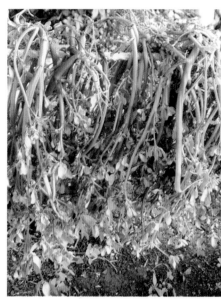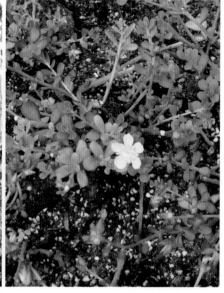

◎ **대장암에 좋은 산야초 활용법**

− 여름부터 가을 사이에 쇠비름을 채취하여 증기로 찌거나, 살짝 데친 후 햇볕에 말려 쓴다.

◎ **자연치유**

− 봄에 쇠비름 줄기를 제외한 전초를 뜯어 용기에 넣고 설탕 20%+이스트 2%을 넣고 한 달 후에 식초를 만들어 요리에 넣거나 찬물 3을 희석해서 음용한다.

왜 쇠비름인가? ● 쇠비름은 색이 다섯 가지인 오행채(五行菜)로 독성이 없고 염증이 나 종기에 효능이 있다. 쇠비름은 식용, 약용으로 가치가 높다. 주로 대장의 혹인 용 종과 선종과 암 외 식도부터 소장까지 고름이 생기는 크론씨병에 쓴다. 몸 속의 어혈 과 독소를 제거하고 혈액순환에 도움을 준다.

발육이 느린 갑상선암 (甲狀腺癌)

"갑상선암(甲狀腺癌)은 수술로 완치가 가능하다"

인체의 갑상선은 목이 튀어나온 정중앙 부분 아래에 위치한 나비 모양(우엽과 좌엽)의 장기(臟器)로 신체 내분비 기관이다. 인체 모든 기관의 신진대사 기능을 적절히 유지하는 역할을 한다. 갑상선에서 호르몬을 생산하고 저장했다가 필요할 때 혈액으로 내보내는 역할을 한다. 흔히 말하는 갑상선암은 유두암으로 전체 환자의 90~95%가 해당된다.

갑상선 암은 갑상선에 악성 종양이 생긴 것을 말한다. 세포의 모양에 따라 유두암, 여포암, 수질암, 역성성암으로 나뉜다. 흔히 말하는 갑상선 암은 유두암으로 전체 환자의 90~95%가 해당된다. 갑상선암 환자의 1%에 해당하는 역성암은 발병 1년 내 90% 이상 사망한다.

▣ 갑상선 병기

구분	특징	비고
1기	45세 미만(장기에 암이 퍼지지 않는 경우), 45세 이상(종양이 2cm 미만에 림프절이나 다른 장기에 전이되지 않는 경우)	생존율 99%
2기	45세 미만(폐와 뼈에 퍼진 경우), 45세 이상(종양이 2~4cm로 장기로 전이되지 않은 경우)	방사선 동위원소
3기	종양이 다른 조직과 림프절로 퍼졌지만 전체에 전이가 되지 않는 경우	항암 약물
4기	나머지는 4기이다	생존율 1%

※갑상선 수술을 받은 환자들은 평생 호르몬을 투여해야 한다.
※재발하면 항암 약물 치료에 반응하지 않아, 항암 치료 대신 "방사선 동위원소(방사선 항암 약물)"치료를 한다.

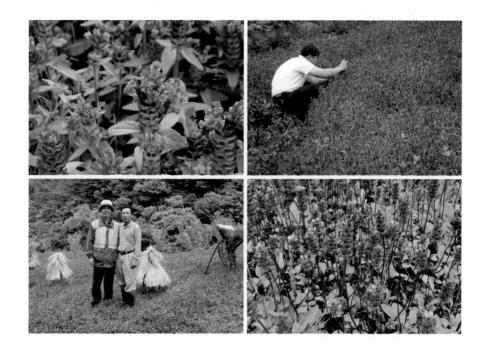

◎ **갑상선 암에 좋은 산야초 활용법**

– 여름에 꿀풀의 꽃이 절반 정도 말랐을 때 지상부를 전체를 채취하여 햇볕에 말려 쓴다.

◎ **자연치유**

– 5~7월에 꿀풀의 꽃을 따서 그늘에
  말린 후 물에 달여 차로 마신다.

왜 하고초인가? ● 하고초는 식용보다는 약용으로 가치가 높다. 한방에서 하고초(夏枯草) 잎을 바싹 말린 것을 쓴다. 최근 약리 실험에서 항암 작용, 소염 작용, 향균 작용이 있는 것으로 밝혀졌고, 주로 나력(瘰癧)에 좋고, 종기, 염증, 암(갑상선, 복수암)에 쓴다.

50~60대 남성에게 많은 식도암(食道癌)

"식도암(食道癌)은 인체의 공기와 음식물이 들어가는 통로이다"

　인체에서 공기와 음식물이 들어가는 통로를 "상부 기도 소화관"이라 하는 후두, 인두, 식도를 말한다. 후두는 외부의 공기를 기관지와 폐로 전달하는 역할을 하고, 인두와 식도는 구조상 연결돼 있다. 인두는 음식물이 내려가는 통로로, 후두와 협력해 삼킴 운동을 해서 음식물을 원활하게 식도로 전달한다.

　식도암 수술이 위험하다고 해서 방치하면 암이 다른 장기로 퍼진다. 식도암을 그대로 방치하면 밥이 안 넘어가는 증세부터 사망까지 길어야 6개월 정도 걸린다. 암 세포가 식도 주변 임파절에 퍼져 성대 신경이 마비돼, 환자가 음식물을 삼키면 바로 토하기 때문에 말 그대로 못 먹어서 죽는 것이다.

　우리나라 사람들에 잘 걸리는 "평편 상피암"의 원인은 담배와 술이다. 그 외 뜨거운(음식, 차)이다. 담배 연기(발암물질)를 들이마시면 혀에서 후두, 인두를 거쳐, 폐로 갔다가 식도를 통과한다.

▣ 식도암 병기

구분	특징	비고
0~1기	암이 식도와 점막 하층에 있는 경우	
2~3기	암이 식도 근육층까지 있는 경우	5년 생존율 30~40%
4기	암이 목·폐·뼈와 임파절로 전이되는 경우	생존율 1년 6개월

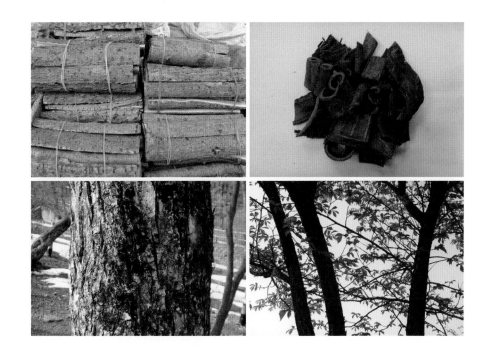

◎ 식도암에 좋은 산야초 활용법

- 봄부터 여름 사이에 느릅나무 줄기 껍질 또는 뿌리를 캐서 물로 씻고 껍질을 벗겨서 겉껍질을 제거하고 햇볕에 말려 쓴다.

◎ 자연치유

- 말린 약재 유근피(느릅나무 뿌리)를 물에 달여 차로 마신다.

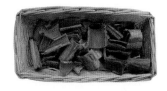

왜 유근피인가? ● 인체의 모든 병은 세포의 변질과 손상으로 인하여 초기에는 염증 이후 궤양, 부종, 종양(암)으로 발전한다. 수많은 약초 중에서 염증에 효능이 탁월한 느릅나무 뿌리인 유근피를 물에 달여 먹고 낫은 사람이 수없이 많다. 유근피는 약용으로 가치가 높다. 주로 종양 질환에 좋고, 암, 어혈, 종기, 옹종, 염증 질환에 쓴다.

여성의 생식과 역할을 저해하는 자궁암(子宮癌)

"자궁암(子宮癌)은 초기 발견 시 완치 가능하다"

여성의 자궁은 임신을 유지하고 출산을 가능하게 한다. 자궁 안에서 수정된 난자가 착상하여 40일 동안 영양분과 산소를 공급 받고 자궁 근육 수축작용에 의해 태아를 출산한다. 자궁은 질(膣)에 가까운 부분의 자궁 경부와그 안쪽의 자궁체부[6]가 있다. 자궁 경부에 발생하는 암을 자궁경암, 자궁체부에 발생하는 암을 자궁체암이라 한다. 이 둘을 합쳐 자궁암이라 한다. 자궁암의 원인은 성병 일종인 인유두종바이러스(HPV)로 性관계에서 감염되어발생한다. 질 점액에 침투하여 자궁으로 들어간다. 자궁경부암은 조기검진으로 100% 완치가 가능하다.

▣ 자궁암 병기

구분	특징	5년 생존율
0기	자궁 경부 상피 내암	95%
1기	자궁 경부에 국한된 경우	80~95%
2기	암이 자궁 경부를 벗어났으나 골반벽에 도달하지 않는 경우 – 2기말부터는 수술을 하지 않는다.	60~80%
3기	암이 골반벽에 도달하거나 질 하부 3분의 1까지 침범한 경우	30~40%
4기	암이 진성골반을 벗어났거나 방광이나 직장점막까지 전이된 경우	5% 이하

6 매월 월경으로서 자궁 내막이 박리하는 부분

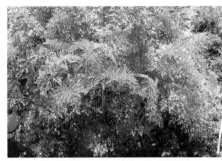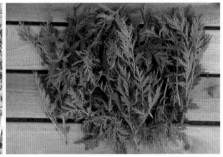

◎ 자궁암에 좋은 산야초 활용법

－ 개똥쑥을 여름에 꽃이 피고 특유의 꽃향기가 진할 때 전초를 베어 햇볕에 말려 쓴다.

◎ 자연치유

－ 봄에 개똥쑥의 전초가 30cm 미만일 때 지상부의 끝부분을 베어 햇볕에 말린 후 밀폐 용기에 보관하여 찻잔에 적당량을 넣고 뜨거운 물을 부어 우려낸 후 차로 마신다.

◎ 금기

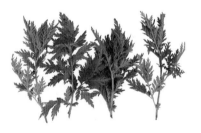

－ 개똥쑥은 약성이 강하기 때문에 한꺼 번에 많이 먹지 않는다.

왜 쑥인가? ● 우리 조상은 쑥을 여성 질환에 썼다. 여성의 자궁 질환 중에 자궁근종, 자궁내막증, 자궁 내막에 생기는 자궁체부암 외 자궁 입구에 생기는 자궁경부암이 80%를 차지한다. 자궁 질환에는 우리 산야(山野)에 흔한 쑥, 인진쑥, 익모초, 사철쑥을 쓴다. 2008년 〈암저널〉에서 "개똥쑥이 기존의 암환자에게 부작용은 최소화하면서 함암효과는 1000배 이상 높은 항암제로 기대된다"고 할 정도로 암에 좋다.

남성 50대 이후에 발생하는 전립선암(前立腺癌)

"전립선암(前立腺癌)은 소변 줄기가 가늘고 항상 잔뇨감이 남는 고질병이다"

전립선의 구조는 귤과 비슷하다. 전립선암(前立腺癌)은 남성에게만 있으며 외선에 발생한다. 전립선은 방광 바로 아래 직장 앞에 요도를 감싸고 있는 호두알 크기의 腺으로 정액을 만들고 정자들의 활동하는 환경을 만들어 준다. 정액 성분 중 정자를 통해 운반하고 저장하고 남성 호르몬인 테스트테론이 있다. 흔히 전립선비대증은 내선에 발생하는 양성종양으로 요도를 압박하기 때문에 초기부터 배뇨 장애를 일으키지만 전립선암은 외선에서 발생하기 때문에 어느 정도 진행하지 않으면 배뇨 장애가 없다. 전립선암은 초기에는 통증 외 다른 증세가 없으나 진행되었을 때 배뇨 장애, 요통, 다리 부종, 빈혈에 의한 현기증 등이 있다.

전립선암을 예방하기 위해서는 채소 위주의 식사를 해야 한다. 황록색 채소에는 카로틴이 많이 함유되어 있는 호박, 당근, 시금치 등을 먹는다.

▣ 전립선암 병기

구분	특징	비고
1기	별다른 증세가 없고, 혈액 검사에서 전립선특이항원수치(PSA)가 정상보다 높은 경우	완치 가능
2기	전립선 안에 국한된 혹(암)이 있는 경우	완치 가능
3기	암이 전립선을 살짝 벗어난 경우	
4기	암이 임파선이나 다른 장기로 전이된 경우	호르몬 치료

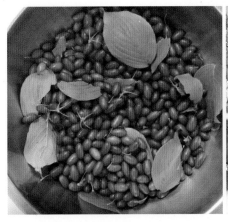 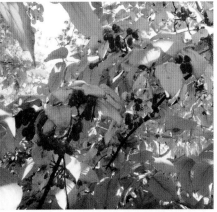

◎ **전립선암에 좋은 산야초 활용법**
− 늦가을 11월에 산수유 빨갛게 익은 열매를 따서 살짝 삶은 후 씨를 제거
  한 후 햇볕에 말려 쓴다.

◎ **자연치유**
− 늦가을 11월에 산수유 빨갛게 익은 열매를 따서 꼭지를
  떼어 내고 씨를 제거한 후에 용기에 넣고 재료의 양만
  큼 설탕을 붓고 100일 정도 발효시킨 후에 발효액 1에
  찬물 3을 희석해서 음용한다.

◎ **금기**
− 산수유 열매 씨에는 독(毒)이 있다.

왜 산수유인가? ● 산수유는 식용보다는 약용으로 가치가 높다. 주로 신장 질환에 좋
고, 신장암, 신부전, 남성은 전립선염, 여성은 요실금, 방광염에 쓰고, 혈액순환에 쓴
다. 산수유 열매로 효소를 담가 음용하거나 차로 마시면 효과를 볼 수 있다.

어린이 사망률이 높은 소아암(小兒癌·백혈병)

"백혈병은 비정상적인 백혈구가 과다 증식하는 골수의 종양병이다"

어린이의 사망 원인 중 1위가 교통사고, 2위가 소아암(백혈병)이다. 백혈병은 골수, 비장 등 혈액을 만드는 기관(조혈기)에서 백혈구계 세포가 무제한으로 증식하는 병으로 일종의 혈액암이다. 빈도는 낮지만 한번 발병하면 생명까지 위험한 병이다.

백혈병은 크게 급성백혈병과 만성백혈병이 있다. 분화의 능력을 잃은 미숙한 혈액 세포가 골수 속에서 무제한으로 증식하여 축적되는 병이다. 이로 인해 골수의 정상적인 적혈구와 백혈구, 혈소판의 생산이 감소하게 된다. 적혈구 수가 감소한다는 것은 혈액의 산소 운반 능력을 저하시키고, 백혈구 수가 감소함에 따라 감염의 위험이 높아지고, 혈소판이 부족하게 되면 비정상적인 출혈이 생긴다. 대부분 비정상 백혈병 세포가 전신에 퍼져 나가 림프절과 비장, 간 등의 비대를 유발해 건강에 위협을 준다.

백혈병에 걸리면 통증, 발열, 피로감, 안면 창백 증세가 나타 난다. 증세는 비정상 백혈구가 자꾸 늘어나서 적혈구가 혈소판을 밀어내어 뼛속의 골수를 점령하여 쑤시고 아프다.

골수성 백혈병은 무조건 이식을, 림프구성 백혈병은 항암 치료를 받는다. 골수 이식을 하기 위해서는 조직적합성항원(HLA)가 맞아야 한다. 같은 부모한테서 태어난 형제라야 골수가 같을 확률이 높다.

백혈병을 예방하기 위해서는 어렸을 때부터 서구식 음식보다는 김치를 꼭 먹으며 효소가 풍부한 채소, 과일, 된장 등을 먹는 식습관을 해야 한다.

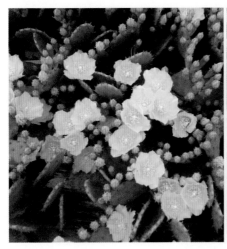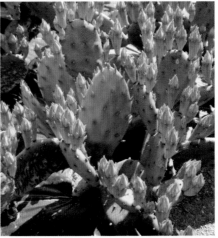

◎ **소아암(백혈병)에 좋은 산야초 활용법**

- 봄에 6월 전에 천년초 꽃이 피기 전에 잎과 줄기, 뿌리를 통째로 채취하여 햇볕에 말려 쓴다.

◎ **자연치유**

- 6월에 천연초 노란꽃을 따서 찻잔에 넣고 뜨거운 물을 부어 우려낸 후 차로 마신다.

◎ **구분**

- 우리 토종인 천년초는 제주도의 백년초와는 다르다.

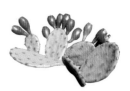

왜 천년초인가? ● 천년초는 우리 토종 약초다. 천년초에는 식물의 자기방어물질인 플러보노이드 풍하여 천연 항산화제로 미네랄, 사포닌, 식이섬유, 칼슘, 마그네슘, 철분, 아미노산, 비타민C, 무기질이 풍부하다. 천년초는 식용, 약용으로 가치가 높다. 주로 혈액 질환에 좋고, 혈액암, 백혈병, 피부암, 피부염에 쓴다.

소화 체액의 분비와 호르몬에 영향을 주는 췌장암(膵臟癌)

"췌장암(膵臟癌)은 소화 효소나 혈관 작동 물질이 새어 생명에 위협을 준다"

췌장(膵臟)은 흔히 "이자"라 부른다. 무게는 80~100g, 길이가 15cm 정도로 위(胃)의 안쪽, 척추의 앞에 있어 눈에 잘 띄지 않는다. 위(胃)나 대장(大腸)과 달리 내시경으로 쉽게 접근할 수 없는 곳에 있어 암을 찾아내기 어렵다.

췌장은 하루에 소화액을 1~2리터 분비한다. 만들어진 소화 효소는 지방을 지방산으로, 단백질을 아미노산으로, 탄수화물을 포도당으로 분해한다.

췌장암을 의심할 때는 체중이 감소하고, 소화가 안 되고, 복부에 통증이 있고, 소변 색깔이 노랗게 진하거나 콜라색이 되고, 피부와 눈 흰자위가 노랗게 되고, 회색변을 본다.

만성 췌장염은 췌장이 돌처럼 딱딱해져서 기능이 소실된다. 췌장암은 안에 있느냐 밖으로 나와 있느냐에 따라 다르기 때문에 환자의 3~5%가 암에 걸린다. 발견도 어렵고 수술도 어려운 이유는 소장을 끌어와서 장기들을 서로 이어야 하기 때문에 7시간 정도 걸릴 정도로 어렵다.

▣ 췌장암 병기

구분	특징	비고
1기	암이 췌장 안에 있는 경우	
2기	암이 십이지장이나 담도로 조금 퍼진 경우	수술 가능
3기	암이 췌장 주위에 많이 퍼진 경우	
4기	간, 폐, 뼈 등으로 전이된 경우	생존율 6개월 미만

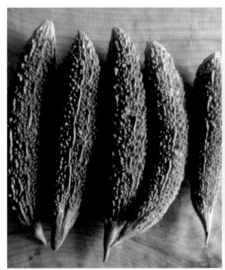
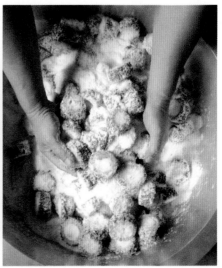

◎ **췌장암에 좋은 산야초 활용법**

– 여름에 여주 미성숙 파란 열매를 따서 그대로 쓰거나 적당한 크기로 잘
라 햇볕에 말려 쓴다.

◎ **자연치유**

– 여름에 여주 미성숙 파란 열매를 따서 적당한
크기로 잘라서 마르기 전에 용기에 넣고 재료의
양만큼 설탕을 붓고 100일 정도 발효시킨 후에
발효액 1에 찬물 3을 희석해서 음용한다.

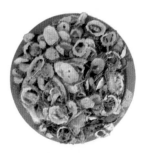

왜 여주인가? ● 여주는 2013년 9월 KBS 〈생로병사의 비밀〉 "쓴맛이 약이 된다" 편
에서 각광을 받았다. 여주는 식용, 약용으로 가치가 높다.여주의 배당체인 "카란틴
(charantin)"이 혈당을 낮추어 주기 때문에 천연인슐린이다. 주로 대사성 질환인 당뇨
에 좋고, 암, 콜레스테롤, 동맥경화, 중성지방, 고지혈증에 쓴다.

신장의 본체인 사구체의 악성종양 신장암(腎臟癌)

"신장암(腎臟癌)은 산수유가 묘약!"

신장의 외부층 피질은 사구체와 세뇨관으로 여과장치[7]를 갖고 있고, 중간층 수질은 소변을 모으는 원추형도관이 있고, 내부의 신우(腎盂)는 큰 신배에서 작은 신배로 수질로부터 소변을 모아 요관을 통해 흘려 보낸다. 신장암 초기에는 증상이거의 없다. 급격한 체중 감소, 혈뇨, 소변을 볼 때 통증, 등 옆구리의 통증 등이 있다. 한 쪽 신장이 제거되어도 다른 한 쪽이 보완해 준다. 전신에 암이 퍼진 경우에는 항암 화학요법을 받아야 한다. 신장 종양을 제거한 환자들 가운데 10명 중 7명은 5년 이상 생존하는 것으로 알려져 있다.

■ 신장병 기초상식

구분	특징	비고
신우신염	세균 감염에 의한 신장의 감염	
사구체신염	신장의 미세한 여과의 감염	
신증후군	소변을 통해 단백질이 손실되고 신체 조직이 붓는 증	
신장결석	신장에 형성되는 여러 크기의 결정 침착물	
신장낭종	신장 바깥쪽 피질 내에 수분이 차서 부풀는 증상	
수신증	요로계 내 폐색으로 인한 신장 팽만	
신부전(급성, 만성)	양쪽 신장의 정상적 기능 상실	혈액 투석
말기 신부전	양측 신장의 기능 손상으로 생명을 위협	신장 이식

7　여과 장치 사구체(絲球體)는 혈액 속에서 노폐물을 걸러서 뇨(尿)를 만드는 역할을 담당한다.

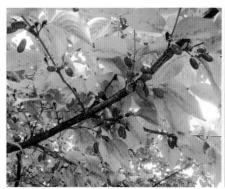
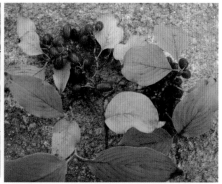

◎ **신장암에 좋은 산야초 활용법**

- 늦가을 11월에 산수유 빨갛게 익은 열매를 따서 물에 삶은 후 씨를 제거한 후 햇볕에 말려 쓴다.

◎ **자연치유**

- 늦가을 11월에 산수유 빨갛게 익은 열매를 따서 꼭지를 떼어 내고 씨를 제거한 후에 용기에 넣고 재료의 양 만큼 설탕을 붓고 100일 정도 발효시킨 후에 발효액 1에 찬물 3을 희석해서 음용한다.

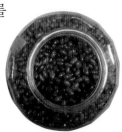

◎ **금기**

- 산수유 열매 씨에는 소량의 독(毒)이 있다.

왜 산수유인가? ● 도교(道敎)에서 신선이 즐겨 먹었다는 산수유는 인체의 큰집 신장과 작은 집 간에 작용하여 진액이 부족한 것을 도와준다. 40대 이후에 신장 기능의 약화로 정수(精髓)가 부족할 때, 허리가 아플 때, 하체가 약할 때, 음위를 강화하고자 할 때는 산수유로 효소, 술, 차, 환, 식초로 먹는다.

림프관이나 혈관에 세포가 파고드는 피부암(皮膚癌)

"피부암(皮膚癌)은 피부의 세포의 변질과 손상(損傷)에 따라 염증이 생겨 발병한다"

　인체의 피부는 신체의 가장 큰 기관으로 근육, 내부 장기, 혈관과 신경을 외부의 나쁜 환경으로부터 보호하고, 털과 손·발톱은 피부로부터 자라나서 추가적인 보호 역할을 한다. 피부는 기본적으로 얇은 바깥쪽에 표피가 있고, 안 쪽의 두꺼운 진피로 되어 있다.

　피부암은 다른 암에 비하여 일찍 진단이 되면 완치가 가능하다. 햇빛에 노출된 부위에 생기는 기저 세포암은 남성에게 흔하고 수개월에서 수년에 걸쳐 증식한다. 편평 세포암은 대개 얼굴에 생겨 다른 부위로 번진다. 주로 60이상에서 잘 생긴다. 악성 흑색종은 햇빛에 의한 멜라닌 세포의 손상으로 생기는 암으로 40~60세 여성에게서 가장 흔하게 발생한다.

▣ 피부암과 종양 기초 상식

구분	특징	비고
피부암	대부분 햇빛에 오래 노출되는 것과 관련이 있음	
기저 세포암	햇빛에 노출된 부위에 생기는 피부암의 하나	남성 흔함
편평 세포암	대개 얼굴에 생겨 다른 부위로 번지는 피부암	60세 이상
악성 흑색종	피부의 색소 형성 세포에 나타나는 암	여성 흔함
카포시육종	후천성 면역결핍 증후군에서 잘 동반되는 종양	남성 흔함
사마귀	바이러스에 의해 유발되는 단단한 악성 종양	젊은 사람

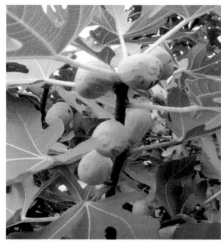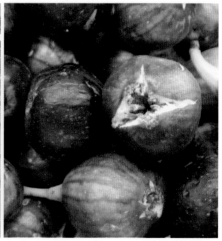

◎ **피부암에 좋은 산야초 활용법**

– 여름에 무화과나무 익은 열매를 따서 햇볕에 말려 쓴다.

– 8~10월에 익은 열매를 따서 4등분으로 잘라 용기에 넣고 재료의 양만큼 설탕을 붓고 100일 정도 발효시킨 후에 발효액 1에 찬물 3을 희석해서 음용한다.

◎ **자연치유**

– 8~10월에 무화과나무 익은 열매를 따서 전통 솥에 넣고 약한 불로 걸쭉할 때까지 끓여 고약(膏藥)을 만들어 환부에 수시로 바른다.

왜 무화과나무 열매인가? ● 조선시대 허준이 쓴 〈동의보감〉에서 "무화과나무 열매는 몸 속의 독을 제거한다", 〈전남본초〉에서 "무화과나무 열매는 모든 종독 또는 옹저(癰疽)에 으깨어 바른다"고 기록돼 있다. 무화과 열매는 식용, 약용으로 가치가 높다. 열매에 피신(ficin)은 소화를 촉진하고 고약(膏藥)을 만든다. 주로 피부와 소화 질환에 좋고, 종기, 등창, 소화불량에 쓴다.

순환기 질환에 좋은 약용식물
왜 혈액인가?

"모든 병의 근원은 피(血)의 깨끗함과 탁함에 있다"

혈액은 혈관을 돌면서 조직 세포에 산소와 영양을 공급하고 노폐물을 제거해 주는 것 외 단백질, 호르몬을 운반해 주는 기능을 한다. 우리 몸은 근육, 뇌, 심장 등 여러 장기의 기관에 혈액을 공급해야 생명을 유지할 수 있다. 휴식 시에는 1분에 한 번 정도, 심한 운동 중에는 20초에 한 번 전신을 순환한다. 백혈구는 신체 감염이나 세균의 독소를 지켜주고 항체가 일부 암을 방어해 신체를 지켜준다. 적혈구(赤血球)[8]는 산소를 운반하고, 백혈구(白血球)[9]는 세균과 바이러스에 감염된 세포를 제거하고 종양 세포도 파괴한다. 혈관 내 콜레스테롤이 쌓이면 이를 없애려고 백혈구가 달라붙는다. 혈관 근육 세포(혈관을 형성하는 핵심세포)가 섬유질로 변해 플라그가 점차 커져 서서히 노화된다. 혈액과 혈관에 해로운 것은 흡연, 과식과 폭식, 과도한 스트레스이다. 평소 불규칙한 생활습관과 식습관을 고치고, 기름기 많은 육류, 튀긴 음식, 과도한 탄수화물 섭취를 피하고, 솔잎(松筍), 달맞이꽃 종자, 은행, 양파, 미나리, 녹차를 먹는다. 혈액을 좋게 하기 위해서는 숨가 쁜 호흡에 영향을 주지 않는 가벼운 산책이나 운동, 마음의 평안, 채식위주 식습관을 갖는 게 좋다.

---

8 적혈구 색 때문에 피가 붉은 색으로 보인다. 폐에서 산소를 흡수하기 위해서 표면이 넓고 작은 혈관들을 통과해야 하기 때문에 유연성을 가지고 있다.

9 다양한 백혈구들은 신체의 방어에 중요한 역할을 한다.

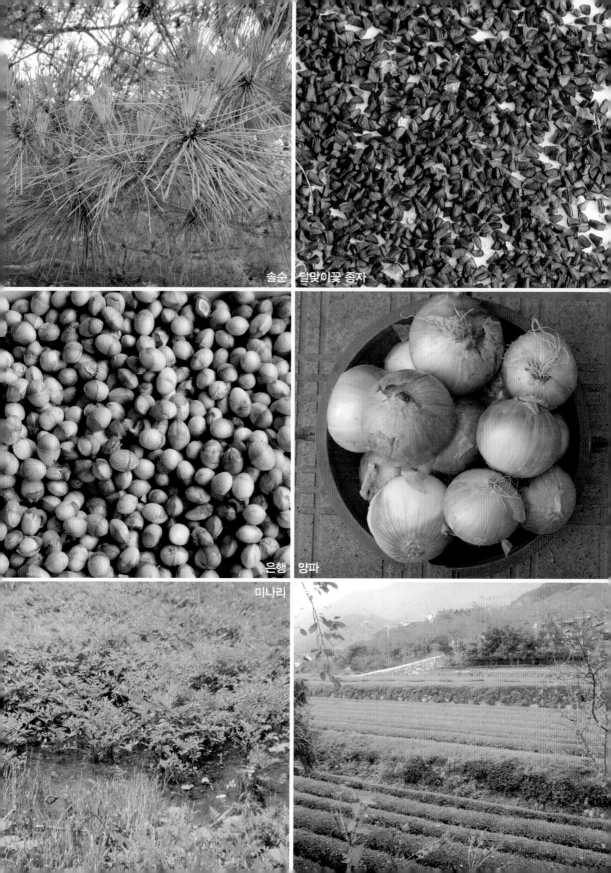

솔순　달맞이꽃 종자

은행　양파

미나리

침묵의 살인자 고혈압(高血壓)

"고혈압은 20세기 중반까지 사망 원인 1위"

고혈압이란? 인체의 혈관에 혈류량이 많거나, 혈관이 좁아져 압력이 높아진 상태이다. 정상 혈압은 120/80이다. 120란 수치는 수축할 때 작용하는 압력을 측정하는 것이고, 80은 박동과 박동 사이에 쉬고 있을 때의 압력을 말한다. 인체는 쉴 때는 쉬어야 한다. 쉬고 있을 때의 수치가 중요한 이유는 이 수치가 높으면 높을수록 심장의 휴식이 줄어들기 때문에 심장에 부담을 준다. 고혈압이 장기간 지속되면 혈관이 손상되고 탄력을 잃으며 점점 두터워지고 심한 경우 혈관에 침전물이 떨어져 혈관을 막기 때문에 위험하다. 정상보다 높은 혈압은 동맥과 심장에 손상을 초래한다. 혈압은 호르몬에 의해 조절된다. 나이가 들면 정상 혈압보다 약간 높아야 전신에 피를 돌릴 수 있다. 염분과 술 섭취를 줄이고 표준 체중을 유지해야 한다. 동맥벽에 지방질이 쌓이고 축적되면 혈관이 좁아진다. 나이가 들수록 동맥이 경화된다. 알다시피 고혈압은 "침묵의 살인자"이다. 고혈압은 자각 증상을 전혀 느낄 수 없기 때문에 평소 혈압을 재어 체크하고 적절히 대처해야 한다. 외향 징후가 나타나지 않더라도 여전히 혈관 내피를 손상시키고 있으며, 뇌졸중을 일으킬 위험이 7배에 달한다. 심장에서 피를 공급하는 동맥과 혈액을 탁하게 하는 육류 위주의 식습관, 삼겹살, 튀긴 음식, 케이크, 아이스크림 심혈관에 시한폭탄을 설치한 것과 같다고 필자는 주장한다. 고혈압을 예방하기 위해서는 평소에 피를 맑게 하는 채소, 혈전이 생기지 않도록 하는 효소와 식초, 과일, 미나리, 은행, 연꽃, 산야초 차를 섭취한다.

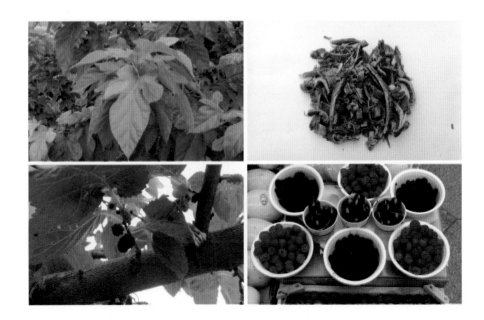

◎ **고혈압에 좋은 산야초 활용법**

– 6월경 뽕나무 새순이나 어린 잎을 채취하여 햇볕에 말려 쓰거나, 가을에
땅 속의 뿌리 껍질을 캐어 속껍질만을 따로 떼어 햇볕에 말려 쓴다.

◎ **자연치유**

– 6월경 뽕나무 새순이나 어린 잎을 채취하여 햇볕에 말린
후, 연중 뿌리를 수시로 캐서 껍질을 벗긴 후 햇볕에 말려
물에 달여 차로 마신다.

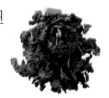

왜 뽕나무인가? ● 최근 식품의약품안전처에서 식용이 가능한 식품으로 선정됐다.
뽕나무는 약용, 식용으로 가치가 높다. 잎, 줄기, 열매, 뿌리 모두를 쓴다. 잎에는 노화
를 억제하는 폴리페놀 성분이 있고, 열매에는 포도당, 타닌산, 능근산, 칼슘, 비타민 A
와 C가 풍부하다. 주로 혈관 질환에 좋고, 고혈압, 당뇨병, 혈전 제거, 이뇨에 쓴다.

성인병의 원인이 되는 동맥경화증

"동맥경화증은 심장발작이나 뇌졸중이 나타나기 전까지는 느끼지 못한다"

인체에서 혈관의 동맥경화증은 신체의 어느 부위 동맥에 영향을 미칠 수 있다. 동맥은 심장에서 보내는 혈액을 온 몸의 장기(臟器)나 조직에 공급하는 파이프의 역할을 하는 혈관이다. 동맥의 벽은 내막, 중막, 외막 3층으로 구성되어 있어 높은 혈압에도 견딜 수 있게 되어 있다. 위험인자로는 고혈압, 흡연, 고지혈증, 중성지방, 운동부족, 비만, 당뇨병 등이 있다.

동맥경화[10]가 있는 사람은 심장발작이나 뇌졸중이 나타나기 전까지는 느끼지 못한다. 혈관 속 동맥벽이 두꺼워지면서 협심증, 흉통, 심근경색, 다리 순환장애 등을 일으킨다. 유전성 지질 대사 질환과 관련된 동맥경화증에서는 건(腱 · 힘줄)이나 피부 아래에 결절(結節 · 석회화 되어 침착된 덩어리)이 만져진다.

인체의 콜레스테롤의 혈액 내 이동은 지방을 운반하는 단백질의 결합 형태에 의해 이루어진다.

동맥경화증의 발생 원인은 혈액 내의 콜레스테롤의 수치에 의해 크게 영향을 받는다. 당뇨병 환자는 식사와 무관하게 高콜레스테롤혈증을 일으킨다.

동맥경화증 예방과 치유를 할 때는 평소에 피를 맑게 하는 식습관을 갖는게 가장 중요하다. 육식 위주의 식습관에서 채식 위주, 과다 체중, 운동 부족, 흡연, 혈관 속 부담을 주는 혈전 · 고혈압을 관리해야 한다.

---

10 동맥경화는 동맥벽이 이상하게 굳어진 상태이다.

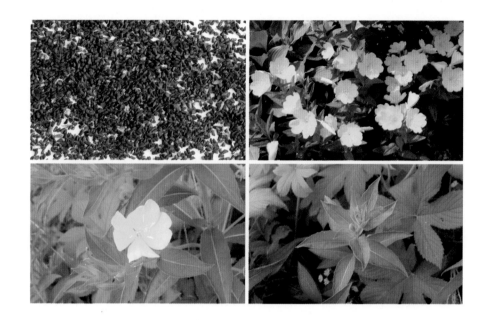

◎ **동맥경화증에 좋은 산야초 활용법**

– 가을에 달맞이꽃 피고 꼬투리가 터지기 전에 씨앗이 완전히 여문 것을
받아 햇볕에 말려 쓴다.

◎ **자연치유**

– 가을에 달맞이꽃 꼬투리가 터지기 전에 줄기째로 채취
하여 햇볕에 말린 후 털어 기름을 짜서 작은 스푼으로
침으로 녹여 먹는다.

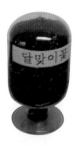

왜 달맞이꽃인가? ● 달맞이꽃은 식용, 약용으로 가치가 높다. 종자는 혈액 속 시한
폭탄이라는 콜레스테롤과 고지혈증을 탁월한 효능이 있다. 최근 약리 실험에서 소염
작용이 있는 것으로 밝혀졌다. 주로 혈관 질환에 좋고, 高콜레스테롤, 동맥경화, 고지
혈증, 기관지염에 쓴다.

돌연사로 이어질 수 있는 협심증

"고혈압, 당뇨병, 高콜레스테롤 환자는 협심증 위험이 높다"

심장 질환인 협심증은 일상생활 중에 생기며 휴식이나 일정기간 안정하면 사라지는 특징인 흉통(胸痛·가슴 통증)으로 관상동맥경화로 심근(심장을 구성하고 있는 근육)으로의 혈액 공급이 부족하여 발생한다.

관상동맥[11]에서 보내는 혈액량이 현저하게 감소하면 가슴에 통증이 있다. 가슴이 짓눌리거나, 가슴이 죄는 듯하거나, 쿡쿡 쓰시거나, 몹시 아픈 경우가 있으나 통증이 지속되는 시간이 1~5분일 때도 있다.

협심증은 동맥경화로 로 인하여 관상동맥의 내강이 좁아져 일어난다. 심근이 허혈 상태에 빠지면 앞가슴, 특히 명치끝에서 흉골(가슴 복판에 세로로 된 긴 뼈) 안쪽이 죄어드는 압박감과 통증을 느낀다. 협심증 발작 원인은 과도한 육체적 활동, 과도한 스트레스, 추위, 과도한 흥분 등이 동기가 될 수 있다.

협심증은 심근 세포의 괴사가 없이 건강한 상태로 회복할 수 있으나 조기에 치료를 하지 않고 방치하면 반복되어 심근경색으로 진행될 위험이 크고, 때로는 그대로 돌연사(突然死)로 이어질 수도 있다.

협심증을 예방하기 위해서는 피를 맑게 하는 채소와 산야초, 단백질이 풍부한 콩류 등을 먹고 혈액순환에 도움이 되는 규칙적인 운동과 목욕을 하고, 과도한 스트레스, 비만을 줄이고, 음주와 흡연 등을 하지 않는 게 좋다. 그리고 담배 한 개비는 자신의 관 뚜껑에 박은 못 한 개로 알아야 한다.

---

11 관상동맥은 온몸에 혈액을 보내는 대동맥에서 가장 먼저 갈라진 동맥으로 심장의 표면을 둘러싸고 있다.

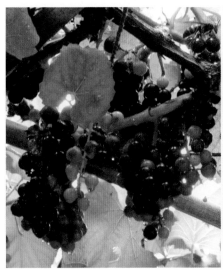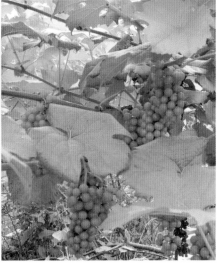

◎ **협심증에 좋은 산야초 활용법**

- 가을에 검게 익은 머루 열매를 딴 후에 뿌리를 캐어 적당히 잘라서 햇볕에 말려 쓴다.

◎ **자연치유**

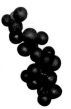

- 검게 익은 머루 80%+설탕 20%+이스트2%를 용기에 넣고 한 달 후에 식초를 만들어 요리에 넣거나 찬물 3을 희석해서 음용한다.

왜 머루인가? ● 머루는 〈고려가요〉 "청산별곡"에 다래와 함께 등장할 정도로 우리 민족에게 친숙한 과일이다. 한국식품연구원 실험에 의하면 "머루는 혈관 내피에 작용해 혈관을 확장하는 물질인 산화질소를 분비한다"고 했다. 포도보다 항산화가 10배가 높고 항암 성분인 레스베라트롤, 폴리페놀, 안토시아닌, 카테킨 등이 많다. 주로 체내 독소를 배출, 염증 제거, 소염에 쓴다.

관상동맥 질환에서 발병하는 심부전

"만성 심부전은 심장에 손상을 줄 수 있다"

심부전은 심장의 펌프 기능이 갑작스럽게 악화된 급성 심부전, 만성적으로 심장의 펌프 기능이 저하되어 혈액 순환에 장애가 생기고 조직에 수분이 축적되는 만성 심부전이 있다. 왼쪽 부분이 급성 심부전에 의해 영향을 받는다. 급성 심부전은 내과적으로 응급한 상황이고 바로 치료하지 않으면 저혈압을 일으켜 사망할 수도 있다. 혈액은 폐에서 심장으로 가는 혈관에서 정체가 일어나 폐에 수분이 축적되는데 치료하지 않으면 생명이 위험할 수 있다. 주요 증상은 심한 호흡 곤란, 창백한 피부, 분홍색 거품이 많은 가래 등이 있다. 1998년 "루이스 이그나로" 교수는 인체에서 만들어진 일산화질소(NO, nitricoxide)[12]가 혈관을 이완시켜 혈압을 내리고 심장을 보호하는 물질이라는 사실을 밝혀 노벨생리의학상을 수상했다.

심부전을 예방하기 위해서는 심장 발작 이후 식습관과 생활습관을 바꾸는 것이 회복 속도가 빠르고 재발 위험을 감소시킬 수 있다. 심장에 부담을 주는 격렬한 운동을 피하고, 비만과 과도한 스트레스를 줄어야 한다. 될 수 있으면 청량 음료수 금하고, 담배를 끊고, 음주를 하지 않는다. 심부전으로 소변량이 줄고 부종이 생겼을 때는 이뇨제를 복용하는 것도 도움이 된다. 평소에 충분한 물과 염분을 줄이고 적정 체중을 유지해야 한다.

---

12 허벌라이프에서는 "루이스 이그나로"를 판매한다. 취침 전에 한 스푼을 머그잔 컵에 물 2/3을 붓고 한 스푼을 타서 녹으면 노란 물이 되는데 그 물을 마시고 잠들면 혈관이 확장된다.

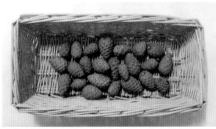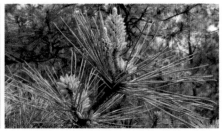

◎ **심부전에 좋은 산야초 활용법**

— 5월에 소나무 송홧가루를 채취하여 그늘에서 말려 쓰거나, 연중 소나무 가지의 관솔 부위나 줄기에서 흘러나온 수지를 채취하여 햇볕에 말려 쓴다.

◎ **자연치유**

— 4~5월에 소나무 솔잎이나 새순을 채취하여 마르기 전에 용기에 넣고 설탕을 녹인 시럽을 30%를 붓고 100일 정도 발효시킨 후에 발효액 1에 찬물 3을 희석해서 음용한다.

◎ **소나무술 구분**

— 햇순(송절주 · 松筍酒), 잎(송엽주 · 松葉酒), 솔방울(송절주 · 松實酒), 뿌리(송하주 · 松下酒) 옹이(송절주 · 訟節酒)

왜 소나무 솔순인가? ● 소나무는 우리나라 산의 보물이다. 소나무는 식용, 약용으로 가치가 높다. 꽃가루, 솔잎, 솔방울, 속껍질, 뿌리 혹인 송근봉, 송진을 먹을 수 있다. 소나무 껍질에서 혈관 속 혈전을 녹이는 혈전용해제를 추출하고, 솔잎에서 나오는 피톤치드는 발암물질이나 중금속을 분해한다. 특히 솔순(잎)은 혈액을 맑게 해 심장에 부담을 주는 모든 병을 예방해 준다.

심장 혈류 장애를 초래하는 심장판막

"심장판막은 심장 개폐가 나빠지는 병이다"

인체의 심장은 가슴 중앙에서 약간 왼쪽에 위치해 있고, 혈관에서 심장으로 보내 온 혈액을 받고 다시 동맥을 통해 보내는 펌프와 같은 작용을 하는 장기다.

심장의 내부는 두 개의 심방(우심방, 좌심방)과 두 개의 심실(우심실, 좌심실)을 합하여 4개의 방에서 혈액이 한쪽으로만 흐르도록 하며, 심장 근육이 수축할 때는 역류를 방지하기 위해 판막이 닫힌다.

판막이 손상을 받으면 판막을 통한 혈류량이 제한을 받거나 혹은 닫혀야 할 때 닫히지 않으면 혈액이 뒤로 역류하게 되면 심장이 더 많은 일을 하게 된다. 이로 인해 만성 부정맥, 감염성 심내막염, 심장 발작(심근 경색증), 승모판 이상 등을 유발한다.

심장판막을 예방하기 위해서는 폐와 간의 울혈, 부종의 예방을 위해 염분과 수분의 섭취를 제한 한다. 소금이 많이 함유된 된장, 간장 등도 염분도를 계산하여 하루의 섭취량을 준수해야 한다.

심장판막증은 좌심방과 좌심실 경계에 있는 승모판이 충분히 열리지 않아 폐울혈이 생기면서 호흡곤란과 기침을 하고, 빠르게 걷거나, 계단을 올라갈 때 숨이 차다. 맥박이 불규칙하게 뛰는 부정맥, 심방세동이 생길수도 있다.

심장판막을 예방하기 위해서는 피를 맑게 하는 채소 위주의 식습관을 갖고, 담배와 술을 금하고, 심장에 부담을 주는 과도한 스트레스를 줄이고, 숨이 찬 운동을 삼가고, 마음이 평안해야 건강한 심장을 유지할 수 있다.

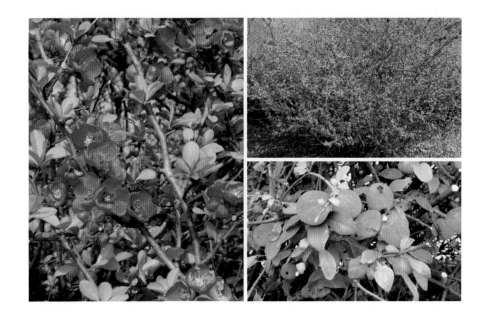

◎ 심장판막에 좋은 산야초 활용법
- 7~8월에 명자나무 푸른 열매를 따서 쪼개어 햇볕에 말려 쓴다.

◎ 자연치유
- 7~8월에 명자나무 익은 열매를 따서 용기에 넣고 재료의 양만큼 설탕을 붓고 100일 정도 발효시킨 후에 발효액 1에 찬물 3을 희석해서 음용한다.

왜 명자나무인가? ● 명자나무의 꽃이 활짝피면 사람의 마음을 홀린다 하여 "사랑의 묘약"이라 불린다. 의학서 〈약물대사전〉에서 "모과의 과실 대용으로 쓴다"고 기록돼 있다. 명자나무 열매에는 사과산(malic acid)이 함유되어 있어 염증과 가래를 삭이는 데 쓴다. 주로 심장 질환에 좋고, 곽란(癨亂 · 급성위장병), 중서(中暑 · 더위병), 가래, 각기(脚氣)에 쓴다.

관상동맥이 좁아지는 관상동맥 질환

"관상동맥은 혈액을 심근에 공급하는 곳이다"

인체의 관상동맥(冠狀動脈)은 심장 근육에 혈액을 공급한다. 관상동맥은 대동맥이 심장에서 나온 바로 위에서 우관상동맥과 좌관상동맥의 두 개로 나누어서 심장을 둘러싸고 있다. 관상동맥 질환은 심근에 혈액을 공급하는 관상동맥이 좁아지는 것으로 나이가 들어감에 따라 증가하는 것으로 알려져 있다. 60세 이전에는 남성이 많고, 그 이후는 성별에 차기가 없다. 관상동맥 질환은 건강 검진이나 고혈압 같은 위험 요인에 대한 선별 검사를 통해 발견된다. 관상동맥 질환은 동맥벽 안쪽에 지방 침착물이 축적돼 동맥경화증에서 유발한다. 초기에는 증상이 거의 증상이 없다가 진행하면 운동을 할 때나 심한 격렬한 운동을 할 때 가슴에 통증이 나타나고 심하면 협심증 또는 심장발작으로 일으킨다. 가슴이 두근두근 거리는 심계 항진이나 부정맥이 발생한다. 부정맥이 심하면 심장을 멈출 수 있으며 급사도 할 수 있다. 평소 고혈압을 조절하지 못하거나 죽상동맥경화증이 있으면 위험을 높일 수 있다. 협심증이나 심근경색은 모두 관상동맥에서 심근으로 보내 온 혈액이 적어지거나 두절되어 발병한다. 관상동맥 질환은 혈중 콜레스테롤이 높고, 육류 위주의 高지방 식이, 당뇨병, 고혈압, 비만, 흡연 등이 관련되어 있는 것으로 알려져 있다.

관상동맥 질환을 예방하기 위해서는 규칙적인 채소 위주의 식습관과 규칙적인 생활습관이 가장 중요하다. 그리고 육류 위주의 고지방 식습관, 금연, 적정 체중을 유지하는 게 중요하다.

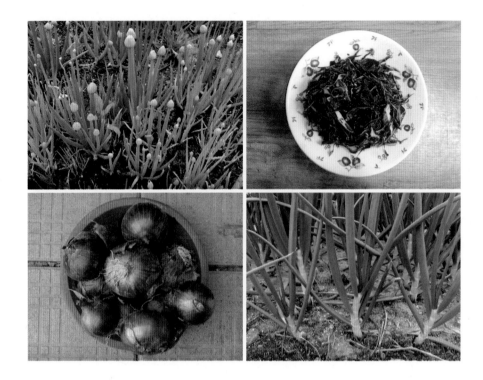

◎ 관상동맥에 좋은 산야초 활용법

- 양파의 얇은 막질의 껍질을 벗겨 햇볕에 말려 쓴다.

◎ 자연치유

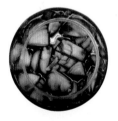

- 양파의 얇은 막질의 껍질을 벗겨 햇볕에 말린 후 찻잔에 조금 넣고 뜨거운 물을 부어 우려낸 후 차로 마신다.

왜 양파인가? ● 중국 각종 요리에는 양파가 꼭 나온다. 양파는 혈액 속 유해 불질을 제거해 준다. 매일 양파를 음식으로 먹는 사람은 혈관병을 예방할 수 있다. 껍질에는 항산화 플라보노이드가 알갱이의 30~40배가 함유되어 있다. 주로 뇌혈관 질환(치매, 파킨슨병)을 좋고, 동맥경화, 고혈압, 혈액 순환에 쓴다.

심장내막에 염증이 생기는 심내막염

"심내막염은 심장 판막에 영향을 주는 심장내막의 염증"

인체의 심장은 속이 빈 근육질의 펌프로 심장 근육이 쉬지 않는다. 심장 내부는 심방과 심실로 이루어져 있고 각각의 방은 하나 이상의 혈관으로 연결되어 있다.

감염성 심내막염은 건강한 사람에게는 좀처럼 발생치 않고, 심장병을 지니고 있는 사람에게 발생한다. 심내막에 병원 미생물이 감염하여 발생하는 것으로 녹색연쇄구균, 곰팡이 일종인 진균(眞菌·곰팡이)[13]으로 주로 편도선염이나 상처의 수술 중 혈액 중에 병원균이 심장에 들어가 생긴다.

심내막염은 열과 관절통 같은 모호한 증상을 일으키며 수주 또는 수개월 이상 진행되는 만성질환이다. 반면에 급성 심내막염은 심장 판막을 빠르게 손상시켜 수일 내 사망할 수도 있다. 만성 심내막염의 증상은 전신적이며 잦은 피로감, 야간에 지나친 땀을 흘리고, 관절 통증, 급격한 체중 감소, 고열, 가슴이 두근거린다. 급성신부전은 심한 호흡곤란과 쌕쌕거리는 호흡음이 들린다.

심내막염을 예방하기 위해서는 식후에 이(齒牙) 닦기(양치질)와 청결하게 하는 게 중요하다. 평소에 피를 맑게 하는 채소 위주의 식습관을 갖고, 식초, 효소를 음용하며 심장에 부담을 주지 않아야 한다.

---

13 진균은 병원성이 약하고 구강 안이나 상기도에 살고 있으며, 감염이 되어도 불현성(不顯性) 상태에 머물러 병을 일으키지 않지만, 면역력이 떨어지면 그것을 틈타 병원성을 발휘한다.

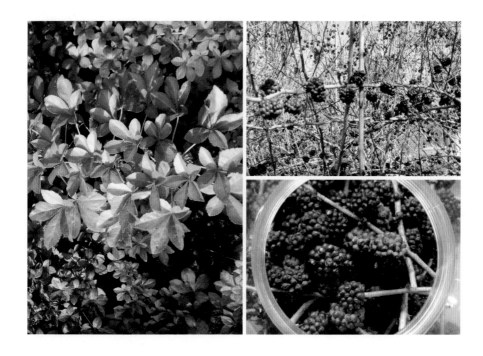

◎ **심내막염에 좋은 산야초 활용법**

- 연중 섬오가피 가지와 뿌리를 채취하여 햇볕에 말려 쓴다.

◎ **자연치유**

- 봄에 섬오가피 새순이나 어린순을 따서 그늘에
  말린 후 찻잔에 조금 넣고 뜨거운 물을 부어
  우려낸 후 차로 마신다.

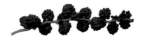

왜 섬오가피인가? ● 오가피는 흔하지만 섬오가피는 우리나라 특산종으로 제주도에서 자란다. 섬오가피 뿌리의 배당체에는 시나노시이드(cyanoside)가 함유되어 있어 진통제인 아스피린의 5배나 된다. 최근 약리실험에서 소염 작용, 진통 작용이 있다. 주로 염증 질환에 좋고, 관절염, 류머티즘, 요통에 쓴다.

혈관 속 시한폭탄 고지혈증

"고지혈증은 혈관 속 지방으로 건강을 위협하는 시한폭탄?"

인체의 혈관 속 고지혈증(高脂血症)은 혈중 중성지방이나 콜레스테롤이 높은 상태로 "침묵의 살인자"이다. 고지혈증은 높을 "고(高)"에 기름 "지(脂)", 혈액 속에 지방 성분이 지나치게 많으면 혈관 내벽이 두꺼워지고 좁아져 혈압에 영향을 주고 혈관에 혈전이 쌓여 진행된 부위가 갑자기 터져 생명에 위험을 준다.

지방질의 조그만 알맹이는 혈액 속에서 적혈구와 엉겨 걸쭉한 물질로 변할 때 심장은 모세혈관 속으로 밀어내야 하기 때문에 부담을 준다.

모든 심혈관 질환의 원인은 고혈압으로 고지혈증, 부정맥, 뇌졸중, 돌연사를 유발한다. 고지혈증의 주요 원인은 서구화된 육류 위주 식습관이다. 관상동맥 질환을 앓은 적이 있거나 당뇨병, 경동맥질환, 말초혈관질환, 복부대동맥류, 과체중, 비만 등에서 많다.

혈액 중의 콜레스테롤 수치가 혈청 1dl 중 300mg 이상인 사람은 동맥경화, 협심증을 야기할 위험이 크다. 심장 질환이 있거나 당뇨병이 있는 경우에는 LDL 콜레스테롤을 최소한 100 이하로 유지하는 것이 중요하다.

고지혈증을 예방하기 위해서는 식사요법을 하며 섬유소를 충분히 섭취해야 한다. 기름기가 많거나 열량이 높은 음식과 튀긴 음식, 소시지, 고지방 육가공품, 케이크, 과자를 먹지 않는 게 좋다. 그리고 과음, 흡연을 삼가고 적정 체중을 유지하고, 피를 맑게 하는 채소, 과일, 콩, 두부, 오메가3(호두, 아마씨, 들깨)을 섭취한다.

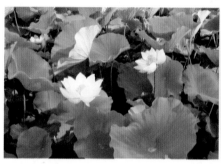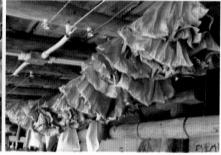

◎ 고지혈증에 좋은 산야초 활용법

- 늦가을에 연꽃 열매의 씨가 익으면 채취하여 햇볕에 말린 후 껍질과 배아(胚芽)를 제거하여 쓴다.
- 여름에 연꽃 잎이 쇠기 전에 뜯어 잎자루와 가장자리를 제거한 후 그늘에 말려 쓴다.
- 7월 말에 꽃이 진 후에 뿌리줄기를 캐어 햇볕에 말려 쓴다.

◎ 자연치유

- 이른 아침에 연꽃이 활짝 피기 전에 꽃송이를 따서 흐르는 물에 씻은 후 백련꽃 한 송이에 녹차30g을 한지에 싸서 종이끈으로 꽃잎을 오므려 살짝 묶어 냉동실에 보관한 후에 꺼내어 큰 찻잔에 담아 따뜻한 물을 부어 우려낸 후 차로 마신다.

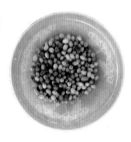

왜 연꽃인가? ● 연꽃은 식용, 약용으로 가치가 높다. 연꽃은 꽃, 잎, 줄기, 뿌리, 종자 모두를 차, 효소, 음식, 한약재로 쓴다. 줄기를 자르면 하얀 실타래는 "레시틴"으로 세포막을 구성하는 물질로 혈관 속 혈전을 제거해 주고, 혈관벽에 콜레스테롤이 침착하는 것을 예방해 준다. 주로 혈관 질환에 좋고, 고지혈증, 중성지방에 쓴다.

뇌졸중이나 돌연사를 유발하는 부정맥

"부정맥은 심장의 비정상적인 심박수 율동이다"

심장 질환인 부정맥(不整脈)은 심장의 비정상적인 심박수의 율동으로 두근거림 정도만 유발하는 것부터 심하면 급사(急死)를 할 수도 있을 정도로 다양하다. 부정맥은 심장과 혈관계의 질환에 의해 심방과 심실 어디서나 발생할 수 있다. 건강 검진을 할 때 부정맥은 심전도, 문진, 맥박으로 알 수 있다. 심장이 불규칙하게 뛰는 경험을 했다면 검사를 통해 진단을 받아야 한다. 심장 전도 장애를 초래하는 질환은 심장 전도시스템의 장애로 발생하며 특히 노인에게 흔하다. 평소에 모르고 지내다가 건강 검진에서 발견되는 경우가 종종 있다. 병원에서 심전도 검사, 한의원에서 맥으로 진단이 가능하다. 주로 노인에게 많고 심계항진, 현기증, 숨이 차고, 가슴이나 목 부위의 통증이 있다. 부정맥의 원인은 심장병, 동맥경화, 관상동맥 질환, 심장 판막 질환, 심장 근육의 염증, 갑상선 기능 항진, 高칼륨혈증, 기관지 확장제, 과로, 흡연, 카페인 등이 있다.

심방 내에 혈액이 고여 혈전이 생기면 혈전이 혈관을 타고 이동하다 뇌혈관을 막아 뇌졸중을 유발한다. 불규칙하게 뛰는 부정맥은 종류에 따라 현기증, 실신, 심장마비, 급사를 유발할 수 있다. 부정맥은 치명적인 질환인 뇌졸중이나 갑작스런 심장 발작 등 급사의 원인이 되고 전체 돌연사의 90%를 차지할 정도로 무서운 질환이다.

평소 부정맥을 예방하기 위해서는 혈액을 맑게 하는 신선한 채소와 과일을 먹고, 과도한 스트레스를 줄어야 한다.

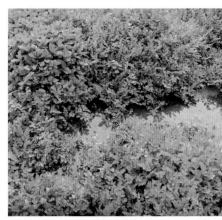
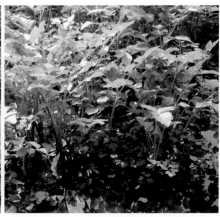

◎ **부정맥에 좋은 산야초 활용법**

– 가을에 미나리의 잎과 줄기를 채취하여 햇볕에 말려 쓴다.

◎ **자연치유**

– 미나리 20%+현미 20%+이스트 1%+물 60%를 용기에 넣고 한 달 후에
식초를 만들어 요리에 넣거나 찬물 3을 희석해서 음용한다.

◎ **구분**

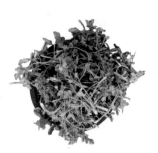

– 미나리 : 향긋한 냄새가 난다.

– 독미나리 : 포기 전체에서 불쾌한 냄새가 나고 뿌리를
자르면 누런 즙이 나온다.

왜 미나리인가? ● 예부터 "논에는 미나리, 산에는 도토리, 들(野)에는 녹두"라는 말
이 있다. 조선시대 〈청구영언〉에서 "봄 미나리를 임금님께 드린다"는 구절이 나올 정
도로 우리 전통 식품이다. 미나리는 약용보다는 식용으로 가치가 높다. 미나리는 혈
관 내 독소인 유해물질과 혈전을 제거하여 심혈관 질환을 예방해 준다.

호흡기 질환에 좋은 약용식물
왜 생명인가?

"인체의 폐는 몸통이자 생명통이다"

인체는 생명 유지를 위해 몸 안에서 끊임없이 신진대사가 일어나고 있으며, 그 때 발생하는 열을 에너지원으로 쓴다. 사람은 숨을 쉬어야 산다. 몸속의 세포는 생존하기 위해 지속적으로 산소가 공급되어야 하고 노폐물인 이산화탄소를 배출해야 한다. 호흡은 산소를 받아들여 탄산가스를 발생시키는 과정인 내호흡(조직호흡)과 탄산가스를 방출하고 산소를 받아 들이는 외호흡(폐호흡)이 있다. 공기는 코, 목, 기도를 통해 폐로 들어가 조직으로 운반된다. 폐에서의 공기정화 과정은 코 안에 있는 털에서부터 시작된다. 코털이 큰 먼지 입자들을 걸러내고 코와 목, 기관지의 통로에서 분비되는 끈적끈적한 점액이 파리 잡이 끈끈이 구실을 하면서 미세한 먼지 입자들을 잡아낸다. 인두벽에는 편도와 아데노이드에서 폐로 들어가는 감염균을 파괴하는데 도움을 준다. 공중에 떠있는 먼지들은 기도의 점액이나 섬모(纖毛)라고 불리는 작은 털에 의해 제거되고 기도나 폐를 자극하는 이물질이나 점액들은 재채기나 기침에 의해 제거된다. 폐를 손상하는 것은 흡연, 먼지, 미세먼지, 황사, 오염된 공기, 감염, 알레르기 등 여러 요인이 있다. 숲 속에서 피톤치드와 음이온이 방출되기 때문에 폐에 좋다. 평소에 폐를 건강하게 하기 위해서는 물을 충분히 마시고, 폐에 좋은 도라지, 더덕, 배, 돌복숭아, 수세미외, 산초, 모과, 무, 천문동, 호두, 복숭아를 먹는다.

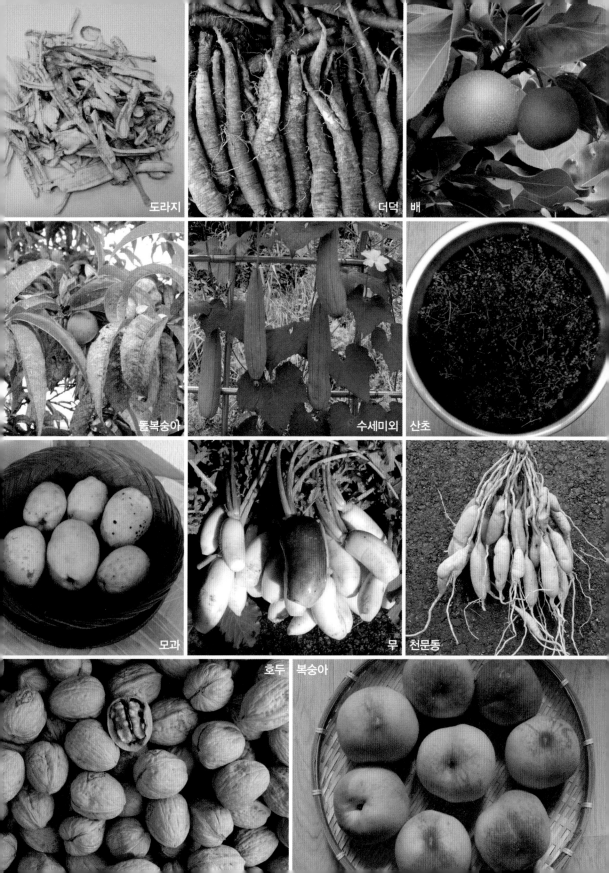

도라지

더덕 배

돌복숭아

수세미외 산초

모과

무 천문동

호두 복숭아

면역력이 약할 때 오는 감기

"간에 손상을 주는 감기약을 먹지 않는 게 좋다"

감기는 누구에게나 잘 걸리는 흔한 병이다. 감기는 비강, 인두, 후두, 기관지, 폐와 같은 호흡기에 급성 카타르성 염증[14]이 일어나는 병으로 걸려도 면역력에 따라 다르다. 면역력이 강한 사람은 즉시 며칠 안에 대처를 하지만, 약한 사람은 짧게는 1주 이상 2주일까지 간다. 2주 이상 지속되면 심각하게 봐야 한다. 감기의 증세는 기침, 재채기, 콧물, 발열, 두통, 전신권태 등 다양하다. 보통 코감기는 코나 목의 점막의 건조감으로 기침과 재치기가 자꾸 나며 그러다가 대량의 콧물이 나온다. 감기증후군의 원인은 바이러스[15]로 그 종류만도 200가지가 넘는다. 감기를 치료하지 않고 방치하면 부비동염[16], 편도염, 기관지염, 폐렴까지 진행될 수도 있다. 감기로 인한 인후염과 편도선염은 바이러스 감염으로 생기며 인후통을 동반한다. 기침은 독감, 감기와 같은 바이러스성 감염의 결과로 인후와 기관에 염증, 세균에 의한 폐렴, 급성 기관지염에서 발병할 수도 있다.

감기를 예방하기 위해서는 면역력을 높여 주는 마늘, 오가피를 먹고, 체온을 높일 수 있는 생강과 비타민C가 풍부한 귤과 유자로 청을 만들어 먹거나 효소를 담가 음용하면 좋다.

---

14 모든 병은 염증으로부터 시작된다.

15 바이러스란 20~300nm(나노미터?1nm는 100만분의 1mm)의 작은 미생물로 광학현미경으로는 볼 수 없고 전자현미경으로나 겨우 모습을 포착할 수 있다.

16 코 주변 얼굴 뼛 솟에 있는 공간인 부비동 내 점막에 염증이 생기는 것

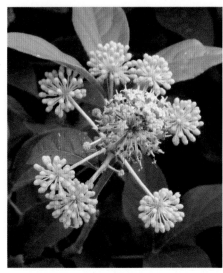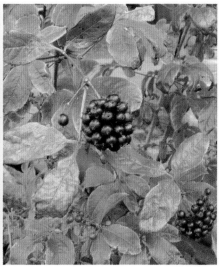

◎ **감기에 좋은 산야초 활용법**
- 오가피의 잎(봄), 열매(가을), 줄기와 뿌리(연중)를 채취하여 적당한 크기로 잘라서 햇볕에 말려 쓴다.

◎ **자연치유**
- 오가피를 봄에는 잎, 가을에는 검게 익은 열매를 용기에 넣고 재료의 양만큼 설탕을 붓고 100일 정도 발효시킨 후 발효액 1에 찬물 3을 희석해서 음용한다.

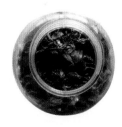

왜 오가피인가? ● 오가피는 만병을 치료하는 하늘이 준 "선약(仙藥)"이다. 오가피를 장복하면 질병이 예방되고 건강하게 살 수 있다. 오가피 배당체에는 리그산(lysine)은 백혈구 수를 증가시켜 면역력을 높여 주고, 스테로이드(steroid)가 함유되어 있어 몸 속 독소를 해독하고 암세포를 제거해 주고, 세사민(sesamin)은 항산화를 높여 주고, 지린닌(gilingin)은 신진대사를 촉진해 노화를 늦춰준다.

비염을 방치하면 천식을 동반하는 비염

"비염은 코점막에 염증이 생기는 병이다"

비염은 코점막에 염증이 생기는 병으로 감기 증후군 속 증세로 급성비염, 만성비염, 축농증(급성, 만성), 건조성전비염이 있다. 급성비염은 감기 등 병원체의 감염 외에 온 몸을 차게 했을 때, 미세먼지, 바이러스가 원인이고, 만성비염은 비강점막의 염증이 자연치유로 잘 낫지 않으며 급성비염의 반복, 급격한 온도와 습도, 자극성이 강한 화학물질이 원인이고, 축농증은 부비강의 염증이 비강점막으로 파급되어 콧물이나 코막힘이 일어난다. 알레르기 비염을 일으키는 주요 실내 원인인 집먼지 진드기는 주로 카펫, 매트리스, 베개, 이불, 천소파, 직물류 등에 서식한다. 우리가 자주 먹는 땅콩도 전신적인 알레르기 반응을 일으킨다. 알레르기 비염 환자 20~30% 정도 천식을 동반하는 것으로 알려져 있다. 잦은 기침과 콧물, 코막힘이 심하면 정신집중이 안 되어 삶의 질이 떨어진다. 코를 풀어도 개운치가 않고 콧물이 비강 내와 부비강 내에도 남게 되어 축농증이 된다. 병원에서는 항히스타민제, 점비약[17]을 처방하나 약제로 완치가 어렵다.

비염을 예방하고 치료할 때는 면역력을 높이는 게 중요하다. 몸을 차게 하지 않도록 보온에 주의하고, 면역력을 높여 주는 마늘, 꾸지뽕, 오가피를 먹고, 체온을 높여 주는 생강차나 생강으로 효소를 만들어 음용한다.

---

17 점비약에는 비강내 혈관을 수축시키는 혈관수축제가 들어 있어 점막을 일시적으로 위축하여 비강이 넓어져서 코막힘 해소에 도움을 준다. 그러나 장기간 사용하면 부작용으로 잘 낫지 않는 염증이 생길 수 있다.

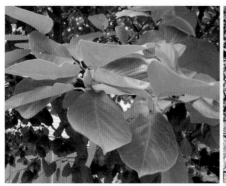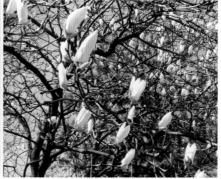

◎ **비염에 좋은 산야초 활용법**

– 겨울이나 이른 봄에 목련이 개화 직전의 꽃봉오리를 따서 햇볕에 말려 쓴다.

◎ **자연치유**

– 4월에 목련의 피지 않은 꽃봉오리를 따서 소금물에 겉을 살짝 담근 후 물기를 그늘에 말린 꽃잎 1~2장을 찻잔에 넣고 끓는 물을 부어 우려낸 후 차로 마신다.

◎ **금기**

– 목련 수피와 나무 껍질 속에는 사리시보린의 유독 성분이 있다.

왜 신이(辛夷)인가? ● 중국 〈전통의서〉에서 "콧병에는 신이가 아니면 아무 소용이 없다"고 기록돼 있다. 신이는 식용보다는 약용으로 가치가 높다. 주로 호흡기 질환에 좋고, 코막힘, 비염(급성. 만성), 축농증에 쓴다. 비염 환자는 신이+꾸지뽕잎+유근피를 배합하여 물에 달여 엽차처럼 수시로 차로 마시면 효과를 볼 수 있다.

천연식품으로 자연치유가 가능한 기관지염

"폐는 산소와 이산화산소가 교환하는 곳"

기관지는 여러 단계로 가지를 쳐서 기관지지(氣管支枝), 세 기관지 등으로 차츰 가늘어지고 그 끝에는 폐포(肺胞)[18]라고 하는 얇은 주머니들이 벽에 있다. 몸 속의 세포들은 생존하기 위해 지속적으로 산소가 공급되어야 한다. 폐는 산소와 이산화산소가 교환하는 곳으로 몸 오른쪽 있는 폐를 우폐(상엽, 중엽, 하엽), 왼쪽 폐를 좌폐(상엽, 하엽)로 나뉜다. 폐는 산소와 이산화탄소를 교환하고, 모든 혈액이 1분에 한번씩 폐를 통과한다. 신체 다른 부위의 압력이 흉강보다 높으므로 정맥 혈액이 심장으로 유입된다. 근육은 우리가 움직일 때 수축과 이완을 하는데 그동안 근육 내에 있는 정맥을 수축시켜 혈액을 심장으로 되돌려 보낸다. 한 방향으로 열리는 정맥 판막이 역류를 막아준다. 공기 속에는 세균 따위의 병원체를 비롯하여 눈에 보이지 않는 미세먼지 등 오염물질이 많다. 이 오염물질을 걸러내고 제거하고 깨끗한 공기로 하는 에어 클리닝 기능이 기도에 갖추어져 있다. 사람은 숨을 쉴 때 미세먼지, 환경오염 물질은 물론 각가지 박테리아와 바이러스를 마신다. 이러한 균들은 코와 목에서 분비되는 라이소자임이라는 강력한 살균물질에 의해 죽지만 면역력이 약하면 몸 속으로 유입돼 병을 유발한다. 기관지염을 예방하고 치유를 하기 위해서는 금연, 실내의 가스렌지를 켤 때 나오는 미세먼지를 환기시키는 게 좋다. 폐를 맑게 하는 숲 산책하고, 도라지, 더덕, 배, 무, 마가목 등을 먹는다.

---

18 폐포는 흔히 포도송이의 모양으로 지름이 0.1 · 0.2 mm 밖에 안 되지만 양쪽 폐에 약 3억 개가 있다.

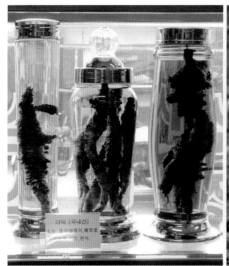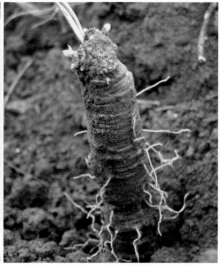

◎ 기관지염에 좋은 산야초 활용법

– 가을에 더덕의 뿌리를 캐서 흙을 제거한 후에 물로 씻고 물기를 뺀 후에 햇볕에 말려 쓴다.

◎ 자연치유

– 더덕 10%+누룩 10%+현미 20%+물 70%를 용기에 넣고 한 달 후에 식초를 만들어 요리에 넣거나 찬물 3을 희석해서 음용한다.

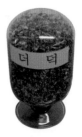

왜 더덕인가? ● 10년 이상된 자연산 더덕(동삼)은 산삼보다 귀하다. 예부터 "산에는 산삼, 바다에는 해삼, 더덕은 산삼 사촌"이라 했다. 더덕은 식용, 약용으로 가치가 높다. 산더덕에는 유기게르마늄 성분이 풍부해 항산화를 높여 주고, 면역력 강화해 주고, 혈관 속 혈전 제거해 준다. 주로 호흡기 질환에 좋고, 기침, 기관지염, 유선염, 편도선염에 쓴다.

밤에 발작하는 기관지천식

"기관지천식은 천명(喘鳴 · 휘파람 소리)과 호흡곤란이 일어난다"

천식(喘息) 한자는 헐떡거릴 "천(喘)" 숨쉴 "식(息)"으로 숨을 자연스럽게 쉬지 못하고 헐떡거리거나 쌕쌕 또는 가르랑가르랑 하는 소리를 내며 호흡을 할 때마다 스트레스를 받는다.

천식 발작의 특징은 쌕쌕하는 소리는 공기가 드나들 때 진동 소리로 숨을 내쉴 때 일어난다. 천식 발작은 대개 어느 날 갑자기 아무런 조짐도 없이 일어난다. 자정 이후 새벽녘에 걸쳐서 가슴이 죄이고 압박되고 질식할 것 같은 느낌이 든다. 대개 마른 기침을 하지만 때론 개(犬)가 짖는 듯한 느낌이 나오는 기침을 하기도 한다. 초기에 적절한 치료를 하지 않으면 1년 내내 발작이 계속되는 통년성(通年性) 천식이 되며 한 번의 발작이 계속되는 기간도 길다.

최근 200여 가지의 물질 중 접착제, 일부 화학제, 스프레이(아이소시아네이트 물질)를 장기간 사용할 때 직업성 천식이 생길 수 있다. 기관지천식은 자율신경조실과 호르몬 조절 상실이 주된 원인이고, 그밖에 감기, 기관지염, 알레르기, 꽃가루(삼나무, 억새, 마디풀)의 흡입, 곰팡이, 동물 털, 땅콩, 급격한 온도 변화, 집안 먼지, 대기오염, 격심한 운동, 정신적 스트레스 등이다.

천식은 모든 연령층에서 발생할 수 있으나 절반 이상이 10세 이하의 어린이에서 발생한다. 천식을 예방하기 위해서는 공기가 나쁜 곳, 흡연, 알레르기 유발 물질을 피해야 한다.

천식에 좋은 돌배 열매, 청배 열매, 배, 무, 더덕, 도라지, 산초, 맥문동, 천문동을 먹는다.

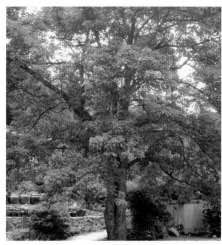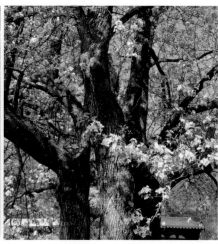

◎ 기관지천식에 좋은 산야초 활용법

– 가을에 익은 돌배나무의 열매를 따서 그늘에 말려 쓴다.

◎ 자연치유

– 가을에 익은 돌배나무 열매를 따서 용기에 넣고 재료의
  양만큼 설탕을 붓고 100일 정도 발효시킨 후에 발효액
  1에 찬물 3을 희석해서 음용한다.

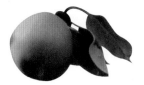

왜 돌배, 청실배인가? ● 토종 돌배나무 열매의 과육에는 돌세포가 들어 있어 먹을
때 그 알갱이가 씹힌다. 효소로 담가 먹으면 호흡기 질환인 기침, 천식, 기관지염에
효험이 있다. 청실배나무 열매인 청배는 구전심수(口傳心授)에 의하면 심은 지 300년
만에 꽃이 피고, 열매가 열린다는 전설 속에 등장하는 나무이다. 필자의 사부인 원오
스님은 "청배 한 개를 먹으면 막혔던 기혈(氣穴)이 뚫어져 몸이 구름처럼 가볍다"하여
태풍이 불 때 낙과(落果) 열매를 주어 먹기도 했다. 전북 진안 마이산 은수사(銀水寺)에
는 조선을 개국한 이성계가 심었다는 약 650년 되는 천연기념물 386호 청실배나무
가 있다.

인후와 편도에 염증이 있는 인후염과 편도선염

"인후염은 인두에, 편도선염은 편도의 염증이다"

인체의 목구멍은 콧속, 기관(氣管)과 식도가 시작되는 부분까지이다. 코와 폐(허파) 사이를 유통하는 공기 통로일 뿐 아니라, 입에서 위(胃)로 들어가는 음식물 통로(소화기)이며, 말(언어)을 발생하는 역할을 한다. 인체의 목 주변에 있는 림프 조직이 복숭아의 모양과 비슷해 "편도"라는 이름이 붙여졌다.

인후염은 인두에 염증이 생긴 것을 말한다. 인두는 코와 뒷부분을 후두(성대)와 식도로 연결된다. 후두염은 쉰 목소리를 보이는 후두(성대)에 염증이 생기는 것으로 흡연이나 성대를 무리하게 사용하지 않아야 한다.

인후염의 증세는 인두의 불쾌감, 이물감(異物感), 건조감, 열감(熱感) 등으로 기침을 동반한다. 주로 인후염은 어른에 발생하고, 편도선염은 어린이들이 한 해에 한두 번씩 감기에 걸리거나 편도가 부우며 발생한다. 인후통을 동반하는 흔한 질병이다. 때로는 코 뒷부분과 목을 연결하는 비(鼻) 인두에 암이 생기고, 55~65세 사이 남성이 흡연하는 사람에게 후두암이 생길 수 있다. 인후염과 편도선염은 인후통, 목이 림프선이 커지고 압통, 연하 곤란이 있다. 후두암은 성대에 종양이 발생하는 것으로 거친 호흡, 호흡곤란, 연하 곤란을 동반한다.

인후염과 편도선염을 예방하기 위해서는 따뜻한 식염수로 입을 헹구고, 찬물을 마시거나, 소염 진통제로 불편감을 줄일 수 있다. 평소 면역력이 강해야 세균에 의한 감염을 줄일 수 있다. 목구멍을 자극하는 흡연을 하고, 인후의 건조를 방지하고, 배, 무, 도라지, 더덕, 마가목을 먹는다.

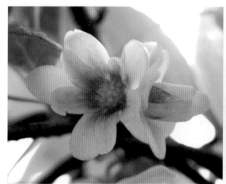 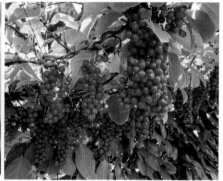

◎ **인후염과 편도선염에 좋은 산야초 활용법**

– 가을에 오미자 빨갛게 익은 열매를 따서 햇볕에 말려 쓴다.

◎ **자연치유**

– 가을에 오미자 빨갛게 익은 열매를 송이째 따서 용기에
  넣고 재료의 양만큼 설탕을 붓고 100일 정도 발효를
  시킨 후에 발효액 1에 찬물 3을 희석해서 음용한다.

◎ **금기**

– 오미자는 신맛이 강하여 과다하게 복용하면 기혈이
  울체된다.

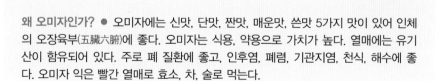

왜 오미자인가? ● 오미자에는 신맛, 단맛, 짠맛, 매운맛, 쓴맛 5가지 맛이 있어 인체
의 오장육부(五臟六腑)에 좋다. 오미자는 식용, 약용으로 가치가 높다. 열매에는 유기
산이 함유되어 있다. 주로 폐 질환에 좋고, 인후염, 폐렴, 기관지염, 천식, 해수에 좋
다. 오미자 익은 빨간 열매로 효소, 차, 술로 먹는다.

심장의 쇼크를 일으킬 수 있는 기흉

"기흉(氣胸)은 폐의 기능을 저하하여 호흡곤란을 유발하는 병"

인체의 폐는 표면적이 매우 넓어 체표 면적의 40배가 넘고, 모든 혈액이 1분에 한번씩 혈액이 통과한다. 바깥쪽 표면은 엷고 매끄러운 흉막(늑막)으로 싸여 있다. 기흉은 흉벽과 폐 사이를 분리하는 늑막 사이에 공기가 들어가는 상태로 폐를 찌그러뜨려 기능을 저하시키고 호흡곤란과 흉통을 유발한다. 젊은 남성에게서 흔하게 발생한다. 기흉의 원인은 늑골이 골절되어 늑골이 즉 흉막을 찢어 버리는 경우, 결핵, 비정상적으로 늘어난 폐 표면의 폐포가 저절로 터질 때 조기에 치료를 하지 않으면 천식이나 폐쇄성 폐질환과 같은 합병증으로 진행된다. 기흉의 증세는 어느 날 가슴이 답답하고, 급격하고 날카로운 흉통, 폐와 심장을 압박해 폐로부터 심장으로 혈액이 되돌아오는 것을 막아 혈압이 떨어지는 쇼크를 유발하기도 한다.

진폐증(塵肺症)은 처음에는 무증상이지만 시간이 지날수록 기침을 할 때마다 검은색 가래가 나오고, 점진적으로 악화되어 운동 시 호흡이 곤란하다. 반면에 규폐증(硅肺症)은 규사(모래, 화강암, 슬레이트, 석탄)를 포함한 먼지로 인해 20~30년 동안 노출되어 발생하는 폐의 흉터다. 석면섬유는 바늘 모양으로 흡입하면 폐 깊숙이 침투하여 폐 조직까지 침투한다. 규폐증을 예방하기 위해서는 평소에 작업장에서 적절한 환기, 공기 정화제, 안면 마스크를 하면 좋다.

기흉을 예방하기 위해서는 폐에 좋은 더덕, 도라지, 배, 무, 산초, 맥문동, 천문동, 모과를 먹는다.

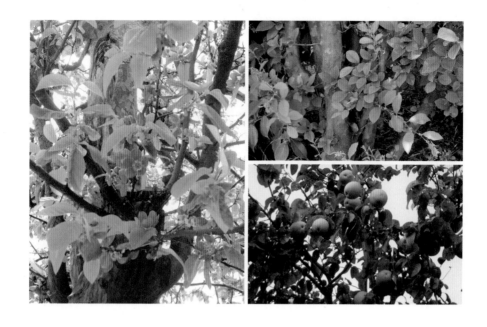

◎ **기흉에 좋은 산야초 활용법**

– 9월에 모과나무의 노랗게 익은 열매를 따서 물에 5~10시간 담갔다가 건 져서 잘게 썰어 햇볕 말려 쓴다.

◎ **자연치유**

– 5월에 모과나무의 꽃을 따서 그늘에 말린 후 3~5송이를 찻잔에 넣고 따뜻한 물을 부어 2~3분 우려낸 후 차로 마신다.

왜 모과인가? ● 중국에서는 2000년 전부터 약용으로, 열매는 향이 좋아 천연방향제 로 썼다. 모과는 약용, 식용으로 가치가 높다. 열매에는 칼슘, 칼륨, 철분, 무기질이 풍 부한 알칼리성으로 신맛이 강하다. 주로 폐 질환에 좋고, 기침, 거담, 기관지염, 폐렴, 기흉에 쓴다. 모과로 효소, 청, 차, 술로 먹는다.

폐 속에 세균으로 감염되는 폐렴

"폐렴은 폐의 공기 주머니에 생긴 염증"

폐렴(肺炎)이란? 공기 중 세균이 폐 속에 감염돼 면역력이 약한 유아, 어린이, 노인에게 많다. 주로 감기에 의한 세균 감염에 대한 저항력이 약할 때 잘 걸린다.

폐렴의 원인은 세균 감염과 폐렴구균이 가장 많고 바이러스, 원충, 곰팡이, 화학물질 등이다. 폐렴이 생기면 폐와 공기(공기주머니)에 염증이 생기고 백혈구 분비물들이 차게 되어 산소가 폐포의 벽을 통과해서 혈액 속으로 도달하기 어려워진다.

폐렴은 폐의 공기주머니에 생긴 염증으로 감기 증세에 콧물, 두통, 오한, 고열, 호흡곤란, 흉통 등이 일어난다. 특히 고령의 노인은 병원성 세균의 감염에 대한 저항력이 약해, 이른바 면역부전(免疫不全) 상태에 있는 경우가 많다. 노인은 감기에서 바이러스성 폐렴이 걸리는 수가 많다. 또한 신부전이나 심부전을 일으킨 당뇨병 말기 환자는 감염에 대한 저항력이 약해 폐렴을 일으키기 쉽다.

세균성 폐렴은 진행이 빠르다. 혈액이 섞이거나 녹슨 쇠 색깔의 가래가 나오는 기침을 하고, 숨을 들이마실 때 흉통이 있고, 숨이 가쁘고, 고열 증상을 보인다.

폐렴을 예방하기 위해서는 흡연을 하지 않고, 세균 감염에 대한 면역력을 강화하고, 감기에 걸리지 않아야 한다. 평소에 폐에 좋은 더덕, 도라지, 배, 무, 산초, 맥문동, 천문동, 모과를 먹는다.

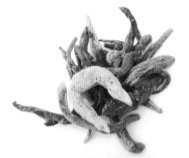
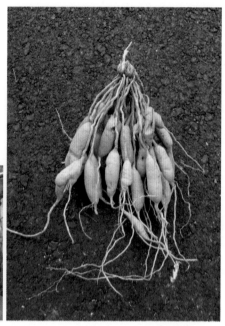
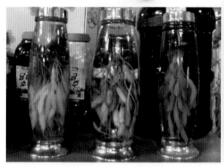

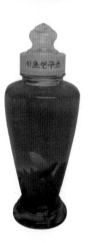

◎ 폐렴에 좋은 산야초 활용법
- 가을~겨울까지 천문동의 방추형의 뿌리줄기를 캐서 햇볕에 말려 쓴다.

◎ 자연치유
- 7~8월에 천문동 열매를 따서 물로 씻고 햇볕에 말려서 가루를 내어 물에 타서 차로 마신다.

왜 천문동인가? ● 천문동은 하늘의 문을 열어 준다 하여 "천문동(天門冬)"이라 부른다. 조선시대 허준이 쓴 〈동의보감〉에서 "천문동은 폐에 기가 차서 숨이 차고 기침하는 것을 치료한다"고 기록돼 있다. 천문동은 폐 질환에 좋고, 기침, 기관지염, 해수, 진해에 쓴다. 천문동 뿌리로 술, 효소로 먹는다.

소화기 질환에 좋은 약용식물
왜 소화, 흡수, 배출인가?

"먹는 음식물에 소화되고 남은 노폐물을 배설을 잘해야 건강하다"

음식물을 먹고 난 후 생기는 소화기 질환은 소화불량, 위장병, 설사, 변비처럼 일상적인 증상이 대부분이다. 그러나 장기간 지속되는 증상들은 소화기계에 영향을 미칠 뿐만 아니라 크론씨병, 소화기암(위암, 식도암, 대장암, 직장암) 등 심각한 질환으로 진행될 수 있다. 약물 등의 원인이 되어 일어나는 급성 위염, 위의 점막에 염증이 생기는 만성 위염, 위나 십이지장의 내부를 덮고 있는 점막 일부에 괴사(壞死) 등의 변화가 일어나 점막이 벗겨져서 생기는 위궤양, 십이지궤양이 있다. 보통 증상은 복통, 출혈(토혈, 하혈), 과산증세(가슴쓰림, 트림)이 있다. 위액 속에 있는 염산의 산도(酸度)가 과다 이상으로 높을 때 위산과다증으로 인하여 속쓰림, 트림, 탄산(呑酸)[19] 등 증세가 있다. 위액이나 담즙이 식도로 역류하여 염증을 일으키기도 한다. 그 외에 음식물을 삼켰을 때 찢어지는 듯 한 통증인 식도궤양, 먹는 것이 식도에 걸리는 식도 이물, 식도의 내강이 좁아지는 식도 협착, 구토 등으로 식도 내의 압력이 높아졌을 때 식도 벽이 부풀어 오르는 식도 게실, 식도의 정맥이 부풀어 오르는 식도 정맥류, 식도에 특별한 이상이 없는데 음식물을 삼키기 어려운 식도 신경증 등이 있다. 소화기 질환에 좋은 삽주, 산사, 오매, 여주, 뚱딴지를 먹는다.

---

19   탄산은 시큼한 액체가 위에서 입으로 넘어 오는 것

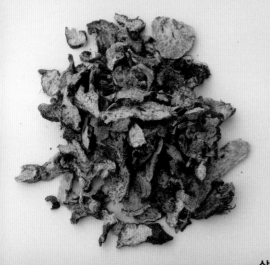
삽주

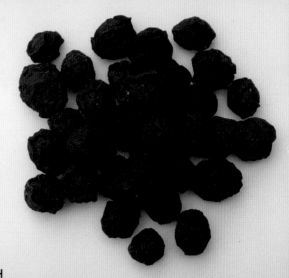
오매

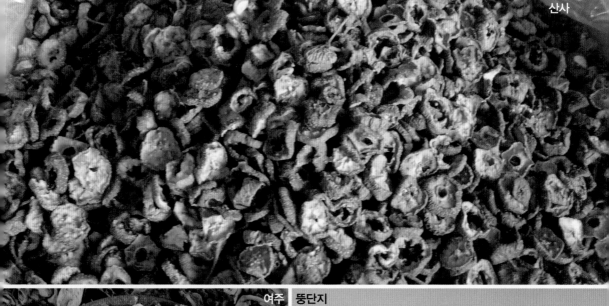
산사

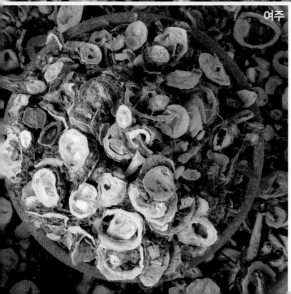
여주

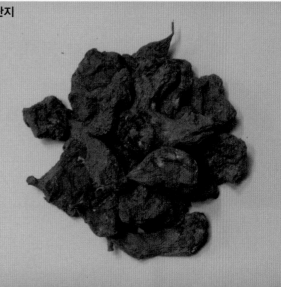
뚱단지

식도(食道)·위(胃)·장(腸)에 생기는 소화불량

"양생(養生)의 으뜸은 치아(齒牙)이다"

소화불량은 주로 식후에 나타나는 상복부의 불편함으로 성인에게 흔하다. 이런 증상들은 위·식도 역류, 소화성 궤양, 위암 같은 신호일 수도 있다.

위(胃)는 식도에서 보내 온 음식물을 일시 담아두는 주머니와 같은 장기(臟器)다. 음식물이 들어 있지 않을 때는 납작하지만, 음식물이 들어오면 늘어난다. 인체는 음식을 먹을 때 소화는 입과 위에서 시작된다. 입은 음식물을 씹고, 위는 연동운동(蠕動運動)을 통하여 음식물을 잘게 부수어 섞고 위액(胃液)을 분비하여 크림수프 정도로 반죽이 된 음식물을 수문장인 밸브를 통해 십이지장으로 분출되어 들어간다.

음식물을 먹은 뒤 속이 더부룩하고 쓰리고 답답한 기능성 소화불량증이 있을 때는 잘못된 식습관을 바꾸어야 한다. 위액이 십이지장 속으로 흘러 들어가면 벽을 갈아 먹는 궤양이 발병한다. 십이지장은 세크레틴을 분비하는데 이것이 혈류 속으로 들어가서 췌장을 자극하여 알칼리성 소화액을 분비하게 한다. 한 끼 식사를 처리하는 데는 소장(小腸)에서 3~8시간 걸린다. 그 다음 남은 묵은 죽을 대장(大腸)으로 보낸다. 대장은 거기서 수분을 뽑아 혈액 속으로 되돌려 보낸다. 보통량의 식사를 할 때 음식물은 두세 시간 동안 위 속에 머물러 차차 죽처럼 되어 연동운동에 의해 서서히 십이지장 쪽으로 보낸다. 위는 육체적, 정신적, 스트레스를 받기 쉬운 장기(臟器)로 위염, 위궤양 등 심한 경우 악성종양인 암의 원인이 되기도 하기 때문에 마음의 안정 속에서 규칙적인 식습관이 중요하다.

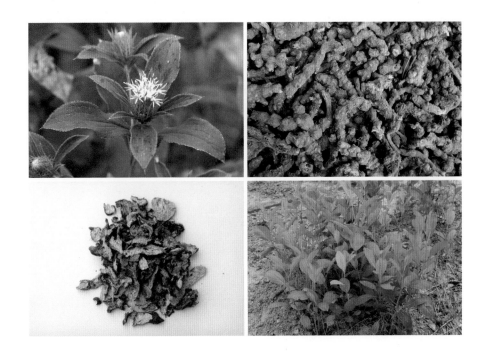

◎ 소화불량에 좋은 산야초 활용법

– 봄 또는 가을에 삽주 덩이뿌리를 캐서 잔뿌리를 제거하고
겉껍질을 제거한 후 햇볕에 말려서 쓰거나 그대로 말려
쓴다.

◎ 자연치유

– 봄에 삽주 어린잎을 따서 쌈으로 먹거나 끓는 물에 살짝
데쳐서 나물이나 무침으로 먹는다.

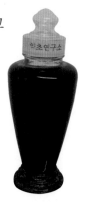

왜 삽주인가? ● 전통의서 〈의방유취〉에서 "창출(삽주)은 쓰고 달며 따스하여 위장과
비장를 다스린다"고 기록돼 있다. 삽주는 식용보다는 약용으로 가치가 높다. 주로 소
화기 질환에 좋고, 잘 낫지 않지 않는 소화불량, 만성 위장병에 쓴다.

위(胃)의 내벽을 덮고 있는 점막 염증 위염

"위염은 자극이나 감염에 의해 발생하는 위벽의 염증이다"

　사람은 먹어야 산다. 입 안에서 1차로 잘게 부서진 음식물은 식도를 지나 위(胃)에서 염산이나 펩신 분해 효소에 의해 소장(小腸)으로 이동되어 전신에 공급된다. 위장 장애는 소화불량, 식욕 부진, 메스꺼움, 구토, 설사 등이 있다. 인체는 스트레스를 받으면 대뇌피질에서 비상사태로 인식하고 위산의 분비를 촉진하여 궤양의 원인이 되기도 한다. 소화성 궤양은 위벽 혹은 십이지장에 생긴다. 음식물의 소화는 입 안에서 가장 먼저 일어난다. 음식을 씹고 또 씹고 침과 섞이고 침 속에서 1차 효소로 분해되고 위(胃)에서 염산[20]이나 아밀레아제에 의해 녹말이 분해된 후 다시 엿당과 포도당으로 분해된다. 위벽이 손상을 입게 되는 원인으로는 맵고 뜨거운 자극적인 음식물과 음주, 자가면역에 의해 항체가 위산과 펩신이라는 분해 효소를 분비하는 세포들이 과도하게 붙는 경우, 방사능 치료나 약물 등의 과도한 복용으로 인해 손상을 입은 경우, 헬리코박터 미생물에 의해 감염되었을 때 등이다. 위궤양은 한 번 걸리면 쉽게 떨쳐낼 수 없는 병이다. 평소에 음식물을 천천히 씹는 습관을 들이고, 식이섬유가 풍부한 거친 음식을 먹고, 입 안에서 음식을 최소 20번 정도 씹는 습관이 중요하다. 식이섬유가 풍부한 식단과 미네랄과 효소가 풍부한 함초, 위 점막을 보호해 주는 양배추, 매실, 산사, 삽주를 섭취한다.

20　염산은 한 번 식사를 할 때마다 500~700ml가 분비된다.

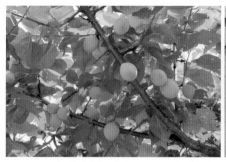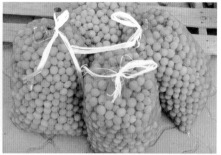

◎ **위염에 좋은 산야초 활용법**

– 6~7월에 매실나무의 덜 익은 열매를 따서 약한 불에 쬐어 색이 노랗게 변할 때 햇볕에 말린다.

– 덜 익은 매실 열매를 소금에 절였다가 햇볕에 말린 후 백매(白梅)로 쓴다.

– 매실 열매의 껍질을 벗기고 씨를 발라낸 뒤 짚불 연기에 그슬린 후 오매(烏梅)로 쓴다.

◎ **매실고(梅實膏) 만들기**

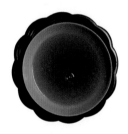

– 매실 35kg의 씨를 발라 내고 매실액을 72시간 달이면 300g 정도 되는 농축액이 나온다.

◎ **금기**

– 매실 씨앗에는 유독 물질인 "아미그달린(amygdalin)"이 함유돼 있다.

왜 매실인가? ● 매실은 몸 속 독소를 해독해 준다. 전통의서 〈민간의약〉에서 "덜 익은 매실을 따서 씨는 버리고 과육만 갈아서 물로 달여 매실고를 만들어 소화불량, 위염 등에 구급약으로 사용했다"고 기록돼 있다. 매실은 식용, 약용으로 가치가 높다. 주로 소화기 질환에 좋고, 소화불량, 위염, 위궤양, 해독, 급체에 쓴다.

낫기는 쉬우나 재발하기 쉬운 병 위궤양

"위궤양은 위 속에 염증이 생기는 병이다"

소화기 질환인 위궤양(胃潰瘍)의 원인은 정신적 스트레스의 영향이 크다. 위(胃)는 식도에서 보내 온 음식물을 일시 담아 두는 주머니와 같은 장기로 연동 운동을 하여 음식물을 잘 휘젓고 위액을 분비하여 소화시키는 역할을 한다. 위는 평활근이라는 근육은 가로 세로 등 여러 방향으로 치닫고 있어 연동운동[21]이 효과적으로 행해지도록 되어 있다. 정상적인 위(胃)는 공격인자(위산, 펩신으로 된 위액)와 방어인자(점막, 점액)의 균형이 잡혀 있어 점액이 위액을 중화를 시켜 주지만, 스트레스나 기계적인 자극(커피, 향신료 등)으로 혈류의 장애가 생겨 궤양이 생기기도 한다. 위(胃)의 병은 염증에 따라 급성위염과 만성위염으로 나뉜다. 급성위염은 뜨거운 것을 마시거나, 겨자, 후추 등 향신료의 지나친 섭취가 원인이 될 수 있다.

위궤양을 치료하고 예방하기 위해서는 1일 금식하여 위를 쉬게 하는 게 좋다. 2일 째부터는 미음, 수프 등 유동식을 먹기 시작하여 찹쌀 죽 같은 부드러운 음식을 먹도록 한다. 그리고 싱겁게 조리해 먹고 섬유질 많은 음식이나 기름진 요리를 피하고, 간식과 야식은 피하는 게 좋다.

평소 위(胃)에 부담을 주지 않고, 하루 세 끼 모두 정해진 시간에 규칙적으로 소식 위주의 식사를 한다. 위장이 불편할 때는 꿀 한스푼, 감자 즙, 함초, 상황버섯 가루 를 먹는다.

---

21 1분간에 3회 정도의 규칙적인 꿈틀거리는 수축운동을 한다.

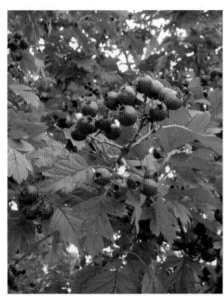
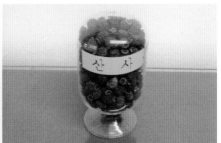
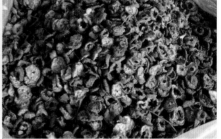

◎ **위궤양에 좋은 산야초 활용법**

– 9 ~10월에 산사나무 빨갛게 익은 열매를 따서 햇볕에 말려
쓴다

◎ **자연치유**

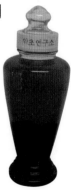

– 9~10월에 산사나무 열매를 따서 용기에 넣고 재료의 양만
큼 설탕을 붓고 100일 정도 발효시킨 후에 발효액 1에 찬물
3을 희석해서 음용한다.

왜 산사나무인가? ● 중국 이시진이 쓴 〈본초강목〉에서 "산사 열매는 식적(食積·음
식으로 인한 소화불량)을 치료하고 음식을 소화시킨다"고 기록돼 있다. 중국에서 산사
열매를 꼬치에 꿀을 발라 당호로(糖胡虜)로 먹는다. 산사나무는 식용, 약용으로 쓴다.
주로 소화기 질환에 좋고, 소화불량, 위염, 위궤양에 쓴다.

간은 인체의 화학공장 간과 담즙

"간(肝)이 50%까지 손상 되어도 뚜렷한 증상을 느낄 수 없다"

간(肝)과 췌장(膵臟)의 주요 기능 중 하나는 음식물의 소화를 돕는 것이다. 간에서 소화액인 담즙이 만들어 지고 담낭에 저장되고 췌장은 인슐린과 소화 효소를 만든다. 간은 인체에서 큰 기관으로 50%까지 손상 되어도 뚜렷한 증상을 느낄 수 없는 장기(臟器)로 무게는 1.4kg나 된다. 20~30대의 간은 2~3kg이지만 70대가 되면 1kg 정도로 작아져 해독기능이 현저히 떨어진다. 산세포가 손상되면 간의 빌리루빈과 대사 능력이 감소한다.

급성간염은 다양한 원인에 의해 갑자기 발생하여 짧은 기간 지속되는 간의 염증 상태이고, 만성간염은 여러 가지 원인으로 인해 6개월 이상 지속되는 간의 염증 상태로 서서히 간에 손상을 주어 치료가 되지 않을 때 간병병증과 간암의 원인이 되기도 한다.

매일 습관적으로 술을 계속 마시면 간의 해독 능력이 떨어져 간세포에 중성지방이 쌓이는 지방간이 된다. 위장에서 흡수된 술은 알코올의 형태로 간으로 운반된다. "아세트알데히드(acetaldehyde)"가 충분히 분해되지 않고 남아 있는 상태에서는 독성이 강해서 두통이나 구역질 등의 숙취 증상이 나타난다. 이때 효소가 무해한 초산으로 변하여 피로물질을 제거해주어야 한다.

건강한 간을 유지하기 위해서는 평소에 규칙적인 운동과 적절한 칼로리 섭취와 저지방식이가 필요하고, 정상 체중과 복부비만이 되지 않도록 적절한 체중 관리를 해야 한다. 그리고 간염, 지방간에 좋은 민들레, 푸른 채소, 헛개나무, 개오동나무를 먹는다.

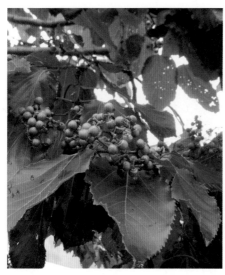
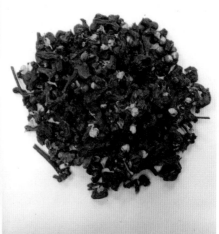

◎ **간에 좋은 산야초 활용법**

－ 가을에 검게 익은 헛개나무 열매를 따서 햇볕에 말려 쓴다.

－ 연중 헛개나무 줄기껍질을 수시로 채취하여 얇게 썰어 햇볕에 말려 쓴다.

◎ **자연치유**

－ 헛개나무 말린 열매 30g을 물에 불린 후 물 2리터를 붓고 끓이다가 물이 끓으면 불을 줄여 약한 불로 30분 정도 끓인 후 차로 마신다.

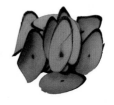

왜 헛개나무인가? ● 중국 이시진이 쓴 〈본초강목〉에서 "술독을 푸는 데는 헛개나무가 으뜸이다"라고 기록돼 있다. 헛개나무는 약용, 식용으로 가치가 높다. 알코올로 인한 간 손상을 해독해 준다. 주로 간 질환에 좋고, 황달, 간염, 지방간, 간경화, 간암에 쓴다.

혈액 속의 포도당 췌장과 인슐린

"췌장 췌액의 분비는 자율신경에 의해 조절된다"

췌장(膵臓)은 위(胃)와 척추의 사이(위의 안쪽, 척추 앞쪽)에 있고 가로로 긴 모양을 하고 있다. 크기는 어른은 평균 15cm, 무게는 평균 74g이다. 췌장의 소엽 안에 랑게르한스섬이라는 세포군이 있다.

췌장에서는 췌장액으로 알려진 강력한 소화액을 만든다. 음식물이 위장(胃腸)에서 십이지장으로 들어오면 십이지장에서 담낭과 췌장의 소화액 분비를 자극하는 호르몬을 분비한다. 췌장에서 생산하는 효소(펩신 등)가 부족하거나 없으면 음식을 먹어도 산더미 같이 쌓이고 영양실조에 빠진다. 인슐린은 포도당을 적정수준으로 유지시키며 그것이 알맞게 연소하고 있는지를 감독한다.

췌장에서 하루에 약 1리터의 알칼리성 소화액인 인슐린을 생산한다. 트립신은 단백질을 아미노산으로 분해하고, 아미노산은 혈류를 타고 온몸을 돌면서 조직을 만드는 일을 한다. 아밀라아제는 전분을 당분으로 변환시키고, 리파제는 지방질을 지방산과 글리세린을 분해한다.

급성 췌장염은 대사성 효소에 의한 손상으로 갑작스런 췌장에 염증이고, 만성 췌장염은 췌장의 장기간 진행성 염증으로 기능의 소실을 유발하는 것이고, 췌장암은 췌장의 악성 종양으로 만성췌장염, 체석증, 당뇨병을 앓는 환자에게 발생한다. 췌장암의 증세는 복통, 급격한 체중 감소, 황달, 식욕 부진, 헛구역, 구토, 설사, 변비 등이 있다. 반듯하게 누우면 통증이 더 심하고, 앉아서 무릎을 끌어안는 자세를 취하면 아픔이 덜한 특징이 있다.

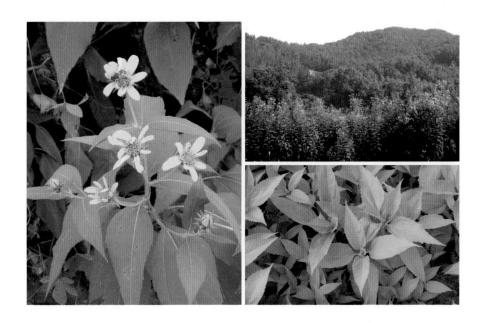

◎ **췌장에 좋은 산야초 활용법**

- 늦가을에 뚱딴지 꽃이 진 뒤에 땅 속에서 덩이줄기를 캐서 물로 씻은 후 햇볕에 말려 쓴다.

◎ **자연치유**

- 8~10월에 뚱딴지 꽃을 따서 깨끗하게 손질하여 그늘에서 말려 밀폐 용기에 보관하여 찻잔에 1 송이를 넣고 뜨거운 물을 부어 우려낸 후 마신다.

왜 뚱딴지인가? ● 뚱딴지는 식용, 약용으로 가치가 높다. 뚱딴지 덩이뿌리에는 천연 인슐린이 함유돼 있다. 당뇨 환자는 봄에는 어린잎을 따서 깻잎처럼 간장에 재어 30 일 후에 장아찌로, 가을에 덩이뿌리를 캐서 깍두기 김치를 담가 먹으면 좋다. 주로 대 사성 질환인 당뇨에 좋고, 혈전, 고지혈증, 중성지방에 쓴다.

여성 질환에 좋은 약용식물
왜 여성의 몸인가?

"여성, 21세기 대한민국 모든 분야를 움직이다"

오늘날 대한민국의 여성은 두 가지 반란 속에서 살고 있다. 하나는 급변하는 정보통신혁명에 의한 인터넷, 스마트폰, SNS, 페이스북, 유튜브 시대에 살고 있고, 다른 하나는 다양한 몸의 반란(암, 비만, 미용 등) 속에서 몸의 변화를 경험한다는 것이다. 이 세상 어디에도 건강한 생명보다 더 소중한 것은 없다. 인간의 신체는 원래 건강하고 적응 능력도 뛰어나 다양한 환경에서도 생존할 수 있었고 육체적, 정신적, 스트레스에도 잘 견딜 수 있도록 되어 있었다. 그러나 돈만을 벌기 위해 몸을 혹사하면서도 자연과 교감은 없고 잘못된 생활습관과 식습관으로 인하여 건강의 위협을 받고 있는 중이다. 여성의 몸은 무대 위에 서있는 사람으로 각종 다이어트를 비롯한 미용 산업과 미디어(신문, 방송, 종편, 유튜브, 잡지 등)가 부추기는 대상이 되어 TV 광고, 잡지 표지 모델, 다이어트 열풍 등이 증명한다.

여성이 건강을 유지하기 위해서는 아파트 실내 주방에서 요리할 때 가스렌지에서 나오는 미세먼지, 수많은 유해 물질인 화학물질을 멀리하고, 몸에 부작용이 많은 약물을 될 수 있으면 복용하지 않는 게 좋다. 건강하고 싶거든 잘못된 생활습관과 식습관을 바꾸고, 소식(小食)에 육식 위주 보다는 채소 위주의 식습관을 하고, 여성에게 좋은 쑥, 인진쑥, 당귀, 호박, 칡, 석류, 생강, 산야초, 나물, 버섯, 효소, 식초를 먹는다.

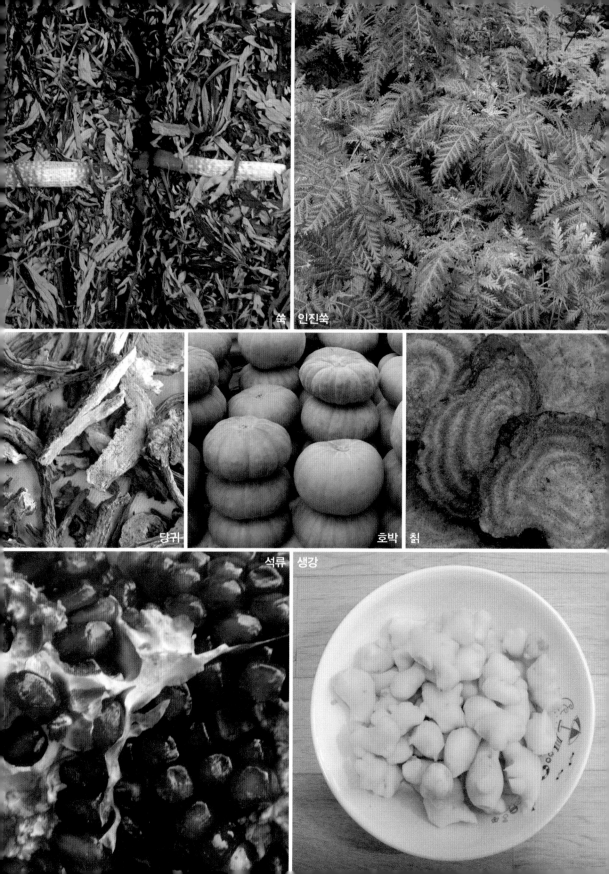

쑥 인진쑥

당귀   호박 칡

석류 생강

몸은 만병의 근원 냉증

"여성이여! 건강하고 싶거든 따뜻한 몸을 유지하라!"

건강한 사람의 평균 온도는 36.5℃이다. 체온 ±1℃의 중요성을 알려주는 지표는 건강의 잣대이다. 예를 들면 0.5℃만 떨어져도 한기(寒氣·추위)를 느끼고 감기에 쉽게 걸리기 쉽고, 1℃가 떨어지면 면역력이 30%나 떨어져 변비나 설사를 하고, 1.5℃가 떨어지면 몸속 세포 중 암세포가 활동을 시작하여 정상적인 세포를 공격하기 시작한다. 인체는 계절에 상관없이 손발이 따뜻하고 머리는 차갑고 배는 따뜻하도록 건강관리에 힘써야 한다.

인체의 체온이 내려가면 맨 먼저 혈액 순환이 제대로 되지 않는다. 체내에서 영양 공급은 물론 노폐물의 배설이 잘 안되고, 몸 안에 나쁜 것들이 쌓이고 뭉쳐 신진대사를 방해하여 질병에 걸릴 수 있다.

조선시대 허준이 쓴 〈동의보감〉에서 "쑥은 맛은 쓰지만 성질은 따뜻하고 독이 없다"고 할 정도로 여성 건강에 좋다. 약쑥은 조선시대 강화도 전등사에 약애고(藥艾庫)를 세워 임금에게 진상될 정도로 귀했다. 바다의 해풍을 맞고 자라는 강화 약쑥에는 유파틸렌, 유파폴린, 자세오시딘, 세사민 등의 성분이 함유되어 있다. 쑥이 건강에 좋아 된장국에 넣어 먹기도 하고, 무침으로 먹으면 좋다.

우리 땅에는 여성의 몸을 따뜻하게 하는 약초가 많다. 5월 단오 전에 채취한 쑥, 한 여름에 양기를 듬뿍 담고 있는 생강, 몸이 차가운 사람에게 좋은 인삼, 냉증을 쫓는 지치, 비타민이 풍부한 귤 등을 먹으면 몸이 따뜻해져 면역력이 강해진다.

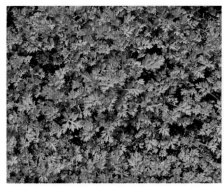
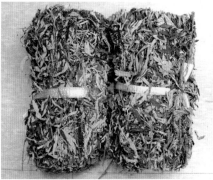

◎ 냉증에 좋은 산야초 활용법

– 쑥은 꽃이 피기 전 5월 단오 전후 1주일에 전초를 채취하여 그늘에서 말
  려 쓴다.

◎ 자연치유

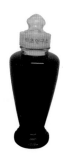

– 생쑥, 건조쑥, 냉동쑥, 쑥분말, 쑥차, 쑥인절미, 쑥송편, 쑥즙,
  튀김, 쑥개떡, 국거리, 부침개, 쑥밥, 쑥된장국으로 먹는다.
– 봄에 어린 쑥의 윗부분만을 뜯어 98.2℃로 삶은 후 냉동쑥을
  만들어 먹는다.

◎ 금기

– 단오 이후의 쑥에는 독(毒)이 있어 먹을 수 없다.

왜 쑥인가? ● 조선시대 허준이 쓴 〈동의보감〉에서 "쑥이 간장과 신장을 보하며 황달
과 여성 질환에 효과가 있다"고 기록돼 있다. 쑥은 식용, 약용으로 가치가 높다. 쑥에
는 위점막을 보호해 주는 플라보노이드 성분이 있고, 엽록소, 비타민 C, 칼륨므 미네
랄, 무기물, 단맥질, 칼슘, 인, 철분이 함유돼 있어 건강에 좋다.

호르몬 균형이 깨져 생기는 갱년기 장애

"여성의 갱년기는 성숙기에서 노년기에 이행하는 시기이다"

여성의 월경은 사춘기에 시작하여 폐경기에 끝난다. 여성들의 인생 이 두 시기는 체내 여성 호르몬에 의해 결정된다. 여자는 7, 남자는 8의 숫자가 적용된다. 여자는 7살에 젖니가 나오고, 14살에 월경을 시작하여 보통 평균 49세에 폐경에 이른다. 여성 갱년기의 신체적 증상은 얼굴이 붉어지고, 가슴이 두근거리고, 통증을 동반하고 열이 나면서 잠을 이루지 못한다. 정신적인 증상은 일에 짜증이 나고, 우울증이나 건망증이 생긴다. 여성은 폐경이 되면서 여성호르몬 분비가 끊어지면 저밀도 콜레스테롤이 증가하면서 혈관벽이 두터워져 혈류를 방해하여 동맥경화로 이어지고 이런 과정을 거치면서 혈관이 막히는 뇌경색이나 심장 질환에 위협을 받는다. 여성이 에스트로겐의 분비가 중단되면 뼈의 주성분인 칼슘이 빠져나가 골밀도가 낮아지고, 갱년기 이후 얼굴이나 피부에 기미·죽은깨·검버섯 등이 생기기도 한다.

약초 중에서 여성 호르몬인 에스트로겐이 석류에 많이 함유되어 있는 것으로 알려져 있었지만, 최근 칡에 석류보다 220배가 많은 것으로 보도되어 화제다. 여성 갱년기를 극복하기 위해서는 신체 활동을 고려해 5대 영양소와 적절한 칼로리를 적정량 섭취해야 한다. 아연과 셀레늄 섭취는 필수이고, 콩, 시금치, 딸기, 석류, 칡 등을 섭취하면 좋다. 여성이 갱년기 증상을 예방 및 완화를 하려면 규칙적인 운동으로 적정 체중을 유지하고 지방 섭취를 줄이고 채식위주 식습관을 하고, 유황이 함유되어 있는 마늘, 양파를 먹는다.

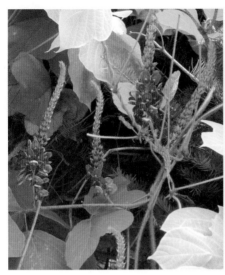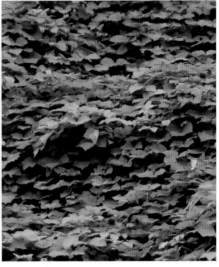

◎ 여성 갱년기에 좋은 산야초 활용법
– 가을 또는 봄에 칡 뿌리를 캐서 하룻밤 소금물에 담근 후 겉껍질을 벗긴 다음 쇠톱으로 적당한 크기로 잘라 햇볕에 말려 쓴다.

◎ 자연치유
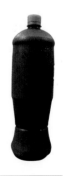
– 가을 또는 봄에 칡 뿌리를 캐서 물로 씻고 쇠톱으로 적당한 크기로 잘라서 용기나 용기에 넣고 설탕을 녹인 시럽을 붓고 100일 정도 발효시킨 후에 발효액 1에 찬물 3을 희석해서 음용한다.

왜 칡인가? ● 중국 이시진이 쓴 〈본초강목〉에서 "갈근(칡)은 술독을 풀어 준다"고 기록돼 있다. 칡에는 여성호르몬인 에스트로겐이 석류보다 220배 함유되어 있다. 칡은 식용, 약용으로 가치가 높다. 주로 여성 갱년기 또는 간 질환에 좋고, 관상동맥, 콜레스테롤, 유해물질 해독에 쓴다.

사춘기 직후와 폐경직전에 가장 흔한 월경불순

"여성의 규칙적인 생리는 축복이다"

여성 생식기관은 난소, 난관, 자궁, 자궁경부, 질, 외음부로 구성된다. 건강한 사람도 월경이 시작되면 하복부에 위화감(違和感)이나 통증을 느끼기도 한다. 월경통은 월경이 있을 때 발생하는 데 초경을 맞이하고 2~3년 후, 배란도 정상적인 16~17세부터 발생 빈도가 높다.

월경은 사춘기부터 폐경기까지 지속되며 평균 주기는 28일이다. 월경불순은 월경주기 간격에 변화가 있는 경우를 말한다. 월경 주기의 다양성은 일시적인 호르몬 불균형에서 비롯된다. 주로 스트레스, 우울증, 만성 질환, 과도한 운동, 저체중 등이 원인이다. 사춘기 기간 호르몬의 변화나 결혼 후 출산후 몇 달이나 폐경기 전후에 흔하다.

월경의 이상은 갑상선기능 이상으로 월경 주기가 40일 이상, 60일 이내로 긴 경우와 월경 주기가 24일 보다 짧은 경우, 자궁의 병으로 인한 과다 월경인 경우, 출산 후 월경이 극도로 적은 경우, 아예 무월경인 경우, 월경이 불규칙한 경우가 있다.

월경통은 월경 직전이나 월경 동안에 발생하는 하복부의 통증으로 10대 초반에 흔히 나타나고 난소의 배란 작용에 관여하는 호르몬과 관련이 있다 .

여성이 40세 이후 흔한 월경 과다는 정상보다 많은 양의 출혈량을 보이는 경우는 유산, 자궁근종, 폴립, 암 등의 원인이 될 수 있다.

월경불순을 치료하고 예방하기 위해서는 우선 몸을 따뜻하게 하는 게 중요하다. 평소 여성에게 좋은 쑥, 인진쑥, 익모초, 생강, 당귀를 먹는다.

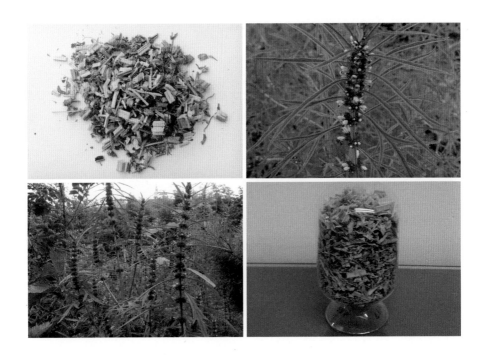

◎ **월경불순에 좋은 산야초 활용법**

– 이른 여름에 익모초가 꽃이 피기 전에 지상부의 윗부분을 베어
   바람이 잘 통하는 그늘에 말려 쓴다.

◎ **자연치유**

– 익모초 뿌리를 캐서 손질하여 물로 씻고 물기를 뺀 다음 용
   기에 넣고 소주(19도)를 붓고 밀봉하여 3개월 후에 마신다.

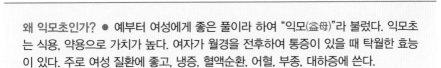

왜 익모초인가? ● 예부터 여성에게 좋은 풀이라 하여 "익모(益母)"라 불렀다. 익모초
는 식용, 약용으로 가치가 높다. 여자가 월경을 전후하여 통증이 있을 때 탁월한 효능
이 있다. 주로 여성 질환에 좋고, 냉증, 혈액순환, 어혈, 부종, 대하증에 쓴다.

여성에게 흔한 질환 자궁내막증

"여성이여! 자궁을 따뜻하게 하라!"

여성의 자궁내막(子宮內膜)은 자궁내벽을 둘러싸고 있는 점막으로서 정자와 난자가 수정하여 임신이 되는 곳이다. 자궁내막증은 35~45세 사이에 정상적으로 자궁 안에 있어야 할 조직이 복강 내 다른 장기에 붙어 있는 경우를 말한다. 월경 기간에는 출혈을 일으켜 질을 통해 배출되지 못해 주변 조직에 자극을 일으키고 복부 동통과 반흔을 남긴다. 자궁내막증은 가임기 여성 5명 중 1명에서 발견될 정도로 흔한 질병으로 난소를 자극하면 통증을 유발하는 낭종을 유발해 임신에도 영향을 준다. 다낭성 난소 증후군은 여성 호르몬 불균형으로 인해 난소에 다발성의 작은 낭종이 생기는 질병으로 배란을 억제하여 임신능력을 감소시킨다. 50~70세에 흔한 난소암은 일측 혹은 양측성으로 생긴다. 35~55세에 흔한 자궁 근종(筋腫 · 군살)[22]은 자궁의 근육층에 생겨 자라는 비정상적 양성종양이다. 작은 근종은 증상이 없지만 월경이나 임신능력에 영양을 미칠 수 있다. 자궁경부암은 자궁경부의 악성 종양으로 여성에게 가장 흔하고 인간 유두종바이러스(HPV)의 감염과 관련이 있다.

자궁암은 자궁체 내부에서 생기는 악성 종양으로 원인은 불분명하지만 55~65세에 가장 흔하고 비정상적으로 에스트로겐 높았던 환자에게 발생한다. 이외 외음부와 질의 염증, 칸디다 진균의 감염에 의한 질 염증, 세균성 질염 등이 있다.

---

22 근종은 근육 조직에서 발생하는 종양이다.

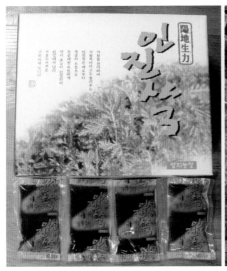 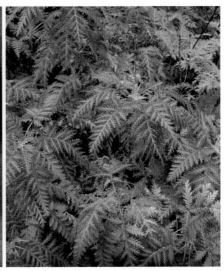

◎ **여성 질환에 좋은 산야초 활용법**

– 인진쑥의 전초를 음력 5월 단오를 전후 또는 5월 20일~6월 20일 까지
채취하여 햇볕에 말려 쓴다.

◎ **자연치유**

– 생인진쑥을 짓찧어 즙을, 물에 달여 차로 먹는다.
– 말린 인진쑥을 건강원에서 4시간 이상 달여
액상차 파우치로 만들어 하루 2번 공복에 1팩
씩 복용한다.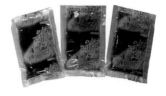

왜 인진(茵蔯)쑥인가? ● 〈한국민속식물〉에서 "오래된 쑥을 약초로 쓴다"고 기록돼
있다. 중국 모 승려가 상한(傷寒) 걸려 인진쑥을 복용하고 낫았다. 인진쑥은 식용, 약
용으로 가치가 높다. 주로 간 질환에 좋고, 신체허약, 수족냉증, 감기, 황달, 간염, 간
경화, 간암, 위염, 복통, 체질개선에 쓴다.

여성의 질병 유방질환

"여성의 유방(乳房)은 호르몬의 농도에 따라 크기나 모양이 다르다"

여성의 유방은 크기와 모양을 결정하는 지방 조직과 출산 후 젖을 생산하는 유엽, 수유 중 젖을 유두로 운반하는 유관, 자극에 민감한 유두 등으로 구성된다.

유방의 질환에는 유방 조직내의 혹이나 종양인 유방의 멍울은 사춘기 동안, 월경 직전, 임신 중에 커지는 느낌을 갖는다. 유방 압통은 월경 주기에 따른 호르몬의 변화가 원인이다. 섬유선종은 유방조직의 단단하고 원형의 양성종양으로 유엽과 주변 조직의 과도 증식으로 발생한다. 유방 낭종은 유방 조직 내에 생기는 단단한 원형의 물주머니로 유엽에 물이 차서 생기고 여성 호르몬 농도에 영향을 받아 폐경기에 가까울수록 흔하다.

유방의 통증은 일측성이나 양측성으로 오는 것으로 월경 주기에 따라 다르게 나타나고 여성 두 명 중 한명 꼴로 발생하고 월경 전이 심하다.

비정상적인 유두의 변화는 유두 뒤의 유관의 염증으로 인해 함몰할 수도 있고, 드물게 유방암을 암시하는 경우가 있으므로 관심을 갖어야 한다.

임신 후반기나 수유 중에는 유두에서 젖이 흐르는 게 정상이다. 그러나 유두에서 악취가 나는 분비물이 나오는 경우는 종양, 유방 암을 의심한다.

유방암은 초기에는 대부분 증상이 없으나, 유두 함몰, 혈액성 유두 분비물, 오렌지 껍질 모양의 피부 종창이 있을 때 의심을 해야 한다. 그 외 유방이 아프거나, 멍울이 만져지거나, 유두가 헐거나 일그러지거나, 분비물이 나올 때 관심을 갖어야 한다.

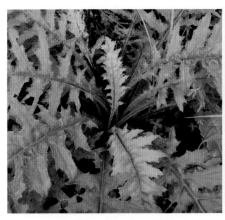
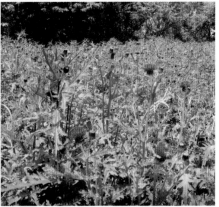

◎ **유방에 좋은 산야초 활용법**

– 봄~여름에 꽃이 피기 전에 전초를 채취하여 햇볕에 말려 쓴다.

◎ **엉겅퀴 동동주 만들기**

– 말린 엉겅퀴(잎 500g, 뿌리 250g, 꽃 100g)에 물 10리터에 넣고 3시간 이상 끓여 추출액을 만든 후에 5kg 정도의 찹쌀밥에 누룩 1kg을 넣고 혼합하여 10 일 이상 발효시킨다.

◎ **엉겅퀴 효능**

– 유방의 멍울, 어혈, 종기, 옹종 외 간, 고지혈증, 동맥경화에 효험이 있다.

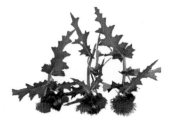

왜 엉겅퀴인가? ● 조선시대 허준이 쓴 〈동의보감〉에 "엉겅퀴는 어혈과 옹종(擁腫·종기)을 다스린다"고 기록돼 있다. 엉겅퀴는 식용, 약용으로 가치가 높다. 잎, 꽃, 줄기, 뿌리 모두를 쓴다. 피부 또는 간 질환에 좋고, 어혈, 종기 피부염, 간염, 숙취, 해독, 혈액순환, 수족냉증, 혈맥류, 암, 정력, 관절염에 쓴다.

신진대사와 내분비 질환에 좋은 약용식물
왜 호르몬과 대사인가?

"대사는 우리 몸에서 일어나는 모든 화학 반응이다"

인체에서 생명을 유지하기 위해서는 호흡, 심박동 유지, 체온 유지 등 에너지가 대사를 통해 에너지 생성과 몸을 유지하기 위해 체내의 모든 세포에서는 계속적으로 대사를 통해 화학적 반응과 변환이 끊임없이 일어난다. 이 과정에 필요한 물질은 우리가 먹는 음식물로 소화 과정을 통해 단순한 분자 구조를 가진 물질로 변환되어 대사에 사용된다. 이렇게 형성된 물질은 재순환되어 새로운 세포, 복합 물질, 에너지 생성에 물질로 분해되는 과정을 밟는다. 인체의 호르몬[23]은 체내에 여러 특수한 세포와 분비선에서 생성되며 혈류를 통해 이동하여 조직에 작용하여 성장, 생식, 대사 등 체내의 주요한 기능 및 과정을 담당한다. 인체는 일생 동안 호르몬 분비는 증가하고 감소하는 과정을 밟는다. 호르몬과 대사의 체내 이상이 생기면 체내에 뇌하수체 질환, 갑상선과 부갑상선 질환, 부신 질환, 대사성 질환 등 발병한다. 한 조사에 따르면 30세 이상 성인 3명 중 1명이 대사증후군이다. 대사증후군을 그대로 방치하면 치명적인 심뇌혈관 질환(뇌졸증 등), 당뇨병 등으로 이어지기 쉽다. 신진대사와 내분비 질환에 좋은 약용식물로는 하고초, 강황, 여주, 꾸지뽕, 달맞이꽃 종자, 솔순, 오가피를 먹는다.

---

23 호르몬은 내분비계를 구성하고 있는 다양한 선과 세포에서 생성된다.

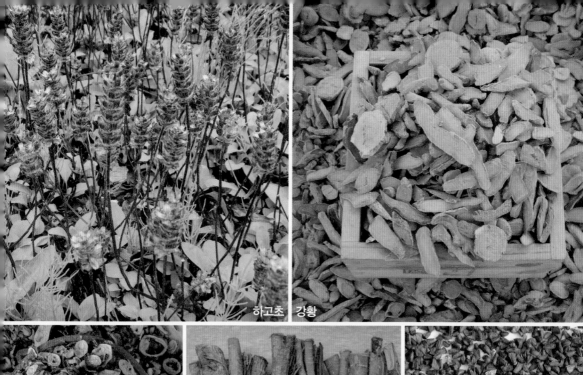
하고초 강황

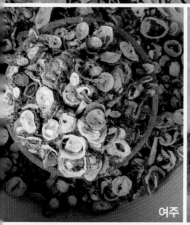
여주

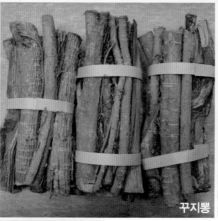
꾸지뽕

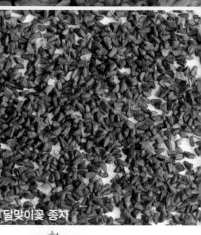
달맞이꽃 종자

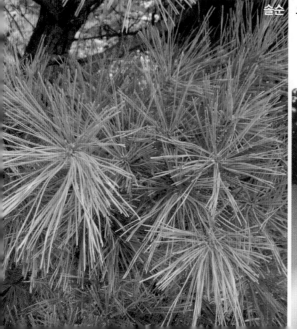
솔순

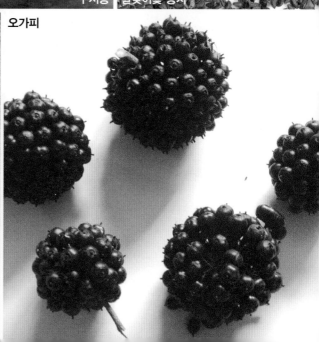
오가피

포도당을 에너지원으로 이용하지 못하는 당뇨병

"당뇨병을 방치하면 큰코 닥친다"

현대 의학적으로 뚜렷한 약이 없다. 당뇨병을 오래 방치하면 반드시 합병증이 온다. 당뇨병은 췌장에서 분비하는 인슐린의 양이 부족하거나 작용이 부적절하여 포도당을 에너지원으로 이용하지 못하고 소변으로 나가는 상태이다. 인체는 한번 흡수된 것을 몸 밖으로 함부로 내보내지 않는다. 대사 과정을 통해 노폐물만을 소변, 대변으로 내보낸다. 오줌으로 당이 나가면 당뇨, 오줌으로 단백질이 나가면 단백뇨라 한다. 당뇨 환자는 먹는 것을 좋아하고 건강한 사람에 비해서 피가 껄쭉하다. 당뇨병을 오래 방치하면 반드시 합병증이 온다. 입에 들어오는 당을 줄기고 운동량을 늘리는 방법보다 좋은 것은 없다. 콩류와 잡곡밥(보리, 현미, 귀리 등) 식습관과 피를 맑게 하는 채소, 산나물, 효모가 풍부한 된장, 청국장 등을 먹는다.

▣ 대표적인 당뇨 합병증

구분	특징	비고
눈	망막의 모세혈관이 막혀 망막변증으로 출혈이 생기고 심하면 떨어져나가 실명	실명
발	발에 상처가 나도 잘 낫지 않고, 궤양이 생기고, 상처를 통해 세균에 감염되면 발이 썩어 들어가고 뼈까지 감염으로 발을 절단	절단
신장	사구체 세포가 망가지면서 몸속의 독을 걸러내는 신장 기능 상실	상실
기타	오래 방치하면 뇌졸중, 부정맥, 호흡부전, 심근경색, 장기(臟器 · 위 · 대장 · 방광), 성 기능 장애, 사지 마비 등	합병증

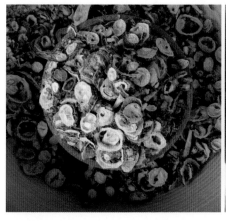 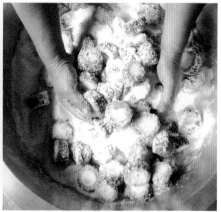

◎ 당뇨에 좋은 산야초 활용법

- 여름에 익지 않은 여주 파란 생열매를 따서 그대로 쓰거나 잘게 잘라 햇볕에 말려 쓴다.

◎ 자연치유

- 가을에 여주 파란 생열매를 따서 그늘에 말려 용기에 넣고 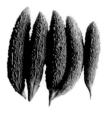 끓여 꿀을 타서 차로 먹는다.

◎ 구분

- 여주 미성숙 파란색 열매–식용, 약용으로 쓴다.
- 여주 성숙 황색 열매–종자로 쓴다.

왜 여주인가? ● 여주가 〈KBS 생로병사의 비밀〉에서 "쓴맛이 약이 된다" 편에 방영된 뒤 주목 받았다. 여주에 함유된 "카란틴(charantin)"이 혈당을 낮춘다는 실험 결과로 "식물 인슐린"의 별명을 얻었다. 여주는 식용보다는 약용으로 가치가 높다. 주로 당뇨에 좋고, 췌장, 암세포 억제, 갈증에 쓴다.

체내 대사 조절을 못하는 갑상선

"갑상선은 체내 대사 과정에 관여하고, 부갑상선은 혈중 칼슘을 조절한다"

갑상선과 부갑상선은 혈관에서 여러 가지 물질을 조합해서 복잡하고 미묘한 호르몬을 만들고 혈중으로 방출하는 화학공장이다. 두 가지 호르몬은 모두 체내에서 일정한 대사 과정에 관여하고 4개의 부갑상선은 혈중 칼슘 조절한다.

갑상선 질환은 비교적 흔한 질환이지만, 대부분 서서히 증상이 발생하여 질환의 발견과 진단이 수개월에서부터 수년까지 늦어진다.

갑상선종은 갑상선의 크기 증가로 목 앞쪽이 비대해 보이는 것으로 큰 경우에는 식도와 기관을 압박하여 호흡곤란을 일으키기도 한다.

갑상선암은 모든 종류의 암 중 1% 정도만 차지하는 비교적 드문 암으로 목에 무통의 딱딱한 덩어리가 잡힌다. 각종 암 중에서 가장 완치율이 높다.

갑상선 질환은 수주에 걸쳐 서서히 나타난다. 예를 들면 식욕 증가에도 불구하고 체중이 증가 또는 감소하고, 피로하고, 때로는 불규칙한 심박동이 발생하고, 지속적으로 손이 떨리고, 추위를 타거나 더위를 잘 타고, 불안증에 밤잠을 못 자고, 근육이 쇠약해진다. 여성은 월경이 불규칙하고 월경량이 많아 지고, 여성 50세 이상에서 흔히 발생하는 호르몬의 과잉으로 생기는 부갑상선 기능 항진증은 칼슘이 비정상적으로 상승하여 탈수, 혼란, 혼수와 함께 생명에 위협을 준다. 호르몬의 저하로 생기는 저하증은 근육과 신경의 질환으로 이어질 수 있다. 갑상선에 좋은 꿀풀을 봄에 따서 차 또는 효소로 먹는다.

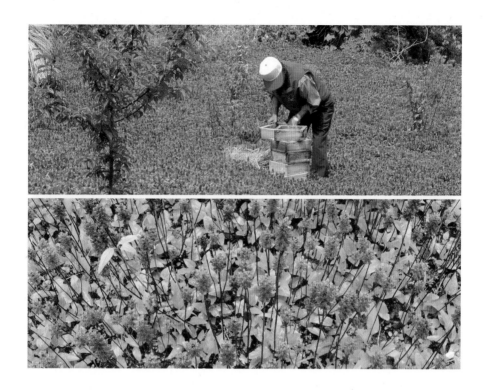

◎ **갑상선에 좋은 산야초 활용법**

– 여름에 꿀풀 꽃이 반 정도 마를 때 채취하여 햇볕에 바싹 말려 쓴다.

◎ **자연치유**

– 5~7월에 꽃을 따서 그늘에 말려 3~6g을 찻잔에 넣고 끓는 물을 부어 우려 내어 마신다.

왜 하고초인가? ● 전통의서 〈본초학〉에서 "꿀풀은 쓴맛이 나며 나력(瘰癧 · 종창)에 좋다"라 기록돼 있다. 하고초는 와송, 느릅나무, 꾸지뽕과 함께 4대 항암약초다. 하고초는 식용, 약용으로 가치가 높다. 주로 피부 질환에 좋고, 암, 염증, 갑상선암, 유방암, 종기, 옹종, 염증, 이뇨, 암세포 억제, 고혈압, 소화불량, 기침, 가래에 쓴다.

생명에 관여하는 뇌하수체 질환

"뇌하수체는 호르몬 생산으로 세포 활동 총체적으로 조절하는 곳"

뇌하수체는 뇌의 기저부에 위치하여 인체의 성장과 발육, 수분 조절, 호르몬을 생산하고 세포 활동을 총체적으로 조절한다. 뇌하수체의 갑상선 자극호르몬은 체내 에너지 대사를 조절하고, 부신피질 자극호르몬은 부신의 피질에 작용하고, 항이뇨 호르몬은 신장에 작용하여 오줌 농축에 관여하고, 성장호르몬은 소아의 뼈 · 연골 · 근육의 성장에 관여한다. 뇌하수체 질환에는 호르몬 과잉 분비하거나 분비가 없이 주위 조직에 영향을 주어 이상을 주는 뇌하수체 종양, 임신과 유즙분비 호르몬을 과잉분비하는 종양인 유즙분비종, 성장호르몬의 과잉분비로 인한 만단 비대증, 뇌하수체 호르몬의 생성부족으로 생기는 뇌하수체 기능저하증, 신장에서 오줌 농축 농도의 장애로 희석된 다량의 소변이 나오는 요붕증[24]이 있다.

▣ 뇌하수체 질환

구분	특징	비고
뇌하수체 종양	주위 조직에 영향을 주어 호르몬 분비 이상	
유즙분비종	불규칙한 월경 또는 무월경, 불임, 여성은 유방 비대, 남성은 발기 부전, 성욕 감소, 유즙 분비	
말단 비대증	안면의 변화로 하악골의 증가, 손 · 발의 밀단 부위 커짐, 혀 비대, 체모가 많아짐, 땀이 남	
뇌하수체 기능저하증	성욕 감소, 여성은 무월경, 남성은 고환 위축, 성기와 겨드랑이의 체모 손실, 현기증, 변비, 체중 증가, 구토, 추위	
요붕증(소변을 자주 보는 다뇨증상)	다뇨, 목마름, 탈수, 소변 횟수 증가로 수면 방해	탈수

24 수분조절에 관여하고 있는 뇌하수체호르몬의 생성이 부족하거나 그 효과가 없는 질환

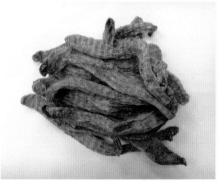
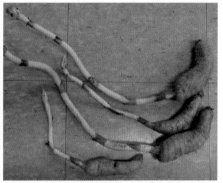

◎ **뇌하수체 질환에 좋은 산야초 활용법**

– 봄 또는 가을에 천마 뿌리를 캐서 줄기를 제거하고 껍질을 벗겨 반으로 쪼개거나 썬 다음 증기에 쪄서 건조실에서 재빨리 말려 쓴다.

◎ **자연치유**

– 봄~여름에 천마 꽃이 피기 전에 꽃 봉오리와 뿌리줄기를 전체를 캐서 물로 씻고 물기를 뺀 다음 용기에 통째로 넣고 소주(19도)를 붓고 밀봉하여 3개월 후에 마신다.

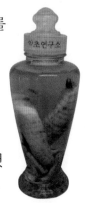

◎ **금기**

– 천마는 산림청 보호 약초로 뿌리의 껍질을 벗긴 후 오랫동안 만지지 않는 게 좋다. 혹 만졌을 때는 소주+식초를 희석해 씻는다.

왜 천마인가? ● 조선시대 허준이 쓴 〈동의보감〉에서 "천마는 말초혈관까지 순환을 시켜주는 신효한 약으로 뇌질환에 좋다"고 기록돼 있다. 천마는 식용과 약용으로 가치가 높다. 주로 뇌질환에 좋고, 두통, 어지러움, 반신불수, 언어장애, 뇌졸중에 쓴다.

심혈관 질환을 일으키는 혈중 콜레스테롤 질환

"혈중 콜레스테롤 수치가 높을수록 동맥이 좁아져 심혈관 질환으로 이어진다"

혈중 콜레스테롤 수치가 높을수록 동맥이 좁아져 심혈관질환을 일으키는 동맥경화증의 발병 위험이 높다. 콜레스테롤은 지방의 일종으로 대부분 간에서 생성되지만, 음식에 포함된 지방의 양에 양향을 가장 많이 받는다. 이상지혈증은 혈액 내 중성지방 수치가 높거나 총콜레스테롤, LDL 콜레스테롤이 증가한 상태를 말한다. 콜레스테롤 혈액 내 이동은 지방과 지-단백(脂蛋白)[25]이라는 지방을 운반하는 단백질의 결합 형태로 이루어진다. 인체에서 콜레스테롤 수치를 높이는 것은 주로 유제품과 육류에 들어 있는 포화지방이다. 채소 위주의 식습관을 갖고, 튀김류, 기름기 많은 육류와 생선, 버터, 치즈, 베이컨, 햄, 케이크 등을 줄여야 혈관 속 피를 맑게 유지할 수 있다. 혈중 콜레스테롤을 예방하고 치료할 때는 효소가 풍부한 발효식품, 채소, 과일 등을 먹고, 체중을 정상으로 유지하고, 스트레스를 감소시키고, 매일 황산화제가 풍부한 블루베리류, 산야초 효소를 음용한다. 생활습관을 바꾸고 불포화 지방산이 풍부한 견과류, 호두, 아몬드를 먹는다.

◾ **콜레스테롤과 중성지방 표**

구분	정상치	위험수준
LDL콜레스테롤	130mg/이 이하	130mg/이 이상
중성지방	150mg/이 이하	200mg/이 이상

25 지단백은 지질과 단백질의 복합체를 통틀어 이르는 말로 심장질환 위험을 높이는 저밀도 지-단백 LDL과 몸에 좋은 고밀도 지-단백 HDL이 있다.

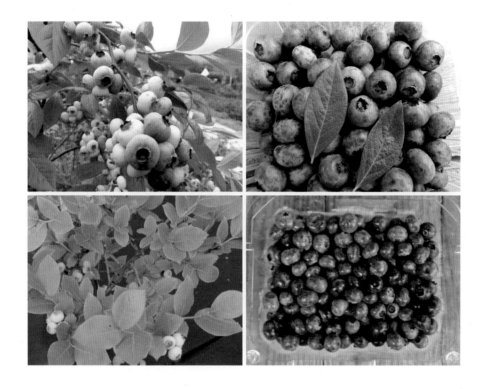

◎ **혈중 콜레스테롤 질환에 좋은 산야초 활용법**

- 6~7월에 검게 익은 블루베리 열매를 따서 냉동 보관하여 쓴다.

◎ **자연치유**

- 6~7월에 검게 익은 블루베리 열매를 따서 용기에 재료의 양만큼 설탕을 붓고 100일 정도 발효시킨 후에 발효액 1에 찬물 3을 희석해서 음용한다.

왜 블루베리인가? ● 블루베리는 미국 〈타임지(TIME)〉에서 세계10대 건강식품으로 선정되었다. 항산화 물질과 안토시아닌을 함유하고 있다. 블루베리는 식용, 약용으로 가치가 높다. 주로 눈과 심장 질환에 좋고, 면역, 암, 시력 회복, 신장, 혈액 순환에 쓴다.

적혈구의 파괴 속도가 빨라 생기는 빈혈

"빈혈은 적혈구 내 헤모글로빈이 부족하거나 비정상적인 것"

인체의 혈액은 인체에 산소와 영양을 공급하고 이산화탄소와 다른 노폐물들을 제거하는 역할을 한다. 빈혈은 적혈구의 산소를 운반하는 색소인 헤모글로빈이 부족하거나 비정상적인 상태로 산소 운반 능력이 떨어져 말초 조직까지 충분한 산소를 공급을 못하는 질병이다. 호흡을 할 때 흡입하는 산소는 혈액의 절반가량인 적혈구를 운반하고, 혈액 성분 중 백혈구는 감염을 저항하고 혈소판은 혈전을 만들어 터진 혈관을 막아준다. 빈혈의 증상은 어지럼증, 창백한 피부, 가벼운 운동에도 숨이 가쁘고, 피로감, 손발이 저리고, 호흡곤란, 피부의 변색 등이 있을 때는 혈액 속의 헤모글로빈과 철분의 농도를 파악하기 위해 혈액 병원에서 검사한다. 평소 빈혈을 예방하고 치료를 하기 위해서는 피(血)의 염색체 염기 구조가 거의 같은 채소 위주의 식습관과 규칙적인 생활습관을 갖는 게 중요하다.

▣ 주요 빈혈 질환

구분	특징	비고
철 결핍성 빈혈	체내 철분 부족으로 생긴다.	여성에 흔함
용혈성 빈혈	적혈구의 파괴가 과다해 생긴다.	면역 반응
재생 불량성 빈혈	골수의 혈액세포 생산 장애	유전
겸상적혈구 빈혈	적혈구가 낫 모양이 되는 유전적 질환	유전
지중해 빈혈	적혈구내 헤모글로빈 생산 장애	선천성
거대 적아구성 빈혈	비타민 B_{12}, 엽산 결핍	여성에 흔함

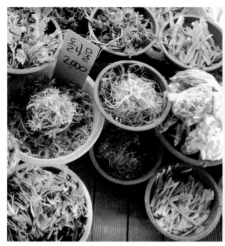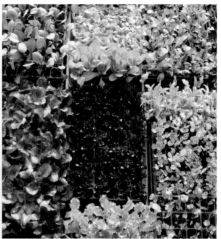

◎ 빈혈에 좋은 산야초 활용법

– 채소의 염기 구조는 인체의 염색체 염기와 거의 비슷하고, 인체에 유익한 비타민C, 카로티노이드, 플라보노이드 등 노화 방지에 도움이 되는 물질과 식이섬유, 엽산, 철, 칼슘 등이 풍부하다.

◎ 우리가 몰랐던 채소의 두 얼굴

– 생으로 먹어야 하는 채소 : 무, 상추, 부추, 양배추, 브로콜리, 케일, 여주

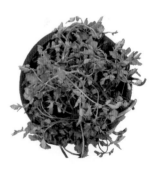

– 살짝 가열하면 좋은 채소 : 당근, 호박, 마늘, 콩, 토마토, 가지, 시금치, 미나리

왜 채소인가? ● 사람은 동물과 달리 치아 구조와 소화기관의 장(腸)의 길이로 볼 때 채식 동물로 봐야 한다. 동물은 찢어먹기 좋게 송곳니가 발달되어 있지만, 사람의 치아(齒牙) 중 송곳니 4개는 고기를 찢어 먹고, 앞니(牙) 8개는 과일을 베어 먹고, 나머지 어금니는 음식을 빻아 먹게 끔 되어 있다.

비뇨기 질환에 좋은 약용식물
왜 신장인가?

"신장은 우리 몸에서 원활한 통행과 배출을 담당한다"

신장은 신체에 영양을 공급하고, 노폐물과 과다한 수분을 제거하고, 혈압을 조절, 적혈구 생산을 자극하고, 체온을 일정하게 유지하고, 체내의 화학적 균형을 유지시켜 준다. 세뇨관들 속에서 필수 비타민, 아미노산, 포도당, 여러 가지 호르몬 등은 혈액의 99%가 재흡수 된다. 신장의 무게는 140g 정도로 여과 작용을 하는 네프론(세뇨관)을 100만 개 이상 가지고 있다. 모세혈관으로 이루어진 사구체와 길고 가는 관의 무리로 이루어진 세뇨관이 이루는 소형 여과 장치인 약 백만 개의 신원을 갖고 있다. 신장을 건강하게 하기 위해서는 밤에는 충분하게 휴식을 하고 식이요법과 저염식이 중요하고, 정상적인 혈압과 혈당을 유지하는 게 중요하다. 신장에 좋은 산수유, 오갈피, 옥수수수염, 메꽃, 수박, 질경이, 새삼, 자리공, 호장근 등을 섭취한다.

▣ 주요 신장 질환

구분	증상	비고
신우신염	세균 감염에 기인한 한쪽 또는 양쪽 감염	
사구체신염	사구체의 감염	
신장 결석	여러 크기의 결정 침착물	
신부전	신장 기능을 상실한 것	급성, 만성
신장 낭종	바깥쪽 부분인 피질 내에 수분이 차서 부풀어 올라 생기는 질환	
신증후군	소변을 통해 단백질이 손실되고, 신체 조직이 붓는 신장 손상에 기인한 일련의 증상	
신장암	신장으로 전이 된 악성 종양	

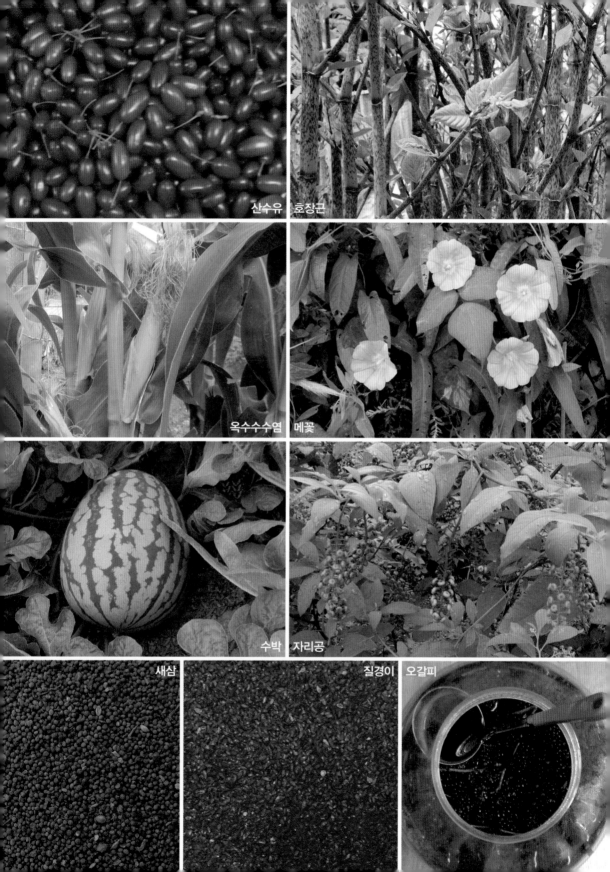

산수유　호장근

옥수수수염　메꽃

수박　자리공

새삼　　　　　질경이　오갈피

소변의 비정상적인 배출 소변불리

"소변불리는 배뇨 시기 조절에 이상이 생긴 것"

인체의 신장과 방광 기능이 저하되면 소변을 조절하지 못하고 수시로 찔끔찔끔 배출하며 잔뇨감이 남는 게 소변불리이다. 소변이 방광에 차 있음에도 불구하고 소변을 정상적으로 배출하지 못하고 수시로 소변을 자주하는 것은 심각한 질병이다. 소변을 얼마나 자주 보는가는 섭취하는 물의 양과 소변을 배출하기 전에 얼마나 참을 수 있는가에 달려 있다. 소변은 약 95%가 물, 나머지는 신체에 불필요한 물질과 노폐물이다. 소변은 신장의 외부층 피질인 신원(腎元)[26]에 의해 여과된 불필요한 물질로 요관을 통과해 방광에 가득차면 방광벽의 신경은 소변을 내보내라는 신호를 주어 방광을 비운다. 흔히 나이든 노인에서는 자신도 모르게 소변이 새어 나올 수 있다. 배뇨를 조절하지 못하면 자신도 모르게 소변이 나오거나 소변을 보기 어렵게 된다. 남성은 전립선 비대증, 여성은 요실금 외 요로감염 등이 있다.

▣ 신장 외부층 피질 신원 여과 장치 기초상식

구분	특징	비고
사구체	혈액 여과	
세뇨관	근위 곡세뇨관, 헨레 고리[27], 원위 곡세뇨관	
집합관	소변을 신원에서 신우로 운반한다	
피질	약 100만 개의 신원으로 구성됨	
요관	소변을 방광으로 운반	
신우	깔데기 모양의 관으로 신베로부터 소변을 모은다	

26 신원은 신장의 여과 장치로 사구체와 세뇨관으로 구성된다.
27 수분과 염분이 재 흡수되는 곳으로 여과액 농도를 변화시켜 준다.

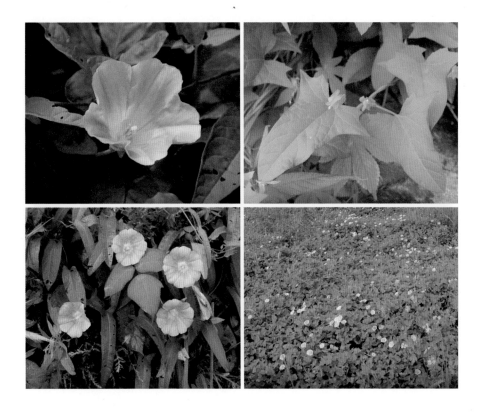

◎ **소변불리에 좋은 산야초 활용법**

– 초여름에 메꽃 꽃이 필 무렵에 전초(잎)를 채취하여 햇볕에 말려 쓴다.

◎ **자연치유**

– 6~8월에 메꽃을 따서 그늘에서 말려 밀폐 용기에 담아 냉장고에 저장하여 찻잔에 1~2 송이를 뜨거운 물에 우려 내어 마신다.

왜 메꽃인가? ● 나팔꽃은 아침에 피고, 메꽃은 한낮에 핀다. 메꽃은 식용보다는 약용으로 가치가 높다. 메꽃은 주로 신장 또는 호흡기 질환에 좋고, 소변불리, 남성(전립선염), 여성(요심금), 방광염, 감기, 고혈압, 근육통, 당뇨병, 복통, 신체허약에 쓴다.

만병의 근원 신장 질환

"신장은 밤에 잠을 푹 자야 건강하다"

인체의 신장(腎臟·콩팥)은 노폐물과 과다한 수분을 제거함으로써 체내의 화학적 균형을 유지한다. 주먹만 한 크기의 신장이 하루에 걸러 내는 혈액량은 200리터 정도로 이는 생수 1리터 200통에 달하는 양이다. 여과 장치인 피질, 소변을 모으는 원추형 도관 수질, 수질을 모으는 공간 신우가 있다. 신장은 모세혈관으로 이루어진 사구체와 길고 가는 관의 무리로 이루어진 세뇨관이 이루는 소형 여과 장치인 약 백만 개의 신원을 갖고 있다.

신장 안에는 소변을 걸러내는 데에 핵심적인 역할을 하는 사구체에 문제가 생기면 소변으로 나오지 말아야 할 혈액이나 단백질이 빠져나오면서 손상되고 굳어진다.

신장은 인체 내의 영양을 공급하고 노폐물의 배출의 역할을 담당한다. 단백질이 오줌 속에 있다는 것은 여과 조직들을 통해 혈액 속의 단백질이 유실되고 있기 때문이다. 신장의 사구체는 하루에 약 7,500리터가 걸러지기 때문에 매일 충분한 양의 물을 마셔야 한다.

건강 검진 시 단백뇨가 하루에 150mg을 넘지 않아야 하고, 사구체 여과율이 1분당 90ml 이상이어야 한다.

나이가 들면서 신장 기능이 저하되기 때문에 몸이 쉽게 붓고 혈압이 올라간다. 신장을 건강하게 하기 위해서는 신장도 쉬게 해야 하고, 혈액을 맑게 해야 한다. 밤에 깊은 숙면을 통해 신장의 1/3만을 가동하고 쉬게 해야 한다.

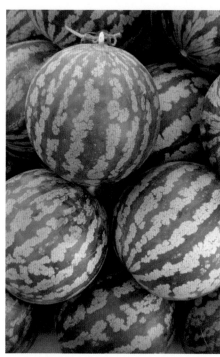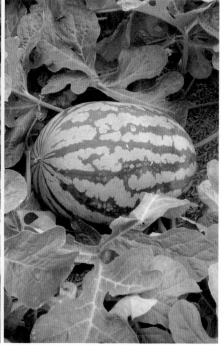

◎ **신장 질환에 좋은 산야초 활용법**

– 초여름에서 여름까지 익은 수박을 따서 과육은 생으로 먹고, 한통에 보통 500개 씨와 껍질을 적당한 크기로 잘라서 쓴다.

◎ **자연치유**

– 수박껍질 또는 씨를 달인 물을 달여 용기에 넣고 마신다.

왜 수박껍질인가? ● 수박은 시원하고 달콤한 여름 과일이다. 수박은 약용보다는 식용으로 가치가 높다. 수박껍질에는 "시트룰린"이 함유되어 있어 혈관을 이완시켜 혈압을 낮춰준다. 수박씨와 수박껍질은 신장 질환에 좋고, 소변불통, 고혈압, 당뇨, 동맥경화, 해독, 이뇨, 독성물질 배출, 구내염, 근육통에 쓴다.

50대 이후 남성에게 흔한 전립선 질환

"전립선염은 삶의 질에 영향을 미친다!"

전립선은 요도(尿道)[28]의 윗부분을 감싸고 있고 방광 아래에 직장의 바로 앞에 있다. 전립선 질환은 50대 이후인 남성에게 흔한 질병이다. 전립선은 밤 크기 정도의 단단하고 둥근 기관으로 나이가 들면서 점점 커져 전립선비대증[29]이 발생하여 방광과 요로에 불안정을 일으켜 다양한 배뇨장애를 유발한다. 전립선비대증을 치료하지 않고 그대로 방치하면 방광 속 소변 정체로 방광염이나 요로감염, 방광결석이 생길 위험이 크며 요폐(尿閉)가 심해 소변을 보지 못해 소변 줄을 끼워야 하는 경우도 있다. 방광염은 소변을 자주 보는 것이고, 방광을 비우지 못하는 요저류병도 있다. 방광 내에서 다양한 크기의 덩어리가 형성되는 방광 결석도 있다. 전립선 비대증은 40대 이후부터 서서히 진행돼 70세 이상에 이르러선 대부분 남성에게 나타난다. 삶의 질에 직접적으로 영향을 미치는 질병인 만큼 초기에 치료를 해야 한다.

▣ 전립선 질환 기초 상식

구분	특징	비고
전립선염	요로에서 전립선 염증이며 감염으로 인해 빈뇨, 배뇨통이 생김	급성, 만성
전립선 비대증	악성이 아닌 전립선의 비대로 소변 줄기가 가늘고 마지막에 소변이 떨어짐	50대 이후
전립선암	전립선의 조직에 생긴 암	65세 이후

28 요도는 방광에서 밖으로 소변을 배출하는 기관이다.
29 전립선비대증은 나이가 들면서 호르몬 균형의 변화와 그에 따른 신경계 변화로 발생한다.

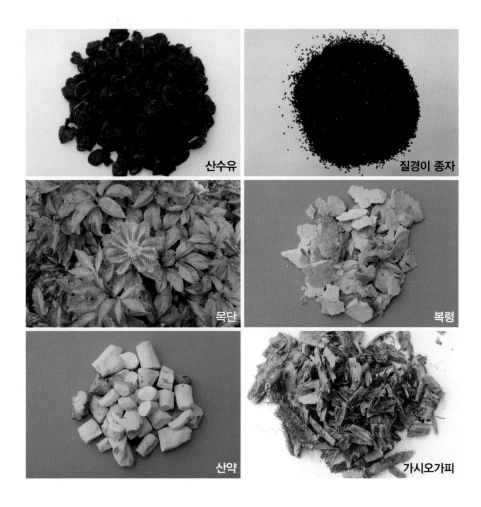

산수유

질경이 종자

목단

복령

산약

가시오가피

◎ **전립선염에 좋은 산야초 활용법**

– 각각 말린 산수유 열매+질경이+택사+숙지황+목단피+계지+복령+산약을 배합해 물에 달여 하루 3번 복용한다.

전립선염 생약제제 ● 신장의 기능의 저하에는 제약회사 한풍제약(주)의 "스트렛치환"을 약국에서 구입해 식전에 하루 3번 복용하면 효과를 볼 수 있다. 남성(전립선염), 여성(요실금), 다뇨, 전립선염, 다뇨, 소변불통, 다뇨 및 요량감소에 쓴다.

성인 남성과 여성에게 흔한 방광과 요도 질환

"요로계 장애는 흔한 질병"

　방광과 요도 질환은 성인 남성과 여성에게 흔한 질병이다. 그 증상은 소변을 자주 보고, 소변을 볼 때 또는 보고 난 후 통증이 있고, 소변이 새고, 혈뇨 등이 있을 수도 있다. 현재 인체의 건강 잣대 한 방법으로 소변을 볼 때 세기로 알 수 있다. 자기도 모르게 소변이 나오는 전립선증(前立腺症)이나 요실금증(尿失禁症)은 노인들에게 흔하다. 방광염이 남성에 비해 여성의 요도는 길이가 겨우 2.5~5cm 불과해 세균이 외부로부터 도달하기가 쉽기 때문이다. 콩팥이 혈액에서 걸러낸 노폐물인 오줌을 2개의 가느다란 수뇨관(輸尿管)을 통해 찔끔찔끔 부어 넣는다. 방광의 용량은 사람에 따라 달라서 180CC인 사람이 있는가 하면 720CC나 되는 사람도 있다. 소변 횟수는 여러 가지 요인에 따라 다르며 근심, 걱정, 두려움은 혈압을 올라가게 하고, 정신적인 스트레스가 콩팥의 활동과 오줌 생산을 촉진한다.

▣ 방광과 요도 질환 기초상식

구분	특징	비고
방광염	방광의 세균성 염증, 소변을 볼 때 아픔	여성에 흔함
요실금	방광에 대한 수의적 조절의 상실, 긴장성 요실금은 운동 · 기침 · 재채기 시 불수의적	여성
요저류	소변을 볼 때 방광을 완전히 비우지 못함	남성에 흔함
방광결석	방광 내에 침전물로 형성된 덩어리	45세 이상
방광종양	방광 상피에서 생기는 암의 성장	흡연 원인
요도 협착	요도 부분이 비정상적으로 좁아진 상태	남성 발생

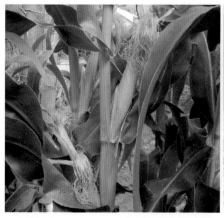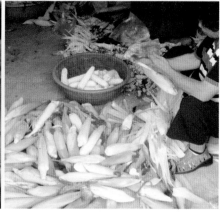

◎ **방광염에 좋은 산야초 활용법**

－ 여름에 옥수수 암꽃의 수염(암술)을 채취하여 햇볕에 말려 쓴다.

－ 수시로 옥수수 뿌리를 채취하여 햇볕에 말려 쓴다.

◎ **자연치유**

－ 옥수수수염 20g+결명자 10g+감국 5g을 배합하여 물 600ml에 넣고 끓인 후 다시 불을 줄여 은은하게 끓인 후 건더기는 체로 걸러 내고 국물만을 마신다.

◎ **금기**

－ 옥수수수염은 신장 기능이 약한 만성신부전 환자는 음용해서는 안 된다.

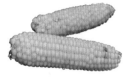

왜 옥수수 수염인가? ● 옥수수는 식용, 약용으로 가치가 높다. 주로 신장 질환에 좋고, 소변불통, 신장염, 비만, 피부미용, 당뇨, 고혈압, 혈뇨 개선, 황달, 부기, 숙취, 갈증에 쓴다. 몸이 냉한 사람은 옥수수 수염차를 음용하지 않는 게 좋다.

과다한 약물 복용, 당뇨병 합병증 신부전증

"심(心)부전은 발쪽에 부종이, 신(腎)부전은 얼굴에 부종이 있다"

인체의 신장에 혈액 공급이 감소하면 신장 기능이 저하된다. 신(腎)부전은 양쪽 신장의 정상적인 기능을 상실한 것으로 신장의 사구체에서 노폐물과 여분의 수분이 몸에 축적되어, 혈액의 화학적 균형이 파괴되어 급성 신부전과 만성 신부전, 말기 신부전으로 이어질 수도 있다. 급성 신부전증은 신속하게 치료를 하지 않으면 신장 기능이 상실되어 치명적일수도 있다. 신부전은 약물, 독성 화학물 등에 의한 사구체 신염 등이 원인이 되어 발생할 수 있다. 신장 투석[30]은 신부전의 치료로, 수분 균형을 이루고 노폐물을 제거하기 위한 것으로 장기적인 투석은 합병증을 야기시킨다. 신장 이식을 받은 사람은 신장의 거부 반응을 억제하기 위한 면역 억제제를 평생 복용해야 한다.

▣ 신부전증 기초상식

구분	특징	비고
급성 신부전	양측 신장의 기능이 급격한 저하로 소변량 감소	약물
만성 신부전	양측 신장의 기능이 60% 서서히 저하될 때부터 진행되어 야뇨증, 투석, 이식 등 선대체 요법 필요	사구체 신염, 당뇨병
말기 신부전	양측 신장의 기능이 90% 이상 영구적으로 비가역적인 기능 손상으로 생명을 위협할 수 있어 투석, 이식 필요함	합병증 유발

---

30 혈액 투석은 투석기로 혈액이 순환하여 기계에 설치하던 여과기를 통해 이루어진다. 한 번 투석시 3~4기간 소요되며, 일반적으로 일주일에 세 번 투석을 한다.

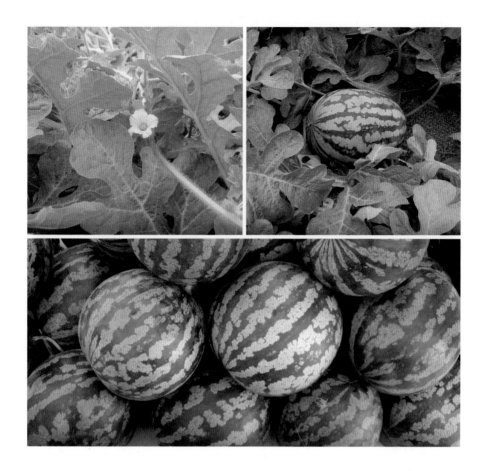

◎ **신부전증에 좋은 산야초 활용법**

– 7~8월에 익은 수박 속 과육은 생으로 먹고 검은 씨를
물에 푹 달여 마신다.

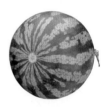

왜 수박인가? ● 수박은 한 여름 제철이 아닌 하우스 재배로 겨울에도 과육, 과즙을
먹을 수 있다. 한 여름에 원기를 보하고 구갈에도 좋다. 수박은 식용, 약용으로 가치
가 높다. 주로 신장 질환에 좋고, 껍질과 씨를 물에 달여 음용한다. 신장 질환, 이뇨,
소변불리에 쓴다.

남성에게 흔한 신장 결석

"신장 결석을 예방하기 매일 2리터 이상 물을 마신다"

인체의 신장 결석은 신장에서 형성되는 여러 크기의 결정 침착물로 남성 30~50세에 흔하다. 돌(石)과 같은 모양인 노폐물의 결정으로 작으면 소변을 통해 몸 밖으로 배출되지만, 큰 결석은 신장에 머물며 때로는 소변을 신장에서 방광으로 운반하는 관인 요관(尿管)으로 들어가 심한 통증을 유발시킨다.

인체의 수분이 지나치게 적을 때 수분을 보유하기 위하여 소변에 용해된 물질의 농도가 높을 때 결석이 생긴다. 대부분 칼슘염으로부터 만들어 지기 때문에 칼슘이나 수산이 풍부한 음식을 섭취하지 않는 게 좋다.

하루에 2~3리터 정도 충분한 물을 마시고, 밤사이에도 소변이 생성되도록 잠들기 전 수분을 섭취하고, 격렬한 운동을 할 때는 충분한 물을 마시고, 칼슘 섭취를 줄인다.

작은 신장 결석은 자신도 모르게 소변으로 흘러가지만, 큰 결석은 통증을 유발하고 결정체 형태에 따라 사슴 뿔 모양으로 신장 전체 중심부를 채우게 된다. 병원에서는 결석을 분쇄하기 위해 고에너지 충격파를 사용한 후 부서진 결석이 소변 속으로 흘러나오게 한다.

결석이 의심되면 소변을 채취하여 소변에 혈액, 결정체를 분석해 진단을 받는다. 신장 결석을 예방하고 치료하기 위해서는 남자는 맥주, 수산이 함유된 산나물·시금치·아스파라거스를 먹지 않고, 혈액을 맑게 하는 채소 위주의 식습관을 갖는 게 중요하다.

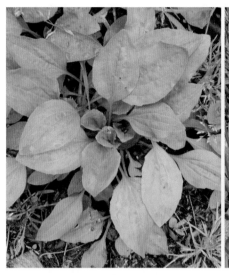
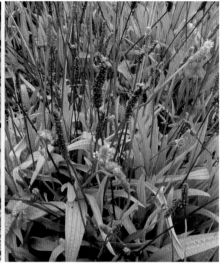

◎ **신장 결석에 좋은 산야초 활용법**

– 여름에 질경이 전초를 채취하여 물에 씻고 그늘에 말려 쓴다.

– 여름부터 가을 사이에 질경이 씨가 여물 때 꽃대를 잘라 햇볕에 말리고
  씨를 털어 낸다.

◎ **자연치유**

– 봄에 질경이 꽃이 피기 전에 잎을 따서 물로 씻고 물
  기를 뺀 다음 용기에 넣고 재료의 양만큼 설탕을 붓
  고 100일 이상 발효시킨 후에 발효액 1에 찬물 3을
  희석해서 음용한다.

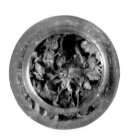

왜 질경인가? ● 질경이(차전자)는 독이 없어 식용, 약용으로 가치가 높다. 몸 안에 쌓여 있는 노폐물을 혈액으로 운반하여 배설시키고 소변을 잘 보게 한다. 주로 신장 질환에 좋고, 방광염, 전립선염, 요도염, 요도 질환에 쓴다.

남자의 상징 정력과 음위증

"강한 몸을 유지하고 싶으면 하체를 강화하는 운동이나 산을 다녀라!"

　남성은 사춘기인 16~20세에 성적으로 최고조에 달한다. 남성 생식기관[31]은 정자 생산과 사춘기 성징(性徵)의 발달에 필요한 남성 호르몬인 테스트테론을 평생 동안 생산한다. 사춘기가 되면 두 개의 고환에서 하루에 1억2천5백만여 개의 정자가 생산된다.

　중국 고전 〈선경(仙境)〉에서 남성이 사정을 억제하는 비법은 상대방에게 정기를 주어도 정액은 방출되지 않고 다시 체내로 돌아와 뇌 속으로 환원된다고 했고, 중국 고서 명나라 때 〈삼재도회(三才圖會)〉에서 "숫양 한마리가 삼지구엽초를 먹고 암양 100마리와 교배했다"고 기록돼 있다.

　정력 강화에는 스트레스를 줄이고, 하루에 10분 정도 조발(鳥足) 또는 발뒤굽치를 들고 걷고, 매일 한 번 이상 성기(性器)를 찬물로 씻고, 산을 자주 다니고 하체를 단련한다.

　늦가을에 가시오갈피 열매를 따서 체반에 펼쳐 놓고 물을 뿌려 씻고 이물질을 제거한 후 물기가 빠지면 용기에 넣고 소주(19도)를 부어 밀봉하여 1개월 지난 후부터 하루에 한두 번 머그잔으로 한 잔 정도 마신다.

　남성의 정력에 좋은 산야초의 씨앗류를 비롯해 검정깨, 검은콩, 산수유, 하수오, 삼지구엽초, 구기자, 가시오가피, 야관문을 먹는다.

31　남성 생시기는 음경, 음낭, 두 개의 고환으로 이루어져 있다.

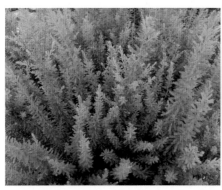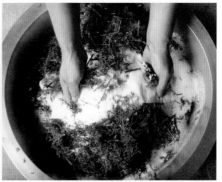

◎ **정력과 음위증에 좋은 산야초 활용법**

– 봄에 야관문 꽃이 피기 전에 뿌리와 잎·줄기 등이 온전히 달린 지상부를 채취하여 그늘에 말려 쓴다.

◎ **자연치유**

– 봄에 야관문 꽃이 피기 전에 지상부의 전체와 뿌리를 채취하여 용기에 넣고 35도 소주를 붓고 밀봉하여 1년 후에 마신다.

◎ **금기**

– 야관문 전초를 술에 담가 3개월 안에 매일 마시면 머리카락이 빠지기 때문에 마시지 않는 게 좋다.

왜 야관문인가? ● 야관문(비수리)은 밤을 밝힌다 하여 "천연 비아그라"라 부른다. 1998년 일산화질소가 혈관을 확장시켜 준다는 논문이 밝혀진 후 남성의 음경 발기에 도움이 되는 "비아그라"가 개발되었다. 야관문은 식용보다는 약용으로 가치가 높다. 주로 신장 질환에 좋고, 신장, 정력강화, 자양강장, 유정, 음위에 쓴다.

청각을 맡는 신경계의 장애 이명

"이명은 외부의 자극이 없는 상황에서도 귀에서 소리가 난다!"

인체의 신장과 심장의 기능이 저하되었을 때 발병하는 이명(耳鳴)은 환자의 귀에서 온갖 소리가 들린다. 흔히 난청과 동반되어 나타나며 소음성 손상이 있는 사람이 발병률이 높다.

소리를 견디지 못할 정도의 과도한 소음은 귀의 내이(內耳) 손상을 유발하여 난청이 될 수 있기 때문에 가능한 큰 소음에 노출되는 것을 피하는 게 좋다. 직업상 소음이 심한 경우에는 귀마개를 써서 예방해야 한다. 그리고 음악을 크게 듣거나 스마트폰 어어폰을 장시간 꼽고 듣는 것을 자제하여 귀를 보호하는 습관을 갖는다.

소리를 듣는 귓 속 와우(蝸牛·귀 속의 달팽이 관) 신경계가 장애를 받아 매미나 쇳소리 같은 팽하는 소리는 수면을 방해하여 건강에 영향을 미치고 삶의 질이 떨어뜨린다.

신장의 기능이 저하되었을 때는 매미 소리가 나고, 심장의 기능이 저하되었을 때는 쇳소리가 나며 현기증을 동반하는 수도 있다. 때로는 나이를 든 노년층에서는 평형 기능을 상실할 수도 있고, 귀의 암의 원인이 될 수도 있다.

인체는 60세가 넘게 되면 10명 중 3명 정도가 이명이 생기며, 나이가 들수록 흔한 병이다.

이명을 예방하고 치료하고자 할 때는 인체의 큰 집과 작은 집이라 할 수 있는 신장과 간이 제 기능을 할 수 있도록 하는 게 좋다.

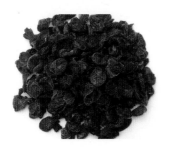
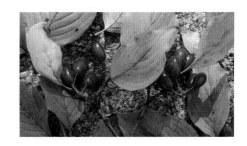

◎ **이명에 좋은 산야초 활용법**

– 늦가을에 산수유 빨갛게 익은 열매를 따서 씨를 제거하고 햇볕에 말려
쓴다.

◎ **자연치유**

– 늦가을에 빨갛게 익은 열매를 따서 꼭지를 떼어 내고 씨를 제거한 후에
용기에 넣고 재료의 양만큼 설탕을 붓고 100일 정도 발효시킨 후에 발효
액 1에 찬물 3을 희석해서 음용한다.

◎ **금기**

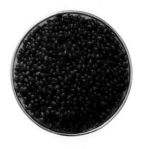

– 산수유 열매 씨에는 독이 있기 때문에 제거한
후에 먹는다.
– 도라지와 함께 복용하지 않는다.

왜 산수유인가? ● 조선시대 허준이 쓴 〈동의보감〉에서 "산수유는 신장에 좋다"고
기록돼 있다. 예부터 산수유 열매는 피로회복의 제왕으로 불렀다. 산수유는 식용, 약
용으로 가치가 높다. 주석산, 사과산 등 유기산과 비타민이 풍부해 신맛이 있다. 산수
유는 신장 질환에 좋고, 혈액순환, 고혈압, 당뇨병, 동맥경화, 심혈관 질환 예방, 활성
산소 제거, 빈뇨, 암에 쓴다.

근골격 · 운동계 질환에 좋은 약용식물
왜 근육과 뼈인가?

"인체의 근육은 에너지 저수지!"

인체는 40대 이후부터 근육 세포의 재생보다 소멸되는 양(量)이 많아진다. 근육을 구성하는 근섬유 수와 굵기가 줄어들어 근력이 감소한다. 인체 노화의 바로미터는 근육량 감소로부터 시작된다. 근(筋)감소증은 인체의 뼈와 혈관, 신경, 간, 심장, 췌장 등 신체 전반에 걸쳐 광범위하게 영향을 미친다. 근력 약화로 보행에 어려움을 걷는 것은 물론 일상 활동에 영향을 미쳐 삶의 질을 떨어뜨린다. 건강한 근육을 유지하려면 충분한 영양 섭취(단백질)와 지속적인 운동(등산, 하체 강화) 외 꾸준히 산을 다니는 게 도움이 된다. 평소에 식물성 단백질이 함유된 콩류를 먹고, 근육과 골격에 좋은 가시오가피, 호랑가시나무, 홍화, 골담초꽃, 쇠무릎, 마가목, 마늘을 먹는다.

▣ 근육 건, 골격 기초상식

구분	증상	비고
근경련	근육에 발생하는 갑작스런 통증	
테니스 엘보우	팔굽치의 뼈에 붙은 건에 발생한 염증	반복사용
건염 · 건활막염	건과 건초에 통증이 수반된 염증	운동선수
골절	뼈가 부러지거나 금이 간 상태	
인대 손상	섬유성 조직인 인대들의 손상	운동시
염좌	근육이 과신장되어 발생하는 다양한 손상	운동선수

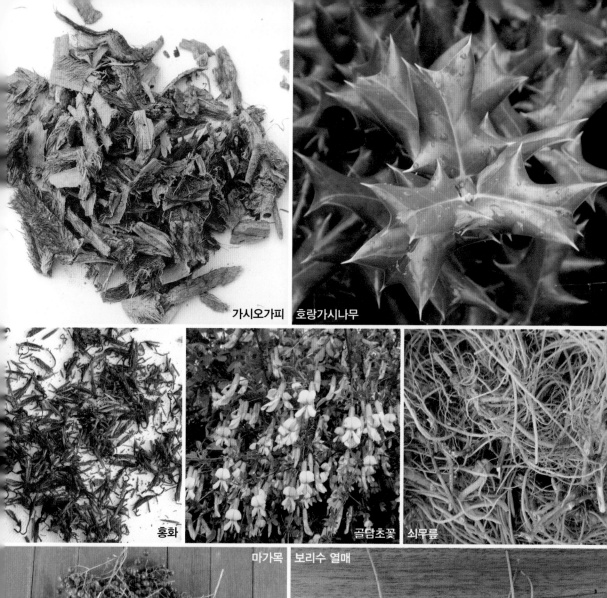

가시오가피　호랑가시나무

홍화　골담초꽃　쇠무릎

마가목　보리수 열매

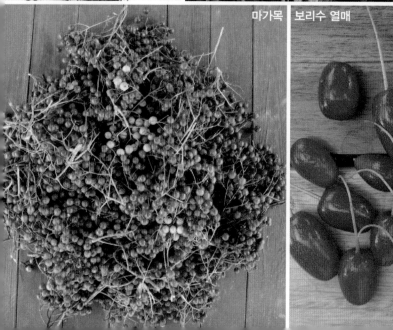

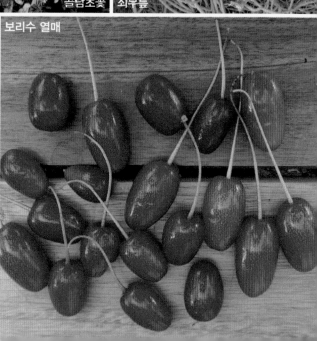

삶의 질을 좌우하는 관절염

"관절염은 삶의 질(質)을 떨어뜨린다!"

인체의 근육은 650개이고 뼈는 206개이고 뼈와 뼈 사이에 100개의 관절이 있다. 인체의 관절은 다양한 조직으로 이루어진 복잡한 기관으로 뼈의 끝에는 연골이 있고 관절을 싸고 있는 관절막에는 얇은 활막이 있고, 영양 공급과 충격 흡수를 하는 활액을 분비한다. 건강한 삶을 위하여 노년기 삶의 질은 관절이 좌우한다 해도 과언이 아니다. 사람은 걸어다닐 때도, 앉거나설 때도, 음식물을 먹을 때도 관절을 사용한다. 관절염의 주요 증상은 연골이 닳아 없어진 상태에서 뼈와 뼈가 부딪히며 극심한 통증을 일으킨다. 관절은 관절염, 상해, 감염, 노화 또는 질병으로 인해 뼈와 연골과 인대가 퇴화하여 손상될 수 있다. 비만을 피하고 적정 체중을 유지하는 게 좋다.

◪ **관절염 기초 상식**

구분	증상	비고
감염성 관절염	균이 상처나 혈액을 통해 관절에 침입하여 발생	
류마티스 관절염	관절통과 관절의 종창, 경직이나 변형을 유발할 수 있는 만성 질환	
골관절염	뼈의 양쪽 말단 부위에서 보호 작용을 하는 연골들이 마모된 상태로 병이 진행함에 따라 관절 주위의 뼈가 두꺼워지고 골돌기체로 불리는 뼈의 증식이 생긴다.	무릎 관절, 고관절
통풍	요산 결정이 관절 안, 특히 엄지발가락의 기저부에 침착되는 관절염	
강직성 척추염	척추와 골반을 침범하는 만성적인 관절 염증	원인 불명

근골격 · 운동계 질환에 좋은 약용식물

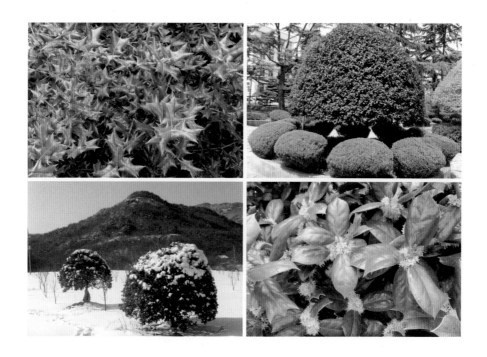

◎ 관절에 좋은 산야초 활용법

– 여름에 호랑가시나무 잎은 그늘, 가을에 씨앗과 뿌리를 채취하여 햇볕에
 말려 쓴다.

◎ 자연치유

– 가을에 호랑가시나무 붉게 익은 열매를 따서 용기에 넣고
 재료의 양만큼 설탕을 붓고 100일 정도 발효시킨 후에 발효
 액 1에 찬물 3을 희석해서 음용한다.

왜 호랑가시나무인가? ● 호랑가시나무는 약용, 식용, 관상용으로 가치가 높다. 잎,
줄기, 열매, 뿌리 모두를 쓴다. 몸속의 고갈된 진액을 늘려 보충해 준다. 호랑가시나
무는 근골 질환에 좋고, 관절염, 골절, 염증, 근육통, 뼈질환에 쓴다.

소리 없는 뼈(骨) 도둑 골다공증

"골감소증과 골다공증은 건강 적신호!"

인체의 골감소증과 골다공증은 약한 충격에도 뼈가 쉽게 부러지는 질환이다. 골다공증은 뼈의 골밀도가 감소해 뼈가 약해지는 질환으로 "소리 없는 뼈도둑"으로 특별한 증상이 없기 때문에 심각성을 환자가 인지를 못한다.

인체의 골격인 뼈는 단단하고 탄력성 있는 단백질에 칼슘과 인이 침착되어 이루어져 있다. 골다공증은 골조직의 소실로 뼈가 부서지기 쉬운 병이다. 나이가 들어감에 따라 뼈는 점점 얇아지고 가벼워져, 70세에 이르면 40세에 비하여 1/3 정도로 가벼워진다. 골밀도의 손실은 뼈의 자연적인 파괴가 재생보다 빨리 일어난다.

골다공증을 예방하려면 하루 30분 이상 비타민D가 풍부한 햇볕을 쬐고, 되도록 걷고, 칼슘이 풍부한 우유, 잔멸치, 뼈째 먹을 수 있는 생선, 치즈를 먹고 금주와 금연이 필수다.

여성은 노화로 인하여 골밀도와 균형 감각이 떨어진 상태에서 관절을 감싸는 근육량까지 적으면 크게 다칠 수 있는 골다공증이 문제이다. 갱년기 이후 폐경으로 호르몬 균형이 깨지면 뼈의 재생보다는 파쇄가 많아 작은 충격에도 쉽게 골절된다. 평소에 뼈를 보호하기 위해서는 적절한 운동으로 근육을 강화해야 한다.

골다공증을 예방하고 치료를 하기 위해서는 하루 30분 이상 일광욕으로 비타민D를 보충하고, 뼈에 좋은 홍화씨, 버섯, 칼슘이 풍부한 멸치와 해조류를 섭취한다.

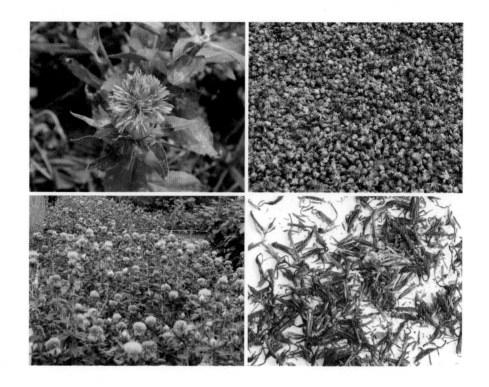

◎ 골다공증에 좋은 산야초 활용법
- 6월경 해가 뜨기 전에 꿀풀 꽃을 따서 그늘에서 말려 쓴다.

◎ 홍화씨 기름 만들기
- 7~8월에 꿀풀 익은 열매를 따서 씨를 햇볕에 말린 후
  기름을 짠다.

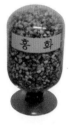

왜 홍화씨인가? ● 중국 이시진이 쓴 〈본초강목〉에서 "홍화는 혈액과 피부를 다스린
다"고 기록돼 있다. 홍화씨는 식용보다는 약용으로 가치가 높다. 홍화씨에는 백금 성
분과 불포화지방산 페놀성 물질이 함유되어 있다. 주로 홍화씨는 여성 질환 또는 골
절에 좋고, 어혈, 여성 갱년기 장애, 월경불순, 동맥경화, 고혈압, 고지혈증에 쓴다.

엄지발가락의 기저부에 침착하는 관절염 통풍

"통풍은 요산(尿酸)이 일정량을 초과하여 체내에 과다하게 쌓여 생긴다"

요산(尿酸·요산성 관절염)은 대사성 질환으로 혈중(血中) 요산(尿酸)이 일정량을 초과하여 체내에 과다하게 쌓였을 때 나타난다. 통풍은 요산(尿酸)이 관절 주위에 침착되면 면역세포가 공격하는 과정에 통증을 느끼는 것으로 퓨린[32]이라는 단백질이 간에서 대사되면서 생기는 분해물로 통풍을 유발한다.

몸 안에서 생긴 과산화지질은 혈액 속이나 세포 속에 남아 있다가 단백질과 결합하면 갈색의 불용성 물질로 변하여 노화의 원인이며 관절뿐 아니라 혈관과 신장 등에 세포나 조직에 쌓여 신장병, 고혈압, 당뇨, 동맥경화, 심부전(心不全), 신부전(腎不全), 심근경색, 뇌경색, 심장병 등을 유발할 수 있다.

통풍은 완치가 힘든 만큼 예방이 중요하다. 표준 체중을 유지하고 비만을 조심해야 한다. 원인은 맥주, 음료수를 마시고 땀을 많이 흘리며 운동을 할 때 요산이 엄지발가락의 기저부에 침착한다.

기름에 튀긴 치킨, 기름진 생선, 감자 등을 삼가고 단백질, 비타민 A B C E, 셀렌, 카로틴, 요오드가 풍부한 식품을 섭취한다. 통풍에 좋은 개복숭아 열매 효소, 다래 열매 효소, 돌배 효소, 보리수나무 열매 효소 1에 찬물 5를 희석하여 공복에 음용한다.

---

32 퓨린이 많이 함유된 음식에는 등푸른 생선, 고기 및 내장류 등이다.

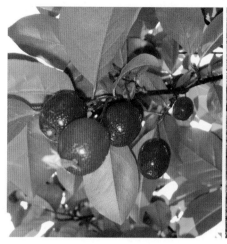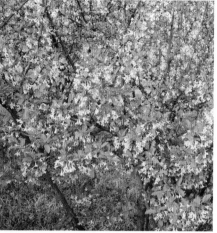

◎ **통풍에 좋은 산야초 활용법**

– 가을에 빨갛게 익은 보리수나무 열매를 따서 햇볕에 말려 쓴다.

◎ **자연치유**

– 가을에 익은 보리수나무 열매를 따서 용기에 넣고 재료의 양만큼
  설탕을 붓고 100일 정도 발효시킨 후 발효액 1에 찬물 3을 희석해
  서 음용한다.

◎ **금기**

– 보리수나무 생열매에는 소량의 독이 있어 한꺼번에 많이 먹지 않는다.

왜 보리수나무 열매인가? ● 보리수나무는 식용, 약용, 관상수로 가치가 높다. 열매
에는 타닌, 비타민C, 베타카로틴이 풍부해 혈중 콜레스테롤 수치를 낮춰준다. 주로
호흡기 질환과 통풍에 좋고, 기관지염, 천식, 염증, 이질, 대하증, 숙취, 혈관 질병 예
방에 쓴다.

인체의 중심 허리의 갑작스런 통증 요통

"요통은 일상적인 동작과 잘못된 자세로 생긴다!"

인체의 등뼈는 28~30개의 척추 같은 모양으로 몸을 전후좌우로 굽히고 펴고 비틀고 하는 운동을 할 수 있도록 되어 있다. 추체공에 척수는 31개로 1개마다 전근 4개, 후근 4개가 장기와 연결돼 있다. 요통은 척추의 뼈인 추체와 추체 사이에서 연골이 협착되어 신경선이 압박되었을 때 통증을 유발한다. 주로 무거운 것을 들어 올리거나, 허리를 갑자기 비틀거나 해서 생기기도 하지만, 대부분 일상적인 동작과 잘못된 자세 중에도 생길 수 있는 흔한 병이다. 요통을 예방하고 치유하기 위해서는 우선 허리를 보호하는 생활습관이 중요하다. 다리를 꼰다든가 잘못된 자세를 하지 말고, 중심을 잃고 무거운 것을 들지 말고, 적정 체중을 유지해야 한다. 근육과 뼈에 좋은 오갈피, 골담초, 홍화씨, 쇠무릎을 먹는다.

▣ 척추의 병 기초상식

구분	증상	비고
추간탈출증	추간판 내 압력으로 수액이 밀려 나오는 상태	디스크
요부변형성척추증	척추의 변화로 추간판 변형, 골극에 의한 신경근의 압박, 척추 주위의 인대와 근육 이상	요통
협착증	척추관이 좁아져 그 속의 척수신경이 죄어진 신경 장애	요통
척추측만증	등뼈(척추)가 비틀어지면서 옆으로 구부러진 상태	자세
미골통	미골(꼬리뼈)에 발생한 심한 통증	

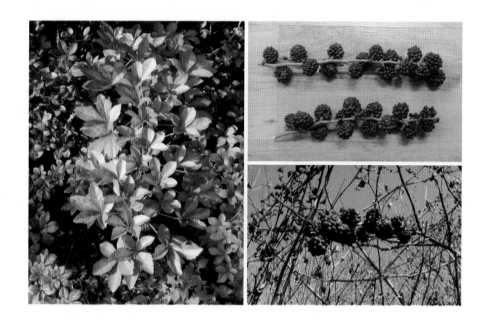

◎ **요통에 좋은 산야초 활용법**

- 연중 섬오가피 가지와 뿌리를 채취하여 햇볕에 말려 쓴다.

◎ **자연치유**

- 가을에 섬오가피 검게 익은 열매를 따서 적당한 크기로 잘라 용기에 넣고 재료의 양만큼 설탕을 붓고 100일 정도 발효시킨 후에 발효액 1에 찬물 3을 희석해서 음용한다.

왜 섬오가피인가? ● 중국 이시진이 쓴 〈본초강목〉에서 "한줌의 오가피는 한 마차의 금옥(金玉)보다 좋다"고 기록돼 있다. 섬오가피는 제주 자생 식물로 뿌리껍질에 "아칸토산"이 다량 함유되어 있다. 섬오가피는 식용보다는 약용으로 가치가 높다. 주로 항암과 염증 질환에 좋고, 암 예방, 관절염, 요통, 좌골신경통, 면역, 패혈증, 간경변에 쓴다.

신경계 질환에 좋은 약용식물
왜 뇌인가?

"뇌(腦)는 인체의 대통령!"

우리나라 뇌졸중 발병률은 세계 1위로 한국 3대 사망 원인 중 하나다. 뇌졸중은 크게 두 가지로 나뉜다. 혈관이 터져 생기는 "뇌출혈"과 혈관이 막히는 폐색성 질환인 "뇌경색"으로 구분한다. 뇌경색은 동맥경화로 손상된 뇌혈관에 피떡(혈전)이 생겨 혈관이 좁아지는 "뇌혈전증", 심장이나 목 등 대동맥에서 생긴 혈류를 타고 흘러가 뇌혈관을 막는 "뇌색전증"으로 나눌 수 있다. 뇌에 문제가 있다면 넘어질 가능성이 높고, 특히 노인의 낙상은 심각한 문제로 근육 약화로 쉽게 골절(특히 골반)이 되고 심한 경우 사망에 이를 수도 있다. 노인의 낙상 원인으로는 뇌졸중, 파킨슨병, 각종 치매 질환, 시력 약화, 약물 부작용, 근육 무력 등이다. 뇌질환인 "중풍"은 위험인자가 있는 사람 중에서 경고가 없는 경우가 많다. 뇌졸중은 뇌에 산소와 혈액공급이 차단되어 생기는 부분적 손상을 입은 상태이다. 뇌졸중 환자의 1/3은 뇌색전이 원인이며, 뇌출혈은 전체 뇌졸중의 1/5 가량이다. 손발에 힘이 빠지고 얼굴 한쪽 표정이 부자연스러워지는 증상을 방치하면 뇌졸중(중풍)으로 이어질 수 있다. 최근에는 뇌출혈보다는 흡연, 육류 위주의 고지방 식이, 동맥경화, 고지혈증, 고혈압, 부정맥, 당뇨병 등 약물 남용으로 뇌세포 주변이 괴사하는 뇌경색이 많다. 뇌에 좋은 천마, 강황, 오가피, 마가목, 적하수오, 방풍, 지치, 조릿대, 중국 보이차를 먹는다.

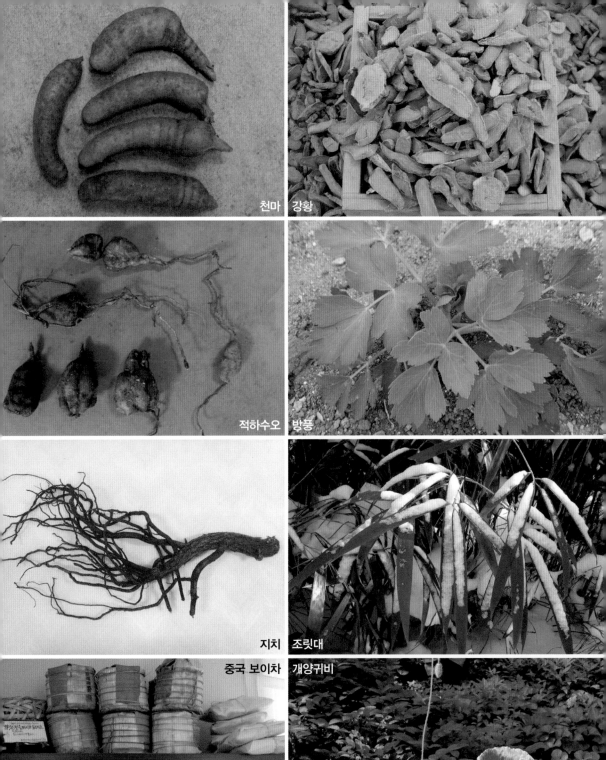

천마　강황

적하수오　방풍

지치　조릿대

중국 보이차　개양귀비

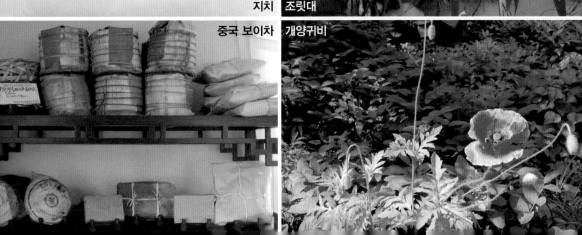

모든 사람이 경험하는 통증

"진통제를 남용하면 심각한 후유증을 주는 양날의 칼!"

인체의 통증(痛症)은 조직 손상을 일으키는 질병으로 손상에 대한 신체적 반응이다. 통증은 모든 사람이 경험하는 가장 빈도 높은 자각 증세로 부딪히거나, 넘어지거나, 장마철 기압이 변하여 관절 부위가 쑤시거나, 과도한 스트레스를 받아 머리가 아프거나 등 다양하다. 문제는 갑자기 통증이 시작되어 얼마 동안 계속되다 자연히 가라앉는 것이 되풀이 되는 만성두통, 편두통[33]으로 삶의 질을 떨어뜨릴 수 있다.

뇌와 척수는 신체 내부에서 "엔돌핀"이라는 진통 성분을 만들어낸다. 통증은 초기의 원인을 찾아내 치료하면 완치할 수 있다. 만성 통증은 중추·말초 신경계가 망가지면 원인 치료를 해도 완치율이 어렵다. 그러나 진통제는 일시적으로 통증을 경감시킬 수는 있으나 남용하면 심각한 후유증을 주는 양날의 칼이다.

가벼운 마사지에서부터 온찜질까지 다양한 非약물적 치료가 있다. 침구요법은 침에서 엔돌핀을 분비시키거나 통증 부위 근처의 신경을 자극함으로써 통증 신호 전달을 차단하여 효과를 낸다. 편두통은 찜질, 저주파 요법 등으로 신경을 풀면 좋아지기도 한다. 인대 손상이나 근육 손상은 물리치료나 초음파 치료를 한다. 일과성 두통을 예방하기 위해서는 수분을 보급하고, 충분한 수면을 해야 한다.

---

33 뇌 속이나 주변에 있는 혈관이 처음에 수축한 뒤, 과도하게 확장되기 때문에 일어나는 혈관성 두통이다.

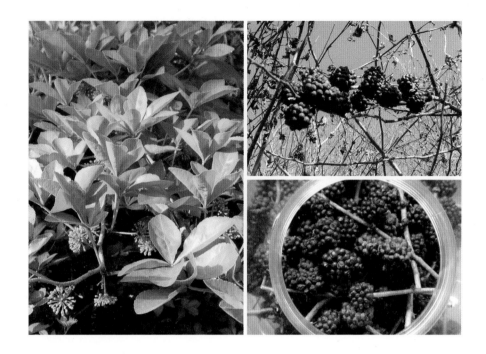

◎ 통증에 좋은 산야초 활용법

- 연중 섬오가피 가지와 뿌리를 채취하여 햇볕에 말려 쓴다.

◎ 자연치유

- 늦가을에 섬오가피 검게 익은 열매를 따서 적당한 크기로 잘라 용기에 넣고 19도의 소주를 부어 밀봉하여 3개월 후에 마신다.

왜 섬오가피인가? ● 제주대 이남호 교수팀은 〈국제학술지〉에 "섬오가피 천연물질 아칸토산의 항암 효능 및 메커니즘 규명" 항암 효능이 우수한 것을 과학적으로 밝혔다. 섬오가피가 암을 예방 또는 치료에 도움을 줄 수 있다는 쾌거다. 섬오가피는 식용보다는 약용으로 가치가 높다. 주로 염증성 질환과 통증에 좋고, 암, 관절염, 염증, 근육통, 신경통, 요통, 간장, 신장에 쓴다.

말초신경의 병 신경통

"신경통은 말초신경이 자극에 의한 통증!"

   인체의 신경계[34]는 가장 복잡한 시스템으로서 동시에 수백 가지의 기능을 조절, 의식, 지능, 창의력의 근원으로 의사소통을 하거나 여러 감정을 경험한다. 신경통은 변형은 척추가 변형되어 척수신경을 압박하거나 자극해 생긴다. 흔한 신경통은 병원에서는 진통해열제, 근육이완제, 혈관확장제 등을 처방하고 통증을 유발하는 온열요법, 부위에 부담을 주지 않도록 하는 견인(牽引)요법을 하고 한의원에서는 경혈이나 뜸자리에 침을 맞는다. 신경통을 예방하고 치료할 때는 무리를 하지 말고 휴양을 해야 한다. 금주, 금연, 자극이 강한 음식물의 섭취를 금하고, 비타민류가 풍부한 식품을 먹는다.

▣ 일반적인 신경통 기초상식

구분	증상	비고
삼차신경통	얼굴 한쪽이 심하게 아픈 안면신경통	중년 이후 여성
후두신경통	제2경수(頸髓)에서 나오는 후근 신경통으로 목 운동, 채기, 기침 따위에 통증 유발	고령자에 많음
상완신경통	몸 어느 한쪽의 목, 어깨, 팔, 손의 신경통	
대퇴신경통	대퇴의 앞면이 아픈 신경통	중년 여성
좌골신경통	한쪽 둔부, 대퇴 후면, 장단지가 아프고, 발뒤꿈치나 복사뼈 쪽까지 통증 유발	

---

34 뇌와 척수는 중추 신경계를 구성하며 두개골과 척추에 의해 보호된다.

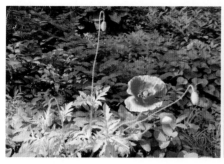 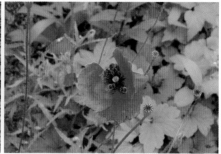

◎ 신경통에 좋은 산야초 활용법

- 가을에 양귀비 열매와 종자를 채취하여 그늘에 말려 쓴다.

◎ 양귀비 해독법

- 양귀비의 중독(毒)에는 생무즙을 먹는다.

◎ 금기

- 흔히 볼 수 있는 관상용인 개양귀비 외에는 법으로 제
한하고 있다.
- 양귀비를 습관적으로 복용하면 중독 현상 또는 환각
작용이 있다.

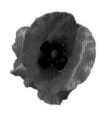

왜 양귀비인가? ● 양귀비는 "꽃이 아름답다" 하여 당나라 현종의 황후인 "양귀비"라는 이름이 붙여졌다. 양귀비는 두 얼굴이 있다. 개양귀비는 관상용으로 심는다. 그러나 양귀비 재배는 불법이다. 양귀비류 250여 종 중에서 마약 성분 양귀비는 "파파페르 솜니페룸 L" · "파파페르세티게룸 D.C" 2종류 뿐이다. 덜 익은 열매를 상처 내어 유즙을 받아 섭씨 60도 이하에서 말린 것을 아편으로 가을에 열매가 완전히 성숙하기 전에 칼로 상처를 내어 유액을 채취하여 섭씨 60도 온도에서 말려 쓴다. 주로 통증 질환에 좋고, 기관지염, 만성장염, 기침, 천식, 복통, 불면증, 냉증, 백대하증에 쓴다.

사회생활의 막을 내리며 의지하는 몸 뇌졸중

"뇌졸중은 뇌에 혈액공급이 차단되어 생기는 부분적 손상!"

인체는 뇌졸중에 위험 인자가 있는 상태에서도 경고 증상이 없다. 환자 중 약 절반 가량이 뇌동맥 혈전이 생기는 뇌 혈전증이고 1/3은 뇌색전이다. 그 증상은 수 초 또는 수 분 사이에 급속히 나타나 생명에 위협을 주기도 한다.

뇌졸중은 크게 두 가지이다. 하나는 뇌동맥이 터져서 주위에 혈액이 넘쳐 흐르는 뇌출혈, 다른 하나는 동맥의 내강(內腔)이 막혀 버리는 뇌경색이다.

어떻게 심장 발작 증상을 미리 알 수 있을까? 흉부 중앙이 답답하거나 통증이 몇 분 이상 지속되었다가 가라앉기를 반복하는 경우, 숨이 차고 현기증을 동반하는 흉부 통증이 있는 경우에는 반드시 조기에 병원을 찾아 치료를 받아야 한다.

뇌졸중은 사회 생활의 막을 내리고 남에게 의지하는 몸이다. 환자 10명 중 1명은 수개월 이내에 사망하는 무서운 병이다. 재활운동을 해도 정상 회복이 더디고, 신체를 마음대로 움직일 수 없는 장애 수준으로 사는 경우가 허다하다. 그러나 물리 치료, 언어 치료 등 재활 치료가 필수적이다.

뇌졸중 환자 중 1/3은 약간의 장애가 남아 일부는 장기간 간호가 필요하다. 뇌졸중을 예방하고 치료하기 위해서는 평소 위험 인자인 고혈압, 약물 복용(혈압, 당뇨, 콜레스테롤 등)을 금하고, 과도한 스트레스를 줄이는 게 최고다.

평소에 기름진 육류를 피하고, 양파, 미나리, 나물, 버섯, 채소, 과일, 효소, 식초, 청과 등을 섭취하고, 뇌와 혈관 속 혈류를 맑게 하는 솔순, 가시오갈피, 꾸지뽕, 방풍, 천마, 달맞이꽃을 먹는다.

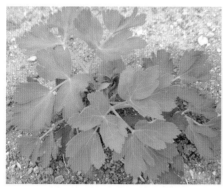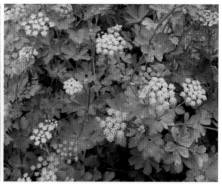

◎ **뇌졸증에 좋은 산야초 활용법**

- 가을 또는 봄에 방풍 뿌리를 캐서 줄기와 잔뿌리를 제거한 후에 물로 씻고 햇볕에 말려 쓴다.

◎ **자연치유**

- 봄에 방풍 어린 순을 뜯어 용기에 넣고 설탕 20%+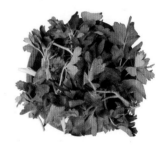
이스트 2%를 넣고 한 달 후에 식초를 만들어 요리
에 넣거나 찬물 3을 희석해서 음용한다.

◎ **금기**

- 방풍잎에는 소량의 독이 있어 생으로 먹기 보다는 끓은 물에 살짝 데친
후 먹는다.

왜 방풍인가? ● 방풍에는 혈액의 응고를 억제하고 혈행의 흐름을 좋게 하는 "쿠마린"이 함유되어 있다. 방풍은 식용, 약용으로 가치가 높다. 주로 뇌의 질환에 좋고, 뇌경색, 중풍 예방, 치매, 면역력 증진, 독소 유해 물질 배출, 통풍, 피부 개선, 해독에 쓴다.

일상생활의 막을 내리는 치매

"노년시대, 암보다 무서운 치매!"

뇌세포는 약 1000억 개로 20세 전후쯤 최정점에 달한 후 30세부터는 서서히 퇴화한다. 치매는 주로 나이가 들어감에 따라 뇌의 퇴행성 변화로 발병한다. "알츠하이머"는 뇌에 "베타 아밀로이드"라는 독성 물질이 해마에 쌓여 생기는 병으로 65세 이상 연령층 가운데 약 10%를 차지한다. 보건복지부 치매유병률조사에 따르면 2025년에는 치매 환자가 100여 만명으로 예상한다. 치매를 예방하려면 젊었을 때부터 앞쪽 뇌(전두엽) 기능을 활성화하고, 무엇보다 혈관을 깨끗하게 관리를 해야 한다. 알츠하이머병을 예방하기 위해서는 비타민 C·E와 기타항산화제, 효소를 꾸준히 섭취해야 한다. 맑은 공기와 깨끗한 물을 섭취하고 피를 맑게 하는 채소나 발효 식품을 섭취해야 한다. 강황, 키위, 블루베리, 함초를 먹는다.

▣ 뇌 조직의 퇴행성에 의한 질병

구분	증상	비고
알츠하이머 (Alzheimer's disease)	뇌에 독성 단백질(아밀로이드)이 쌓여 뇌세포가 파괴	
파킨슨 (Parkinson's diseas)	미세한 움직임을 조절하는 뇌 부위인 기저핵에 있는 세포들이 퇴행함에 따라 손떨림과 운동 장애가 생기는 진행성 뇌 질환	운동 장애
혈관성 치매	뇌혈관이 손상	
다발성 경직성 치매	뇌 소혈관에 혈전이 생기는 조직 손상으로 인해 정신적인 기능이 악화	

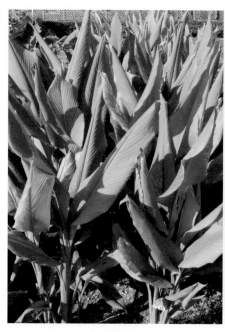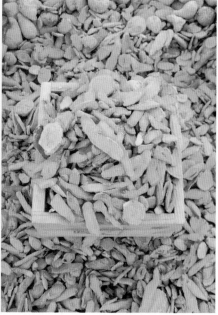

◎ 치매에 좋은 산야초 활용법

- 가을에 강황 뿌리를 캐어 햇볕에 말려 쓴다.

◎ 자연치유

- 가을에 강황 뿌리를 캐서 물로 씻고 물기를 뺀 다음 햇볕에 말려 제분소에서 가루를 내어 찹쌀과 배합하여 환을 만들어 식후에 20~30알을 먹는다.

왜 강황인가? ● 중국 이시진이 쓴 〈본초강목〉에서 "강황은 기(氣)와 혈(血)의 막힘에 쓴다"고 기록돼 있다. 강황에는 항산화 물질인 "커큐민(curcumin)"이 함유되어 있어 세포의 산화를 방지해 준다. 강황은 식용, 약용으로 가치가 높다. 주로 뇌의 질환에 좋고, 치매 예방 및 치료, 활성산소 제거, 몸속 유해 물질 제거, 암에 쓴다.

정신과 질환에 좋은 약용식물
왜 마음인가?

"삶에서 몸과 마음을 닦는 일을 최우선으로 하라!"

세상에서 가장 귀한 것은 생명과 건강이다. 우리의 영혼이 자리 잡은 곳이 마음으로 육체와 연결되어 있기 때문에 마음산책을 통해서 건강을 유지할 수 있다. 건강은 마음의 영향을 받는다. 좋은 생각은 좋은 생각을 낳고, 부정적인 생각은 부정적인 생각을 낳기 때문에 긍정적인 삶으로 전환해야 한다. 조선시대 퇴계 이황이 쓴 〈활인심방(活人心方)〉에서 눈에 보이는 처방이 아닌 마음으로 복용하는 "중화탕(中和湯)" 마음처방이다. 예를 들면 "생각을 간사하게 하지 말고, 좋은 일을 해야 하고, 마음을 속이지 말고, 편안하게 행동하고, 자기 본분을 지키고, 시기와 질투를 하지 말고, 교활함과 간사함을 버리고, 모든 일에 성실하고, 하늘의 이치에 따르고, 타고난 명(命)의 한계를 알고, 마음을 맑고 깨끗이 하고, 욕심을 적게 하고, 참고 견디고, 성정(性情)을 부드럽고 순하게 하고, 겸손하며 온화하고, 만족할 줄 알고, 청렴하며 근면하고, 어진 마음을 간직하고, 검소하며 절제하고, 한쪽에 치우치지 말고 중용을 지키고, 살생을 하지 말고, 성냄을 경계하고, 포악은 삼가고, 탐욕을 경계하고, 매사에 신중하고, 기미를 잘 알아서 하고, 사랑을 지니고, 물러나야 할 때를 알고 물러날 줄 알고, 고요함을 지니고, 숨어서 남을 해치지 말아야 한다"고 제시하고 있다. 평소에 정신에 도움이 되는 오색 채소와 과일, 꽃차, 조릿대, 지치 종자, 백하수오, 호두, 자귀나무를 먹는다.

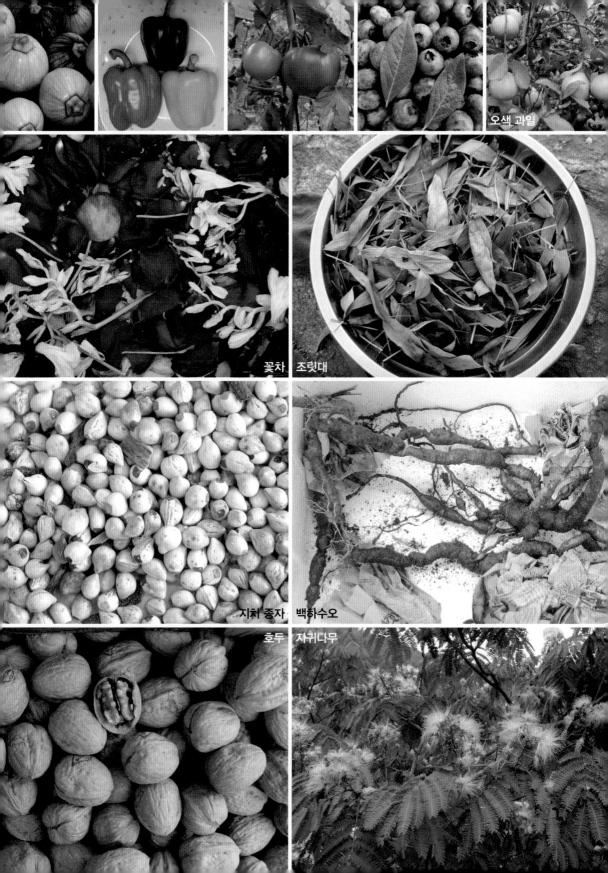

오색 과일

꽃차　조릿대

지치 종자　백하수오

호두　자귀나무

만병의 근원 스트레스

"스트레스(stress) 굴레에서 벗어나라!"

만병의 근원 스트레스는 외부의 사건이나 상황, 특별한 성격 등에 대한 반응으로 인체의 건강에 직접 영향을 미친다. 스트레스는 3단계가 있다. 경고기는 자연치유력이 감소하고 몸이 산성체질로 바뀌면 스트레스에 노출되고, 저항기는 호르몬이 몸에서 저항하는 것으로 사소한 일에도 화를 내며 혈압이 올라가고, 소모기는 호르몬인 뇌하수체, 부신의 반응이 떨어지고 몸이 전체적으로 심하게 받는 상태로 치료를 요하는 단계이다. 인체는 스트레스를 받으면 세포의 변질과 손상이 생겨 염증은 물론 궤양, 부정, 종양이 자리 잡는다. 스트레스의 반대인 "웃음"은 알파파라는 뇌파를 촉진하여 엔돌핀을 생성하여 면역력을 높여준다. 신체의 변화로는 산소를 얻기 위해 호흡이 빨라진다. 근육, 뇌, 심장에 더 많은 혈액을 보내도록 맥박이 빨라지고, 근육이 긴장되고 수축되어 각종 통증을 동반하고, 염증에 대한 면역기능이 떨어지고, 혈압이 오르고, 혈당, 지방, 콜레스테롤 양이 증가한다.

▣ 일반적인 스트레스가 질병 기초상식

구분	증상	비고
부교감신경 활동저하	림프구의 감소, 배설과 분비 기능 저하	면역력 감소
림프구의 감소	면역력 저하, 감염증 증가	감기
교감신경 긴장	아그레날린 과잉 반응, 심박 수 증가	각종 병 유발
활성산소 증가	발암물질 축적으로 조직 노화 진행	세포 변질,
혈관 수축	노폐물 축적, 염증 발생	병 유발

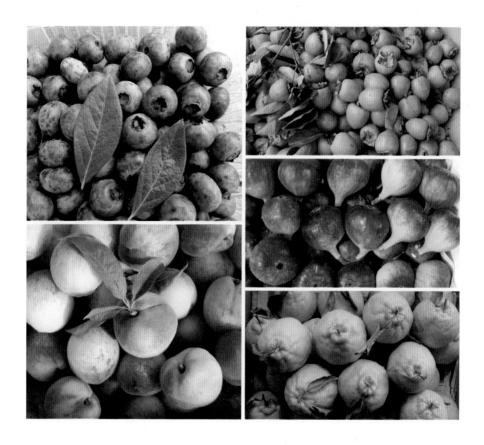

◎ 스트레스에 좋은 산야초 활용법
- 과다한 스트레스에는 식물 오색(五色) 채소와 과일을 생으로 먹거나 믹서기에 넣고 즙을 내어 마신다.

왜 오색(五色) 과일인가? ● 식물이나 과일의 색소는 적색, 크림색, 황색, 오렌지색, 짙은 황색 등이 있으나 그 중에서도 항산화력이 강한 녹색도 있으나 후라보노이드는 약 3,000여 종류나 된다. 한의학에서는 녹색(간), 흰색(폐), 주황색(위), 빨간색(심장), 검정색(신장)과 관련이 있다고 기록돼 있다. 스트레스가 심할 때는 평소 오색 과일을 골고루 섭취하면 효과를 볼 수 있다.

마음의 병 홧병

"과도한 스트레스는 홧병을 부른다"

참을 "인(忍)" 자는 마음 "심(心)" 위에 칼이 놓여 있는 "도(刀)", 재앙의 "재(災)" 자는 시내 "천(川)" 아래 "불(火)"이 있다. "사소한 일을 제 성질에 못이겨 분함을 참지 못해서 자신의 몸을 해친다"는 깊은 뜻이 담겨 있다.

한의학에서 병을 일으키는 외적(外的)인 원인으로 "칠정(七情)"인 "희노우사비공경(喜怒憂思悲恐驚)" 즉 기쁨, 노여움, 근심, 생각, 슬픔, 놀람, 두려움, 내적인 원인으로 "육음(六陰)"인 "풍한서습조화(風寒暑濕燥火)" 즉 바람, 추위, 더위, 습기, 건조, 불과 연관이 있다고 본다.

살면서 홧병을 초기에 치료해야 한다. 정신적으로 삶의 질이 떨어지는 우울증과 불면증 수면 장애가 나타난다. 모든 병이 원인은 있지만 오랫동안 홧병이 계속되면 삶의 질을 높이기 위해서라도 적극적인 치료를 해야 한다. 자연과 교감하며, 등산, 식물원, 바닷가 산책, 좋아하는 취미 등을 통해 스스로 자연치유를 할 수 있다. 사람의 마음은 땅과 같다. 땅을 내버려 두면 잡초만 무성해 씨앗을 뿌릴 수 없다. 마음도 이와 다를 바 없다. 마음속에 부정적인 생각을 멀리하고 긍정적인 생각으로 전환하고 마음속의 무질서를 정리하면 된다. 마음속에 간직하였던 탐욕, 용서하지 못하는 마음, 주변 사람을 이해하지 못하는 마음 등을 버리면 된다.

평소에 바쁜 삶에서 느림으로 전환을 하고 명상, 등산, 걷기, 산책, 독서 등을 통하여 마음으로 다스리고 꽃차, 약용차, 전통차와 홧병을 다스려 주는 조릿대 효소를 먹는다.

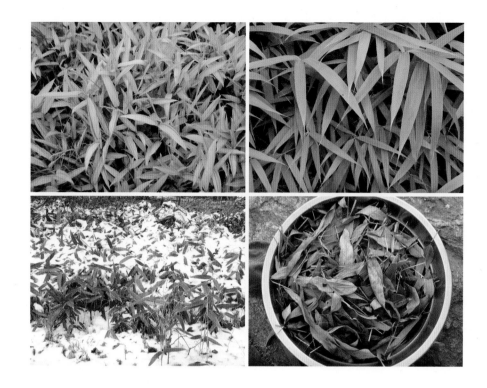

◎ 홧병에 좋은 산야초 활용법

- 연중 조릿대 연한 잎을 사계절 내내 채취하여 잘게 썰어 햇볕에 말려 쓴
  다.

◎ 금기

- 몸이 냉한 사람은 먹지 않는다.

왜 댓잎인가? ● 조선시대 허준이 쓴 〈동의보감〉에서 "조릿대는 기(氣)와 혈(血)을 순
환시키고 울화(鬱火 · 막힘)을 풀어준다"고 기록돼 있다. 몸에 열이 있는 사람이나 가
슴이 답답한데 쓴다. 조릿대는 식용, 약용으로 가치가 높다. 주로 홧병에 좋고, 당뇨
병, 빈혈, 갈증, 딸꾹질, 이뇨에 쓴다.

잠의 보약을 깨는 불면증

"잠(수면)은 신체의 고유한 리듬으로 보약!"

사람은 낮에는 활동하고 밤에는 자야 한다. 잠은 일상생활을 마치고 정신적·육체적 피로를 풀고 그 다음 날 활동을 위해 에너지를 재충전하며 의학적으로 치유하고 면역력을 높이는 시간이다. 현대인 중에 잠을 못 이루는 사람들을 불면증, 수면장애 환자들이라 한다. 건강한 사람의 수면 시간은 평균 8시간 정도가 적당하다. 쉽게 잠을 잘 수 없을 때 흔히 복용하는 수면제는 불면증 원인을 치료해 주지 못한다. 밤에 잠을 잘 자기 위해서는 낮잠을 피하고 햇빛을 30분 이상 쪼이고, 잠들기 3시간 전부터는 과식이나 자극적인 음식(커피, 카페인 포함)을 안 먹는 게 도움이 된다.

인간이 어둠 속에서 잠을 자야 하는 이유는 생체 리듬 때문이다. 잠을 잘 때 생체 활동에 필요한 단백질을 세포 내에 축적하고 백혈구 활동으로 세포의 변질과 손상을 치유한다. 낮에는 온갖 병에 노출되는 시간이고 밤에 누적된 피로를 씻고 병의 요소들을 제거해 준다.

일상생활을 마치고 편안한 숙면은 보약이다. 멜라토닌은 잠을 잘 때 뇌속의 송과선에서 분비되어 노화를 막고 면역체계를 강화해 주는 역할을 한다. 낮에 햇빛을 덜 받거나 수면을 유도하는 호르몬인 멜라토닌 분비가 전하되기 때문에 불을 켜고 자면 다음 날 피곤하다.

낮에 하는 활동은 숙면에 도움을 준다. 약초로 담근 술을 잠 들기 직전 소주 잔으로 한두 잔 정도 마시면 숙면에 도움이 된다. 인체의 중추신경계를 진정시켜 주는 상추, 호박을 먹거나, 둥굴레차, 지치주, 하수오주를 마신다.

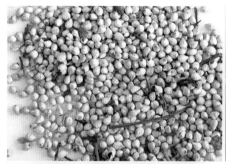
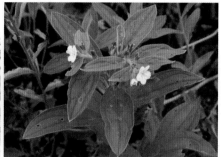
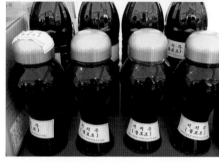
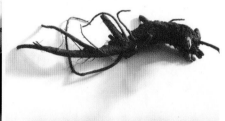

◎ **불면증에 좋은 산야초 활용법**
－ 가을 또는 봄에 지치 뿌리를 캐서 햇볕에 말려 쓴다.

◎ **자연치유**
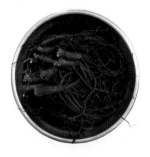
－ 가을부터 이듬해 봄까지 지치 뿌리를 캐서 소주를
  분무하여 칫솔로 흙만을 제거한 뒤 용기에 넣고
  소주(19도)를 부어 밀봉하여 3개월 후에 마신다.

왜 지치인가? ● 조선시대 허준이 쓴 〈동의보감〉에 "지치가 간에 좋다"고 기록돼 있다. 지치에는 관절과 혈관의 염증을 억제하는 "시코틴"이 함유되어 있다. 지치는 식용, 약용으로 가치가 높다. 주로 염증과 신경에 좋고, 관절염, 불면증, 수족냉증, 여성 갱년기, 간염, 피부염, 습진, 종기, 면역력 강화에 쓴다.

마음의 감기 우울증

"우울증, 마음의 병이 아닌 뇌혈관이 막힌 탓?"

한국인 20%가 앓는 우울증, 정신과 의사들은 우울증을 "마음의 감기"로 심리적 충격을 받아 생기는 "마음의 병"이라 부른다. 우울증 증상은 일시적인 침울한 기분과는 다른 기분을 저하시키고 삶의 질을 떨어뜨린다. 보통 불면, 피로감, 자책, 체중 변화, 집중력 감퇴, 자살 시도 중 3개가 추가되면 우울증 환자로 본다.

우울증 환자는 대부분 지속적인 슬픈 감정으로 느끼지만, 혈관성 우울증 환자는 매사에 관심과 의욕이 없는 상태이다. 혈관성 우울증 환자는 항우울제가 잘 듣지 않기 때문에 제대로 치료를 받지 않으면 치매 등 인지기능 장애를 부르고 자살 위험도가 매우 높다. 매일 햇빛을 30분 이상 쬐이고 유산소운동, 가족이나 친구와 잦은 대화를 하는 것도 도움이 된다.

우울증 환자는 잠을 못 이루고 대인기피증을 동반하기 때문에 이해를 해주어야 한다. 우울증은 쉽게 낫는 병은 아니지만 자연을 가까이하고 정확한 진단과 함께 적극적인 항우울제 치료를 받으면 완치가 가능한 질환이다.

우울증 환자들은 전반적으로 삶에 흥미가 없거나, 생기(生氣)가 없는 상태가 지속된다. 우울증 약, 항우울제는 중독성이 없으나 갑자기 끊으면 일시적으로 불안한 기분이 들 수 있다. 자연치유를 통해 용량을 줄이면서 단계적으로 끊으면 아무런 문제가 없다.

우울증을 예방하고 치유하기 위해서는 뇌를 닮은 호두나 혈관 속 피를 맑게 하는 국화꽃차, 자귀꽃차를 마신다.

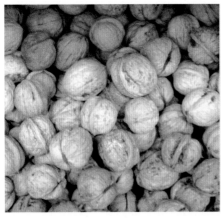
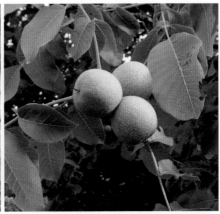

◎ 우울증에 좋은 산야초 활용법

- 9~10월에 호두나무 익은 열매를 따서 단단한 외피를 깨고 겉열매살을
  제거하고 알맹이를 햇볕에 말려 쓴다.

◎ 호두유 만들기

1. 호두 속알맹이를 쌀뜨물로 법제하여 호두유를 만든다.
2. 밥솥에 쌀을 적당히 넣고 물을 많이 부어서 끓기 시작하면 호두 알맹
   이를 보자기에 싸서 밥물에 잠기게 하여 쪄서 말리기를 3번
   반복한다.
3. 3번 찐 것을 완전히 건조시켜서 기름집에서 살짝
   볶아서 기름을 짠다.

왜 호두인가? ● 전통의서 〈본초비요〉에서 "호두는 폐와 장을 다스린다"고 기록돼
있다. 속 알갱이 열매에는 단백질, 미네랄, 비타민, 지방을 함유하고 있어 영양에 풍
부해 신체허약에 도움을 준다. 호두나무 열매는 식용, 약용으로 가치가 높다. 주로 호
흡기 질환에 좋고, 기침, 천식, 기관지염, 해수, 비염, 가래, 신체허약에 쓴다.

사회 생활을 정상적으로 할 수 없는 정신분열증

"정신질환은 치유할 수 있는 병"

　정신질환은 뇌 신경전달물질의 불균형과 유전·사회적·환경적 요인이 복합적으로 작용해 감정과 사고(思考), 행동에 이상이 생긴 상태로 불안 장애, 공포증, 외상 후 스트레스 장애, 강박증, 불면증, 우울증, 대식증, 약물 의존, 알코올 중독, 등 자살 등을 유발한다. 이중 조현병(정신분열증), 우울증, 알코올 중독 등은 치료시기를 놓치고 유병 기간이 길수록 증상이 악화된다. 정신질환으로 인한 사회적 문제가 심각하기 때문에 초기 – 중기 – 말기로 이어지는 양상이 뚜렷하기 때문에 초기에 치료를 해야 완치를 기대할 수 있다.

▣ 정신질환 치료

구분	증상	비고
정신분열증	현실 감각을 잃고 사회생활을 정상적으로 유지할 수 없는 심각한 정신 질환	피해망상
약물 의존증	강박적으로 약물을 사용하고 중단한 경우 금단 현상이 생긴다	불안, 환각
우울증	2주 이상 일상생활 어렵고 흥미 없음, 전문가 상담이 필요한 단계	항우울제
불면증	잠이 들거나 계속자기가 어려운 증상	여자 흔함
조현병	늘 감시당하는 기분, 환청, 환시 등이 수일 지속	항불안제
불안 장애	명백한 원인 없이 사소한 일을 걱정하고 불안함	집중력 저하
외상 후 스트레스	개인적 경험에 대한 계속되는 심각한 감정 반응	과거 경험 반복적 생각남
강박증	불란을 일으키는 통제할 수 없는 질환	사춘기
자살	경제(돈) 등 사회적 절망감을 죽음으로 표현	사회적

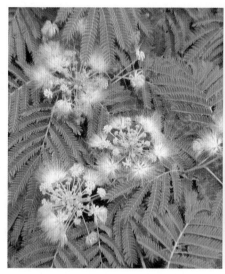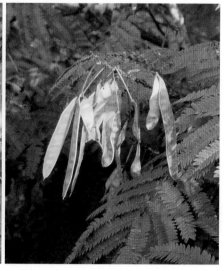

◎ **정신분열증에 좋은 산야초 활용법**

– 여름부터 가을 사이에 자귀나무 줄기와 가지의 껍질을 벗겨 햇볕에 말려
  쓴다.

– 여름에 자귀나무 꽃을 채취하여 그늘에 말려 쓴다.

◎ **자연치유**

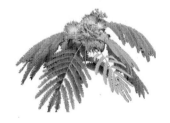

– 6~7월에 자귀나무 꽃이 피기 전에 따서 그늘에서
  말린 후 밀폐 용기에 보관하여 찻잔에 2~3개를
  넣고 뜨거운 물을 부어 2~3분간 우려낸 후 마신다.

왜 자귀나무인가? ● 자귀나무는 약용, 식용, 정원수로 가치가 높다. 조선시대 허준
이 쓴 〈동의보감〉에서 "자귀나무(합환피)는 근심을 없애고 마음을 편하게 한다"고 기록
돼 있다. 주로 꽃을 따서 베개에 속에 넣어 베고 자든지 차로 마시면 불면증에 도움이
된다.

피부 질환에 좋은 약용식물
왜 피부인가?

"피부는 신체의 내·외부를 보호하는 막!"

인체의 피부는 크게 얇은 바깥쪽 층의 표피, 안쪽의 두꺼운 층 진피, 피하 조직으로 세 가지 부분이다. 피부의 두께는 6mm 이하에 불과하지만, 내부 조직을 보호하는 역할을 하며 신체 보호, 체온 조절, 흡수 작용, 호흡 작용, 분비 작용, 자외선으로부터 보호한다. 피부는 나이가 들면서 주름지고 탄력 성이 떨어진다. 피부가 손상되면 손상받은 조직을 재생하고 새로운 그 부분을 채우게 된다. 건강한 피부는 염증이 잘생기지 않지만, 염증 수치가 높으면 피부 속 콜라겐이 잘 파괴 되어 주름이 생긴다. 피부에 좋은 고삼 뿌리, 편백나무, 연꽃, 소리쟁이, 금낭화, 부처꽃, 속단, 지칭개, 고사리, 송진, 꾸지뽕 목초액을 쓴다.

▣ 피부 질환 기초 상식

구분	증상	비고
습진	가려움증을 동반한 수포성 홍반	염증성 피부
아토피성 습진	접히는 피부 부위에 생기는 가려운 염증	유아 흔함
편형 태선	반짝거리는 분홍 또는 자줏빛의 편평하게 도드라져 올라온 피부병변	가려움증 동반
주근깨	피부에 있는 무해하고 작은 다수의 갈색 점	멜라닌 색소의 과잉 생산
피부소양증(가려움증)	국소적 또는 전신적으로 피부에서 느껴지는 자극성 감각	옻, 벌레
여드름	피부 모피지선 염증	얼굴
백반증	멜라닌 색소의 결핍으로 인한 백색 반점	젊은 사람
무좀	발의 곰팡이 감염	젊은 사람
궤양 및 욕창	하지 궤양-하지 아랫부분의 지속적인 개방성 욕창, 압박 욕창-압력이 가해지는 부위에 생기는 피부 궤양	거동이 불편해 누워있는 사람

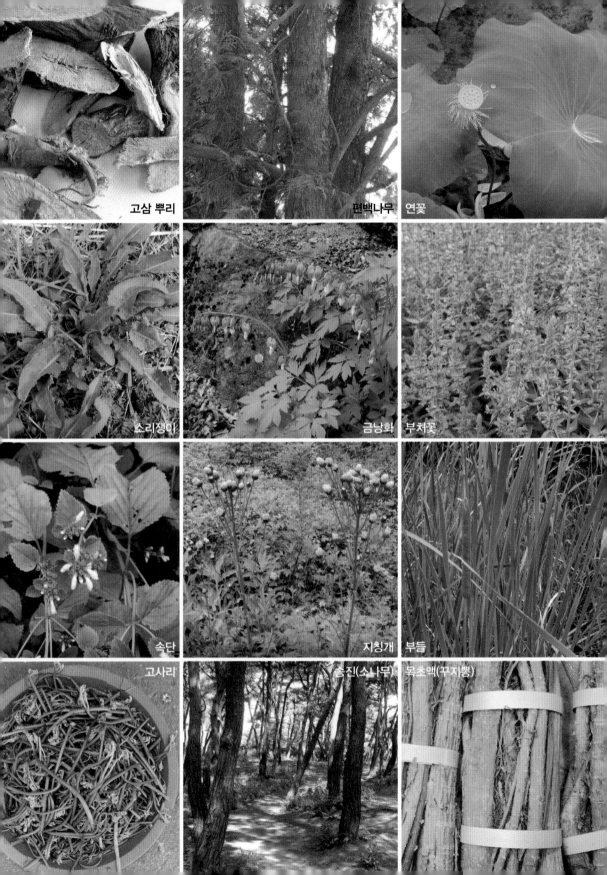

고삼 뿌리

편백나무

연꽃

소리쟁이

금낭화 부처꽃

속단

지칭개 부들

고사리

송진(소나무) 목초액(꾸지뽕)

삶의 질을 떨어뜨리는 피부염

"피부는 내장의 거울"

인체의 피부 질환은 삶의 질을 떨어뜨리고 장기간의 치료를 요하며 인체의 여러 곳 또는 전신적으로 발생할 수 있다. 피부염은 원인을 알 수 없는 경우도 있고, 거친 피부와 기미는 간이나 신장의 기능이 순조롭지 못할 때 주로 나타난다. 일부 질환은 유전적 성향도 있고, 약물 복용, 알레르기 반응, 감염, 변질된 상한 음식, 벌레 등의 다양하다. 피부소양증인 가려움증이나 건선, 습진과 같은 만성 질환은 삶의 질을 떨어뜨리고 장기간의 치료를 요한다. 피부는 약초를 활용해 중독이나 해독을 할 수 있다. 알레르기 반응이 있는 사람은 옻나무 근처에 접근했을 뿐인데도 옻에 탈 가능성이 있다. 봄에 새순을 먹을 때는 끓은 물에 살짝 데쳐서 계란 노른자를 풀어서 해독을 한 후 먹거나, 밤나무의 잎을 진하게 달여 그물로 환부를 씻거나 목욕을 한다.

▣ 피부 기초 상식

구분	증상	비고
표면층 세포	사멸한 납작한 세포로 보호 장벽 역할을 한다.	
과립 세포	유극 세포보다 편평한 과립층에 존재하는 세포	
유극세포	유극층에 존재하는 세포로 뾰쪽한 돌기를 가지고 있다. 세포간의 지지역할을 한다.	
기저세포	기저층의 세포로 진피와 맞닿아 있다. 지속적으로 분열하고 상층으로 이동한다.	

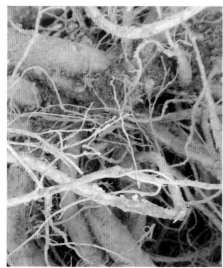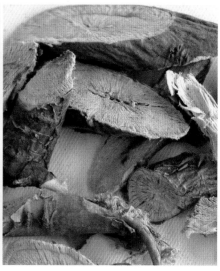

◎ **피부염에 좋은 산야초 활용법**

- 봄이나 가을에 고삼 뿌리를 캐서 잔뿌리를 제거하고 겉껍질을 벗겨 햇볕에 말려 쓴다.
- 고삼 잎은 술 쌀뜸물에 담갔다가 잘게 썰어 건조시킨 후 쓴다.

◎ **금기**

- 고삼에는 소량의 독성이 있으므로 쓰는 양에 주의를 요한다.

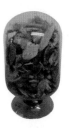

왜 고삼 뿌리인가? ● 조선시대 허준이 쓴 〈동의보감〉에서 "고삼은 피부와 살이 헌데, 음부에 생긴 악창을 다스린다"고 기록돼 있다. 고삼의 약성은 매우 쓰고 차다. 고삼은 식용보다는 약용으로 가치가 높다. 주로 피부 질환에 좋고, 음부소양증, 피부가려움증, 염증, 장염, 종양 제거, 소변을 볼 때 통증, 이뇨, 혈뇨, 급성 비뇨기감염, 당뇨병에 쓴다.

가려움증을 동반하는 습진

"아토피성 습진은 접히는 피부 부위에 생기는 증상!"

인체의 습진은 염증성 피부로 때로는 작은 물집이 생기기도 하며 오래되면 자주 긁어서 두꺼워지며 일생동안 간헐적으로 재발하는 경우가 허다하다. 특히 손의 습진은 오래가며, 통증이 있고, 팔꿈치 안쪽에 피부의 발적과 부종, 작고 물이 찬 수포가 생긴다.

습진은 가려움증을 동반하는 수포성 홍반으로 건성 습진, 아토피성 습진, 화폐상 습진, 접촉성 피부염, 지루성 피부염, 포진 등이 있다.

손의 습진을 예방하고 치유하기 위해서는 가공 식품을 먹지 않는다. 복숭아 잎을 진하게 달인 물, 고삼 뿌리를 삶은 물로 목욕을 하거나 편백나무 수액을 피부에 뿌리고, 천년초를 짓찧어 환부에 바르면 효과를 볼 수 있다.

▣ 습진과 피부염의 기초 상식

구분	증상	비고
건성 습진	노인성 습진으로 피부가 건조해지고 갈라진다.	노인
아토피성 습진	천식과 같은 알레르기 질환의 유전적 성향	어린이
화폐상 습진	동전 모양의 원판형 피부 병변 습진	남성
접촉성 피부염	자극적 물질에 대한 직접 접촉으로 인한 반응	모든 나이
지루성 피부염	곰팡이류에 피부염	유아, 성인
한포진	피부가 가장 두꺼운 부위, 즉 손가락, 손바닥, 발바닥 등에 가려움을 동반	

피부 질환에 좋은 약용식물

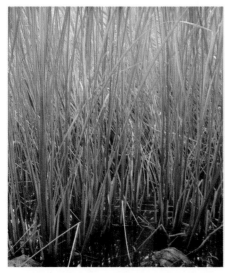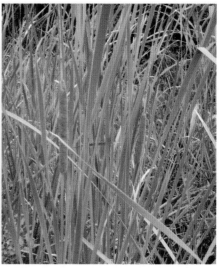

◎ 습진에 좋은 산야초 활용법

– 6~7월에 부들 생꽃가루를 햇볕에 말린 후 그대로 쓰거나 불에 검게 태 워서 포황탄을 만들어 쓴다.

◎ 포황탄 만들기

– 부들 꽃이 필 때 생꽃을 잘라 꽃가루를 털어서 불에 검게 태워 만든다.

◎ 금기

– 부들은 몸이 냉한 사람은 복용을 금한다.

왜 부들인가? ● 부들은 맛이 달고 성질은 평하며 독은 없어 한 때 귀한 대접을 받은 약초였다. 꽃가루속에 "이소라미네틴" 지방유를 함유하고 있다. 부들은 식용보다는 약용으로 가치가 높다. 주로 지혈과 화상에 좋고, 음낭습진, 각혈, 출혈, 코피, 화상, 종기, 소염, 이뇨, 대하증, 염증, 타박상, 불면증에 쓴다.

피부 고질병 건선

"건선 환자 중 약 1/3이 유전적 요인이다"

인체의 피부 질환 중에서 건선은 건강에 심한 위해를 유발하지는 않으나 장기간의 치료를 요하는 피부병이다. 아직 원인은 밝혀지지 않았으나 항우 울제, 고혈압 치료제, 베타 차단제 등이 유발하는 것으로 알려져 있다. 건선 은 다른 피부병과는 달리 사멸한 세포가 떨어져 나가는 것보다 새로운 세포 들이 더 빠르게 재생하며 두터워지는 특징이 있다. 건선은 스트레스, 감염, 손상에 의해 심해질 수 있다. 건선을 예방하고 치유할 때는 국소 요법에는 피부 코울타르 완화제나 안트날린이 함유된 차단제를 쓴다. 그러나 스테로 이드를 장기간 사용시 피부가 얇아지는 등의 부작용이 있다.

건선은 완치는 어렵다고 알려져 있으나 치료시 증상이 호전되어 정상적인 생활을 하는 사람도 있고, 육류 위주의 식습관에서 채식 위주로 식습관을 바 꾸어 완치한 사람도 있다.

▣ 건선의 기초 상식

구분	증상	비고
판형 건선	팔꿈치, 무릎, 등의 아래쪽, 두피, 귀 뒤, 머리선	가려움증
적상 건선	어린이와 청소년에서 세균성 인후 감염 후에 발생	가려움증
농포성 건선	농으로 채워진 작은 수포가 손바닥과 발바닥에 발생	생명위협
내빈형 건선	사타구니, 유방의 밑, 겨드랑이 발생	노인

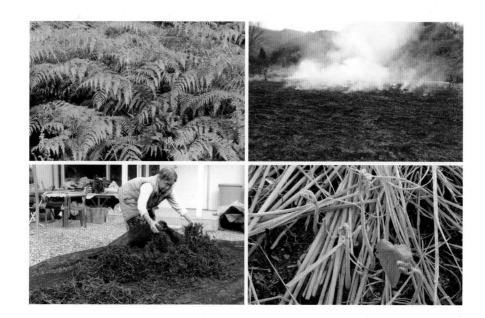

◎ 건선에 좋은 산야초 활용법
- 봄부터 가을까지 고사리 뿌리줄기를 캐서 햇볕에 말려 쓴다.

◎ 금기
- 고사리는 기준량 이상 사용을 금하고, 약간의 독이 있어 하룻밤 물 속에 담근 후 삶아야 한다.
- 수족이 냉한 사람은 금한다.

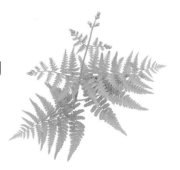

왜 고사리 뿌리인가? ● 예부터 고사리가 살충 작용이 있어 구충제로 써서 항균 작용이 있어 염증완화제로 쓴다. 고사리에는 식이섬유, 칼륨, 카로틴, 비타민C가 풍부하다. 고사리는 약용보다는 식용으로 가치가 높다. 고사리는 주로 심혈관 질환 또는 피부병에 좋고, 변비, 다이어트, 부종, 고지혈증, 동맥경화, 고혈압, 관절통, 신경통, 치통에 쓴다.

젊은 성인에 호발하는 백반증

"백반증은 맬라닌 색소의 결핍으로 인한 백색 반점!"

인체의 피부는 신체 내 보호 기능과 감각 기능도 있지만 피부의 외형은 매우 다양하며 신체의 건강과 감정 변화의 척도가 되기도 하며 삶의 질에 영향을 준다.

백반증은 피부 색깔에 관여하는 멜라닌 색소의 결핍으로 인하여 피부에 백색 반점이 생기는 질환이다. 흔히 젊은층 20대 이전에 발생해 자체의 증상은 없으나 피부색이 변한 것으로 인하여 일부 환자는 심한 정신적 스트레스를 받기도 한다. 백반증은 자기 몸에 대한 자가 항체에 의해 발생하는 자가면역 질환으로 자기 몸에서 멜라닌 세포를 만들어내는 세포를 공격해 생긴다. 피부 색소 손실은 수 개월 또는 수 년에 걸쳐 서서히 나타나 주로 얼굴과 손에 호발하지만 전신에 흰 병변이 대칭적으로 있는 경우도 있다. 백반증은 완치가 어렵고 탈색 부위가 서서히 커진다. 환자 10명 중 3명은 저절로 좋아지기도 한다.

백전병은 대개 육안으로 가능하지만 혈액 검사를 통해 알 수 있다. 백전증 치유와 예방을 위해서는 경증은 화장품으로 병법을 안보이게 할 수 있고, 변변 부위에 자외선을 차단제를 사용하고 피부의 민감도를 높이기 위해서는 소랄렌이라는 약을 복용해야 한다.

피부는 내장의 얼굴로 피를 맑게 하는 채소 중심으로 식습관을 바꾸고, 백반증에 좋은 소리쟁이 뿌리, 연꽃 잎, 편백나무 수액으로 목욕을 하면 효과를 볼 수 있다.

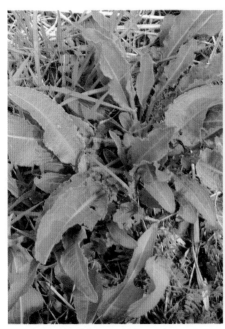
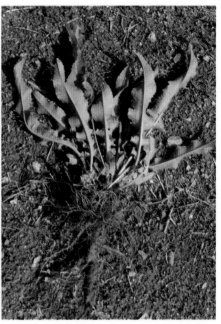

◎ **백반증에 좋은 산야초 활용법**

– 봄에 소리쟁이 뿌리를 채취한 후 쪼개서 햇볕에 말려 쓴다.

◎ **금기**

– 소리쟁이 뿌리에는 초산의 독성이 있어 기준량을 쓰고, 임산부는 금한
다.

– 소리쟁이를 과량 복용하면 설사, 구토 등 심한 위장 장애를 일으킨다.

왜 소리쟁이인가? ● 열매가 익으면 바람에 흔들려 소리가 난다 하여 소리쟁이라 부른다. 소리쟁이는 식용, 약용으로 가치가 높다. 백반증에 즙을 내어 바르거나 말려서 가루 낸 것을 식초에 개어서 바른다. 주로 피부 질환과 종기에 좋고, 머리 피부병, 마른 버짐, 습진, 음부습진, 피부가려움증, 종기, 피부염, 갑상선, 대장염, 설사에 쓴다.

노년, 나이가 들면서 생기는 주근깨와 흑색종

"주근깨는 피부에 있는 무해한 갈색 점, 흑색종은 피부 색소 형성 세포의 종양!"

인체의 주근깨는 백반증과는 달리 멜라닌 색소의 과잉 생성에 의해 생긴다. 크게 두 가지가 있는데 하나는 햇빛에 주로 노출되는 부위에 생기는 작은 갈색 반점, 다른 또 하나는 노년에 나이가 들면서 몸의 어느 곳이나 생길 수 있는 편평하고 약간 옅은 갈색 반점이다.

햇빛에 노출되는 부위에 생기는 주근깨는 유전적이 많으며, 주로 피부가 흰 사람에게서 많고, 피부암 발생 빈도가 높은 것으로 알려져 있다. 그러나 50대 이후 나이가 들면서 생기는 검버섯, 흑자, 노화 흑반이 생긴다.

주근깨는 미용상의 문제일 경우가 많으나 얼굴에 있을 때는 드물게 악성 흑색종이 생기기도 한다. 악성 흑색종은 피부의 색소 형성 세포에 나타나는 암으로 정상 피부에서 새로 발생할 수도 있고, 드물지만 기존에 있는 점에서도 발생할 수도 있다. 그대로 방치하면 다른 신체 부위에로 퍼져서 사망할 수도 있다. 주로 멜라닌 세포를 손상시키는 햇빛을 많이 받는 야외에서 활동하는 사람에게서 많이 발생한다.

사람이 나이를 들면서도 고운 피부를 유지하기가 쉽지 않다. 건강한 피부를 유지하기 위해서는 낮에 활동시 지나친 햇빛을 피하고 저녁에는 보습을 하는 게 중요한다.

기존의 화장품을 사용하기 보다는 천연식품인 천년초, 알로에, 편백나무 수액, 고삼이나 고사리를 끓인 물로 목욕을 하는 것도 도움이 된다.

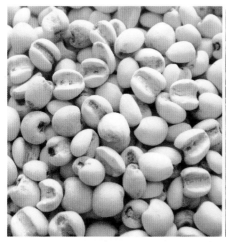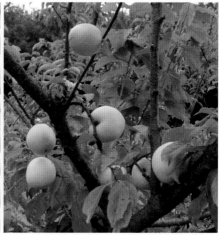

◎ 주근깨에 좋은 산야초 활용법

- 6~7월에 살구 익은 열매를 따서 과육과 단단한 가종피를 벗긴 속씨를 그늘에 말려 쓴다.
- 가을에 율무의 열매가 익어 흑갈색으로 변하기 시작하면 열매를 채취하여 껍질을 벗겨 낸 후 햇볕에 말려 가루 내어 쓴다.

◎ 금기

- 살구—속씨를 쓸 때는 뾰쪽한 독이 있는 끝을 제거한 후에 쓴다.

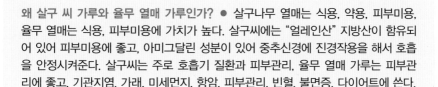

왜 살구 씨 가루와 율무 열매 가루인가? ● 살구나무 열매는 식용, 약용, 피부미용, 율무 열매는 식용, 피부미용에 가치가 높다. 살구씨에는 "얼레인산" 지방산이 함유되어 있어 피부미용에 좋고, 아미그달린 성분이 있어 중추신경에 진경작용을 해서 호흡을 안정시켜준다. 살구씨는 주로 호흡기 질환과 피부관리, 율무 열매 가루는 피부관리에 좋고, 기관지염, 가래, 미세먼지, 항암, 피부관리, 빈혈, 불면증, 다이어트에 쓴다.

손과 발에 두꺼워진 피부 티눈

"손과 발의 티눈은 압력, 마찰에 의해 생긴 두꺼워진 피부"

인체의 손과 발의 역할은 크다. 손과 발에 보통 통증이 없는 굳은살과 티눈은 지속적인 압력이나 마찰이 가해진다면 조직을 보호하기 위해 굳은살이 생긴다. 특히 발바닥의 굳은살은 체중 압력에 의해, 티눈은 신발이 너무 조여 발가락에 생긴다.

요즘은 발뒤꿈치의 굳은살을 제거하는 미용 용품도 다양하고 집에서 따뜻한 물에 발을 담근 상태에서 문질러 벗겨낸 후 보습제를 발라 부드럽게 유지할 수 있다.

피부는 지속적으로 압력이 가해지는 부위에 생기는 피부 욕창도 있지만, 혈관과 신경을 압박하는 티눈을 방치하면 삶의 질이 떨어질 수도 있고 당뇨병이 있는 경우에는 궤양이 생길 수 있다.

티눈을 치유하고 예방을 하기 위해서는 발가락에 압력을 가해지는 신발을 신지 말고 티눈을 예방하는 패드를 사용해야 한다.

티눈을 치유하고자 할 때는 소나무의 관솔 부위나 줄기에서 흘러나온 수지(송진)를 채취하여 티눈 부위에 바르면 티눈이 서서히 없어지기도 한다.

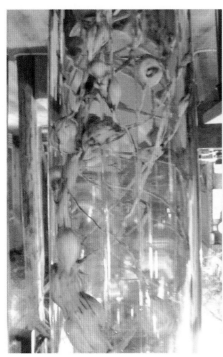
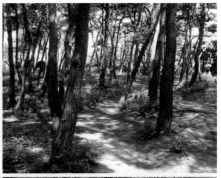
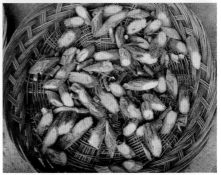

◎ 사마귀와 티눈에 좋은 산야초 활용법

– 연중 소나무 가지의 관솔 부위나 줄기에서
   흘러나온 수지(송진)를 채취하여 증류시켜
   휘발 성분을 제거한 후 햇볕에 말려 티눈의
   부위에 붙여 밴드 또는 붕대로 감는다.

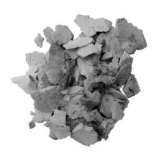

왜 송진인가? ● 중국 신농씨가 쓴 〈신농본초경〉에서 "송진은 종기, 부스럼 악창, 머리의 딱지, 피부가 가려운 옴을 다스린다"고 기록돼 있다. 송진은 소나무의 타액 또는 혈액으로 약용으로 가치가 높다. 흙 속에서도 썩지 않고, 그 맛은 쓰고 달다. 주로 습창개선소양에 좋고, 사마귀, 티눈, 불면증, 부종, 악창, 류머티즘성 관절염, 기관지염, 천식, 가래, 타박상에 쓴다.

젊은 층에 흔한 무좀과 사마귀

"무좀은 발에 생기는 곰팡이 감염, 사마귀는 바이러스에 의해 유발되는 단단한 악성 종양"

인체의 무좀은 발가락 사이에 흔히 침범하는 진균 감염이며 습한 곳에서 사는 곰팡이에 의해 생긴다. 젊은 층에게 흔하고 땀을 더 많이 흘리고 꼭 끼는 신발을 더 오래 신고 다닐 때 생기는 경우가 많다. 무좀은 불특정 다수의 사람들이 많이 다니는 목욕탕, 찜질방, 탈의실, 수영장, 욕실 등을 맨발로 다닐 때 진균이 옮을 수도 있다. 흔히 네 번째와 다섯 번째 발가락 사이에 가장 잘 생겨 때로는 방치하면 발등이나 발톱을 감염시킬 수도 있으며 발톱에 감염되면 노랗게 변하고 두꺼워지며 쉽게 부스러진다.

무좀을 치유하고 예방을 하기 위해서는 발을 적어도 하루에 한 번은 씻어야 하며, 발을 씻은 후 발가락 사이까지 잘 말리고 발을 건조시키는 것이 중요하다.

초기 무좀에는 하루에 2번 이상 항진균제를 바르면 효과를 볼 수 있다. 꾸지뽕 목초액 외 목초액을 환부에 뿌려 완화시킬 수 있다.

사마귀는 유두종 바이러스에 의해 생기는 악성 종양이다. 사마귀는 손에 생기는 심상성 사마귀, 발바닥에 생기는 족저 사마귀, 손목과 손등에 생기는 편평 사마귀가 있으며 대개 해를 주지를 않지만, 성기부를 침범하는 유형은 심각한 문제를 일으킨다.

사마귀는 대개 없이 사라지는 데 수개월에서 수년이 걸린다. 사마귀의 자연치유를 할 때는 무화과 열매 덜 익은 열매와 잎 꼭지와 작은 가지를 벤 자리에서 나오는 하얀즙을 바른다.

◎ **무좀에 좋은 산야초 활용법**

– 준비물 : 2말 이상 들어가는 항아리 2개, 진흙(황토), 바람막이, 쌀겨볏짚 3가마니, 바람막이

◎ **꾸지뽕 목초액 만들기 및 사용법**

1. 항아리 1개를 목부분만 남기도 땅속에 파묻는다.
2. 꾸지뽕나무 가지를 적당한 크기로 잘라 항아리에 가득 채운다.
3. 항아리 입구를 삼베천으로 두세 겹 덮은 다음 단단하게 묶는다.
4. 꾸지뽕나무를 넣은 항아리를 땅속에 묻은 항아리 위에 엎어 놓고 맞물 린 후 진흙을 이겨 잘 봉한다.
5. 위의 항아리에 굵은 새끼줄을 칭칭 감고 진흙을 물로 이겨 3~5cm로 바른다.
6. 항아리에 위에 쌀겨볏짚을 산더미처럼 붓는다.
7. 불을 지피기 전에 바람막이를 설치한다.
8. 100시간 이상 불을 지피고 가미를 식힌 후 땅속에 묻은 항아리에 고여 있는 꾸지뽕 기름을 용기에 담아 저온 냉장보관한 후 무좀에 원액을 면봉으로 수시로 바른다.

◎ **금기**

– 꾸지뽕 목초액은 산(酸)의 농도가 강해 원액을 먹으면 위장에 무리를 주기 때문에먹지 않는다.

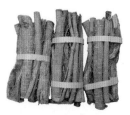

왜 꾸지뽕 목초액인가? ● 꾸지뽕 기름과 목초액은 식물 세포내애서 생성되는 세포 액으로 희석해서는 식용, 환부에 바를 때는 약용으로 가치가 높다. 목초는 산도(PH) 가 2~3 정도의 강산으로 이것을 다시열분해하면 알칼리물질만 남는다. 꾸지뽕 기름 과 목초액에는 280여 가지의 유기산 성분과 13종의 미네랄, 희유원소, 게르마늄 등이 함유되어 있다. 고질병인 무좀과 습진, 아토피에 좋고, 희석해 음용시 유해산소 제거, 항암, 숙취, 간 기능 개선, 현기증, 불면증, 어혈에 응용한다.

외과 질환에 좋은 약용식물
기초상식

"심각한 손상과 환경 문제에 의한 장애!"

사람들은 살면서 자기 자신 또는 주변에서 치명적인 손상이나 사고를 경험하게 된다. 이 세상에는 나를 지켜주는 안전지대가 없다. 교통 사고, 재해, 화재 등으로 생명을 마감한다. 자동차 사고 통계에 따르면 일부 사고는 감소되고 있다. 예를 들면 에어백, 안전띠 등 안정성이 개선되면서 교통 사고에서 생존율이 향상되고 있다.

신체 어느 부위의 날카로운 물건에 의한 외과 증상을 입은 환자들을 치료하게 전문화된 외상 센터에 응급 환자가 몰리고 있다.

현대의학의 최대 장점은 응급 환자에 대한 응급처치이다. 인체에 미치는 심각한 손상들은 내부 장기의 손상도 있을 수 있으나 어린이나 노인에게 흔한 멍과 어혈, 삶의 질을 떨어뜨리는 화상[35], 성인에게 흔한 치질, 치루 등이 있다. 약물 과용 및 약물 중독은 고의나 실수에 의한 잠재적인 유해 물질 섭취가 원인이다.

이러한 신체의 손상은 육체적으로 영향을 미칠 뿐만 아니라 장기적으로 정신적, 감정적 영향을 준다. 일반적인 어혈과 종기에 좋은 엉겅퀴, 천년초, 밤송이, 무화과를 쓴다.

---

35 화상은 열, 화학물질, 전기에 의해 생기고 항상 피부 손상을 초래함.

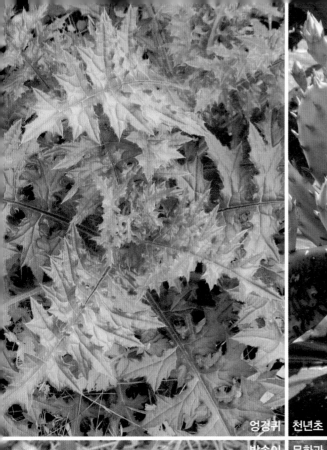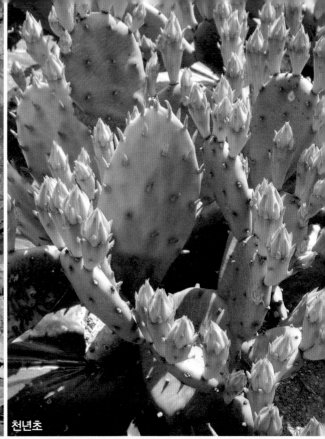

엉겅퀴 천년초

밤송이 무화과

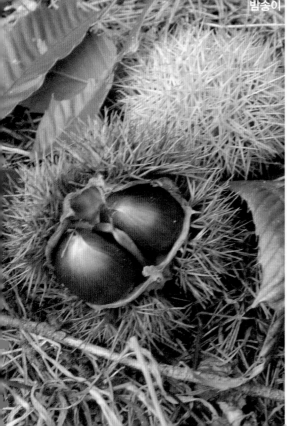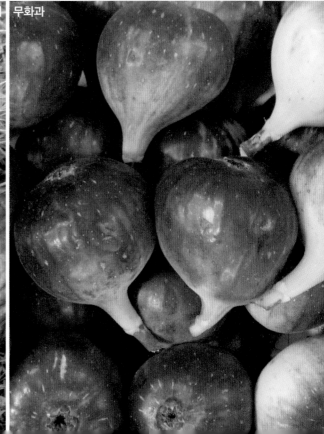

어린이나 노인에게 흔한 멍과 어혈

"멍은 피부 밑 조직의 출혈에 의한 피부색의 변화!"

신체의 어혈(瘀血)은 인체의 체내의 혈액이 일정한 곳에 엉기어 정체된 병증으로 뇌, 심장, 혈관에 영향을 주기도 한다.

인체의 피부 밑의 혈관이 손상되면 피가 주위 조직으로 새어 나오게 되어 피부를 통해 검거나 푸른 반으로 되는 것을 멍이라 한다. 대게 시간이 지나면 새어 나온 혈액들이 깨지고 흡수되면서 색깔이 점점 녹색, 밝은 갈색, 노란색으로 변해가며 일주일 내에 완전히 낫는다.

멍은 주로 부딪치거나 어린이나 노인층에서 많고 팔꿈치 주변, 무릎과 같이 두드러진 부분이 멍이 잘 든다. 멍을 예방하고 치유하기 위해서는 손상을 입은 부위를 얼음 찜질로 출혈을 줄일 수 있다.

어혈을 예방하고 치유하기 위해서는 부추, 연근, 쑥, 강황, 엉겅퀴, 홍화씨, 황기, 당귀, 버섯류, 영지를 쓴다.

▣ 어혈의 기초상식

구분	증상	비고
악혈(惡血)	조직의 사이에서 괴어서 굳은 피에 의한 어혈	엉겅퀴
축혈(蓄血)	혈액의 운행이 저해되어 기관내에 엉긴 상태의 어혈	엉겅퀴
패혈(敗血)	건강에 영향을 주는 어혈	홍화씨
배혈(衃血)	조직이 굳어져 흑자색을 띠는 어혈	오가피

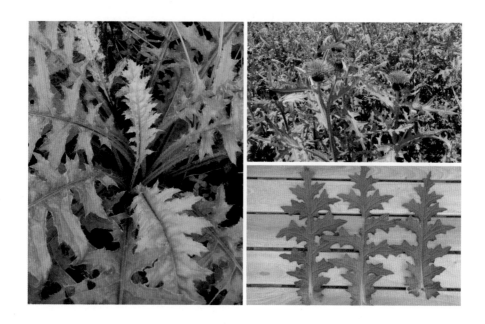

◎ 어혈에 좋은 산야초 활용법

- 봄부터 여름까지 엉겅퀴 지상부 전초를 채취하여 짓찧어 즙을 내어 환부
  에 붙인다.
- 인체 근육의 타박상이나 응어리를 풀고자 할 때는 탕에 엉겅퀴를 통째로
  넣고 우린 물로 목욕을 한다.

◎ 금기

- 위장 기능이 약한 사람은 금한다.

왜 엉겅퀴인가? ● 엉겅퀴는 식용, 약용으로 가치가 높다. 엉겅퀴에는 간 세포를 활
성과 신진대사에 도움을 주는 "실리마린" 성분이 함유되어 있다. 주로 어혈과 피부
질환에 좋고, 어혈, 지혈, 멍, 지혈, 관절염, 고지혈증, 항암, 스태미너, 여성질환, 간,
숙취, 고혈압, 수족냉증에 쓴다.

삶의 질을 떨어뜨리는 화상

"3도 화상의 범위가 넓을수록 생명이 위험하다!"

신체의 화상은 아무리 작더라도 덴 상처가 깊을 때는 흉터(반흔)가 남게 되어 삶의 질에 영향을 미친다. 피부 표면 아래에 액체가 고이는 경우도 있다.

화상은 강한 열에 의해 피부에 생긴 열성 병변으로 대수롭지 않은 것으로 생각하기 쉬우나 화상 범위가 넓으면 생명에 위험을 주는 질환이다. 예를 들면, 어른은 체표(體表·몸 표면)의 20% 이상, 어린이는 10~15% 이상 데었을 때는 2시간 내 적절한 치료를 받지 못하면 쇼크를 일으켜 위험하다.

화상을 예방하고 치유하기 위해서는 우선 뜨거운 것을 아무 생각 없이 만져서는 안 된다. 만약 나도 모르게 뜨거운 것을 만졌을 때는 즉시 차게 식혀주는 게 중요하다. 수돗물을 흘려보내면서 화상 입은 부위를 30분 이상 충분히 식히거나 찬찜질을 한다.

화상을 입었을 때는 물에 적신 깨끗한 시트 등으로 부위를 감싸고 음료수를 먹지 않는다. 화상에 좋은 천년초 잎을 쓴다.

▣ 화상의 기초상식

구분	증상	비고
1도	표피만 덴 것으로 홍반과 부종에 의한 화끈거리고 쓰리다.	통증
2도	진피까지 덴 것으로 홍반과 수포가 생겨 통증이 아주 심하다.	상처
3도	피하지방까지 열상이 비친 것으로 전반적으로 희거나 누렇게 보이며 피부가 괴사 상태가 되며 제2차 감염 위험이 있다.	흉터 남음

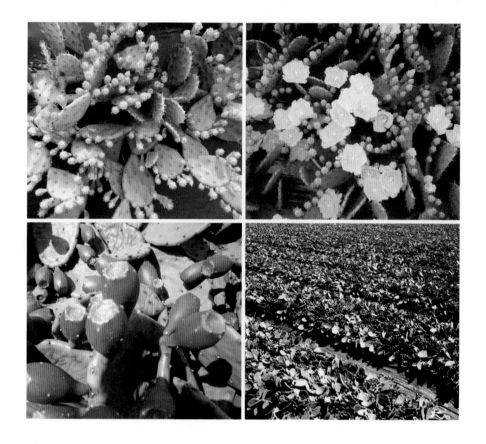

◎ 화상에 좋은 산야초 활용법

- 천년초 잎과 줄기, 뿌리를 통째로 채취하여 즙을 내어 환부에 바른다.
- 천년초 잎과 줄기를 화상 또는 살이 벤 곳이나 가려울 때는 짓찧어 환부
  에 바른다.

왜 천년초인가? ● 천년초에는 식이섬유와 초강력 항산화인 플라보노이드가 다량 함
유되어 있어 세포의 변질에 의한 염증에 좋다. 천년초는 식용, 약용으로 가치가 높다.
주로 질병 예방과 치료, 화상에 좋고, 암(혈액암, 대장암), 혈액순환, 당뇨병, 변비, 발암
물질 배출, 해독과 노폐물 배출, 체질개선에 쓴다.

성인에게 흔한 치질

"치질은 직장 안이나 항문 주위의 정맥이 부어 올라 생기는 병!"

치질은 인구의 1/3 정도가 한번쯤은 이환되는 흔한 질환으로 항문 주위와 직장 안 조직의 정맥이 부어 올라 생기는 병이다. 크게 항문 주위의 정맥의 부종은 "외치질", 직장 내의 정맥이 붓는 것을 "내치질"이 있다.

치질은 장기간 변비(섬유가 없는 식습관)가 있을 때 배변하기 위해 힘을 주면서 정맥 환류가 안 되어 직장 주변의 혈관이 늘어나면서 생긴다. 또한 임신 중 태아가 복강내 압력을 높일 때, 비만시 혈관에 과도한 압력에 의해 생기기도 한다. 임신 시의 치질은 출산 이후 쉽게 없어지는 경우가 많다.

치질의 증상으로는 배변이후 휴지에 피가 묻는 경우, 배변시 불쾌감, 항문으로 점액이 나오며 소양감을 동반, 배변 이후에도 시원하지 않는 경우에는 의심을 해야 한다.

항문에 혹 생기는 치핵이나 치열, 치루 등은 증상이 심하지 않으면 좌욕이나 식이섬유 섭취를 늘리고 배변 습관을 개선하면 예방이 가능한 질환이다.

▣ 치질의 기초상식

구분	증상	비고
치핵	치핵 조직이 커져 앉을 때마다 통증 유발	치핵 절제술
치열	항문 피부에 점막이 찢어져 변을 볼 때 통증 유발	괄약근 절제술
치루	항문선 염증에서 고름이 배출되면서 치루관 형성	치루 절제술

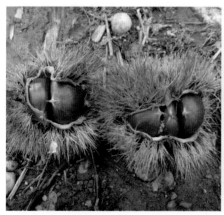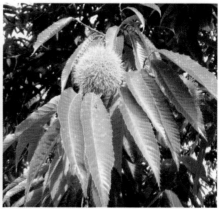

◎ **치질에 좋은 웅빙고 만들기 및 약용나무 활용법**

– 전통 〈의학입문〉에 의하면 치질에는 웅담 1g+용뇌(광물질 약재) 0.2g을 가루내어 흰수탉 열(백웅담 · 白熊擔) 3개의 담즙에 고루 갠 다음 닭의 깃으로 치질 부위에 수시로 바른다.

◎ **구분**

– 치질(痔疾) : 항문 주변에 군살이 비집고 나오는 병
– 치루 : 치장(痔瘡)이 오래 경과하여 궤양과 농(膿)이 유출되는 병

– 탈항(脫肛) : 직장 또는 직장의 점액이 밖으로 빠져 나온 병

왜 웅빙고(熊氷膏)인가? ● 조선시대 허준이 쓴 〈동의보감〉에서 "웅빙고는 오래된 모든 치질, 치루, 탈항을 치유한다", 중국 이시진이 쓴 〈본초강목〉에서 "치질에는 밤나무의 밤송이를 태운 재+바꽃(초오) 4g+석회 반 숟가락+용뇌가루 조금을 배합하여 치질에 수시로 바른다"고 기록돼 있다. 치질을 수술해서 항문 주변 괄약근에 영향을 주어 고생하는 사람이 종종 있다.

건강 질환에 좋은 약용식물
왜 몸인가?

"이 세상에서 내 생명과 건강보다 더 소중한 것은 없다"

이 세상에서 내 생명과 건강보다 더 소중한 것은 없다. 인체는 자연 환경 적응 능력이 뛰어나 육체적, 정신적, 스트레스에도 잘 견딜 수 있다. 그러나 자연을 멀리하고 불규칙한 식습관과 잘못된 생활습관으로 인하여 건강이 위협을 받고 있다.

신체가 건강한 사람에게는 살면서 많은 기회가 주어진다. 기회가 많다는 것은 신명나는 일이지만, 우리에게 주어진 하루의 시간을 어떻게 보내느냐에 따라서 삶이 설익을 수도 있고 영글 수도 있다.

삶은 연습이 아니고, 내 삶을 남이 대신 해주지도 않고, 어느 누구도 나를 구해 주지 않는다. 나를 일깨우는 곳이 어디에 있단 말인가? 바로 내 안에 있다. 자연과 교감하고 느림을 추구하며 속도의 노예에서 벗어나면 된다. 느리게 산다는 것의 의미를 안다는 것은 "몸이 먼저"라는 것을 깨닫는 삶이다. 지금! 행복하려거든 마음을 바꿔야 하고, 내 안에 세상이 있다고 생각하는 사람은 "내 안의 보물을 찾을 수 있다"고 힘주어 말하고 싶다고 말하고 싶은 것은 삶을 맛있게 요리할 수 있기 때문이다.

이 세상에 무언가에 미치지 않고 이룰 수 있는 큰일이란 없다. 인간의 길을 가기 위해 빛과 소금이 되는 일이란? 행복을 찾고 싶거든 좋아하는 일을 추구하면서 몸을 챙기는 게 먼저가 아닐까?

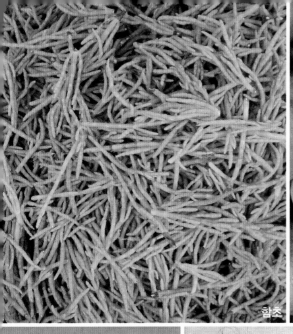
함초

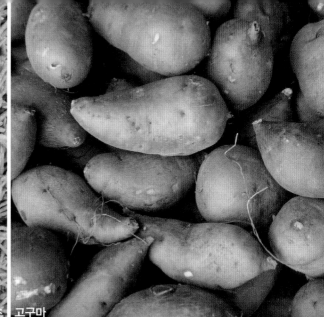
고구마

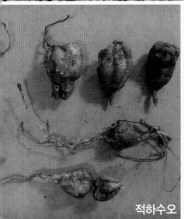
적하수오

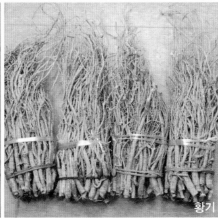
황기

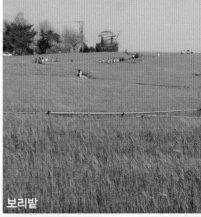
보리밭

삼백초

댓잎

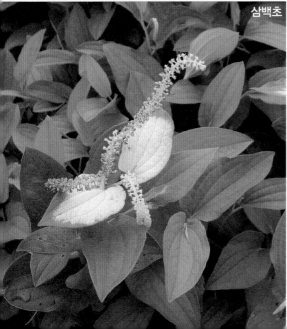

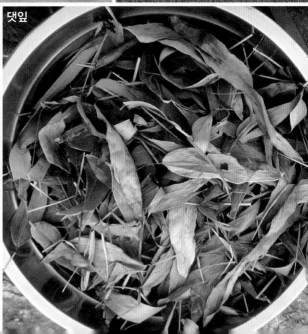

만병의 근원 비만

"비만은 21세기 역병(疫病)?"

세계보건기구(WHO)에서는 1997년 비만을 "질병"으로 규정하고 "비만과의 전쟁"을 전 세계에 촉구했다. 우리나라 비만 인구는 1,000여만 명이 넘어선 것으로 추정된다. 비만은 고혈압, 당뇨병, 고지혈증, 심장병, 뇌졸중, 관절염 등을 직접적으로 유발할 뿐만 아니라 신장병, 유방암, 조기폐경 등을 일으키는 만병의 근원이자 삶의 질을 떨어뜨린다. 서구화된 육식위주의 식습관과 패스트 푸드, 탄산음료, 고칼로리 음식 섭취 등으로 어린이와 청소년 비만이 급격하게 증가하고 있는 중이다. 뱃살을 급하게 빼지 말고 시간을 가지고 빼야 한다. 잠이 들기 3시간 전 야식(夜食)을 하면 인슐린이 포도당을 빨리 분해하지 못해 포도당이 지방으로 쌓인다. 설령 과체중이나 비만 상태여도 근육량이 얼마나 남아 있느냐에 따라 건강 지표가 다르다.

▣ 비만으로 생길 수 있는 질병

구분	증상	비고
뇌	뇌졸중, 뇌출혈, 치매, 파킨슨병	
심장	협심증, 심근경색, 고혈압, 동맥경화	
폐	천식, 폐활량 감소, 기관지염	
간	지방간, 담석증	
대장	대장암, 대장 폴립(용종, 선종, 종양) 발생	
기타	암(갑상선, 신장, 식도), 당뇨병, 수면무호흡증, 코골이, 퇴행성 관절염, 척추 이상, 골다공증, 통풍	
여성	생리불순, 불임, 폐경 후 유방암 증가	

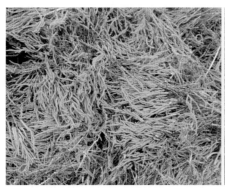
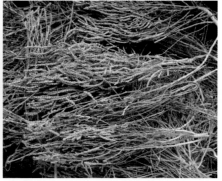

◎ 비만에 좋은 산야초 활용법

− 4월에서 10월까지 갯벌에서 함초(퉁퉁마디) 지상부를 통째로 채취하여 햇볕에 말려 쓴다.

◎ 함초 환 만들기

− 함초를 갯벌에서 4월에 녹색, 6월에 노란색, 8~9월에 붉은색, 10월에 갈색일 때 통째로 채취하여 햇볕에 말린 후 제분소에서 가루를 내어 찹쌀과 배합하여 만든다.

◎ 금기

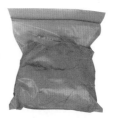

− 함초를 한꺼번에 다량 복용하면 배에 가스가 차 더부룩할 수도 있다.

왜 함초인가? ● 함초는 바닷물에 있는 다양한 미네랄(타우린, 라이신, 아미노산 등) 90여 종을 함유한 "갯벌의 산삼"이다. 함초는 식용, 약용으로 가치가 높다. 주로 피부미용과 숙변에 좋고, 소화불량, 위염, 위궤양, 체지방 분해, 간 기능 개선, 혈관병, 당뇨병, 중성지방, 고지혈증, 고혈압, 항암, 통풍 예방에 쓴다.

만병의 근원 변비

"인체는 음식을 먹는 것도 중요하지만 배설이 더 중요하다"

일본의 고이치로가 쓴 "쾌변천국"이라는 책에서 오래 살기를 원하는 사람은 자신의 변(便·똥)에 대하여 관심을 가지고 밥따로 똥따로 생각하면 안 된다고 하면서 사람이 가장 쾌락을 느끼는 순간이 배설 할 때라고 강조했다.

인체의 유지를 위해 음식을 먹는 것도 중요하지만 배설이 더 중요하다. 변비가 지속되면 삶의 질이 크게 떨어진다. 변비에 걸리지 않으려면 규칙적인 식습관과 꾸준히 운동을 해야 한다.

변비의 원인은 육류 위주의 식습관과 수분의 섭취가 적거나 섬유질이 거의 없는 식습관 때문이다. 우리 인체는 생체리듬의 적용을 받기 때문에 정확한 시간에 배변을 보아야 한다. 어떤 사람들은 하루에 한 번 또는 두 번 변(便)을 보지만, 평소 보는 횟수가 적어지거나 대변의 양이 적고 딱딱한 것이 변비로 본다.

신체는 소화기에 이상이 있을 때 변비에서 설사로, 다시 설사에서 변비로 장기간 반복되면 건강의 적신호 "과민성대장증후군"이다. 변비나 설사가 반복되면 대장에 혹(용종, 선종, 종양)이 있는지 의심해야 한다.

변비를 예방하고 치유하기 위해서는 채식 위주의 식습관으로 전환해야 한다. 약초 중에서 바다 갯벌에서 자라는 함초는 바다의 각종 미네날과 효소가 장내에 들어가서 장벽(腸壁)에 붙어 있는 지방질 비슷한 노폐물을 분해해서 체외로 배출시켜 숙변을 없애는데 탁월한 효능이 있다. 그 외 생고구마, 사과, 과일, 시래기, 미나리, 무청, 무, 해조물(미역, 다시마)을 먹는다.

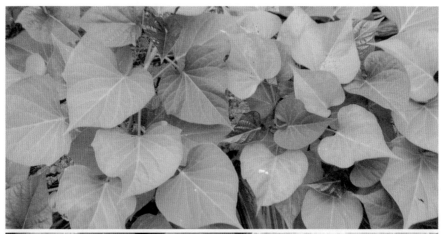

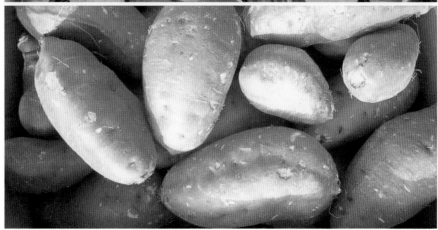

◎ 변비에 좋은 산야초 활용법

– 고구마 뿌리를 생으로 먹거나 식사 대용으로 쪄서 먹는다.

왜 고구마인가? ● 고구마에는 식이섬유와 천연 당분이 혈류를 통해 흡수된다. 고구마에는 면역력을 높이고 활성 산소를 없애는 "베타카로틴"과 "카로티노이드"가 함유되어 있다. 고구마는 약용보다는 식용으로 가치가 높다. 주로 소화기 질환과 변비, 피부 미용, 다이어트에 좋다.

모발과의 전쟁 탈모

"탈모는 모발의 부분적 또는 전반적인 소실!"

우리나라 탈모 인구는 수백여 만 명으로 추정된다. 탈모 원인은 유전, 호르몬, 스트레스, 식생활 변화, 약물 복용, 환경적 요인 등이다. 탈모는 머리카락이 국한적인 원형 탈모나 전반적으로 소실된 형태로 삶의 질에 영향을 준다. 일반적으로 머리카락은 하루 동안 수십 개가 빠지지만 생명 주기를 갖고 있어 일정기간 동안 자라다가 성장이 멈추면 탈락한다. 통상 하루에 50~100개가 빠진다. 단 100개 이상이 빠지거나 두피 일부분에서 집중적으로 빠진다면 병적인 탈모를 의심해 봐야 한다. 부분 탈모, 원형탈모, 대머리가 있고, 탈모는 일시적일 수도 있고, 영구적일 수도 있다.

남성들의 탈모는 유전성이 강하지만 남성 호르몬과 과도한 스트레스가 직접적인 원인이다. 남성형 탈모증은 대개 수년에 걸쳐 관자놀이부터 시작해 정수리로 진행된다. 앞머리나 정수리 부위의 굵고 건강한 머리카락이 호르몬의 영향으로 가늘고 엷은 색으로 변하면서 빠지기도 한다.

예전에는 가발을 썼지만, 요즘은 머리카락을 한 번에 열 가닥연속으로 이식할 수 있는 연발형 모발 이식을 다양한 방법으로 시행하고 있다.

탈모를 예방하고 치유하기 위해서는 과도한 스트레스를 다스리는 게 가장 중요하다. 원형 탈모는 스테로이드제를 병변 주변에 주사해 모발의 성장을 촉진시키는 것으로 알려져 있지만 효과는 미지수다. 임신기간 발생한 탈모는 출산 후 3개월이 지나면 모발이 다시 자란다. 조발(머리카락)에 좋은 하수오, 삼백초를 쓰고, 보리쌀 미음을 원형 탈모에 바른다.

건강 질환에 좋은 약용식물

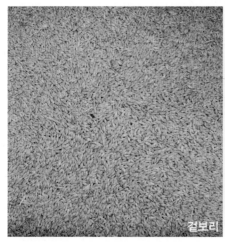
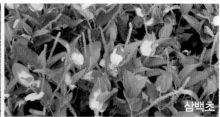
삼백초

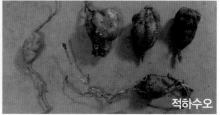
적하수오

겉보리

◎ 원형 탈모에 좋은 산야초 활용법

- 보리쌀로 걸쭉하게 죽(미음)을 쑤어 원형 탈모 부위에 수시로 바른다.

- 삼백초 꽃이 6~8월에 꽃잎이 없는 수상 꽃차례를 이루면서 줄기 끝에 흰색으로 필 때 전초를 채취하여 그늘에 말려 쓴다.

◎ 하수오 환 만들기

- 3년 이상 된 적하수오나 백하수오를 덩이뿌리를 캐서 물로 씻고 물기를 뺀 다음 햇볕에 말린 후 제분소에서 가루를 내어 찹쌀과 배합하여 만든다.

왜 하수오인가? ● 조선시대 허준이 쓴 〈동의보감〉에서 "하수오를 오랫동안 먹으면 수염과 머리털이 검어진다"고 기록돼 있다. 하수에는 뇌를 튼튼하게 하는 "레시틴"이 함유되어 있다. 하수오는 식용보다는 약용으로 가치가 높다. 주로 뇌혈관 질환과 탈모에 좋고, 두피 탈모 예방, 혈액순환, 관절염, 염증, 여성 갱년기 완화, 변비, 불면증, 면역력 강화에 쓴다.

과다한 땀을 흘리는 다한증

"땀은 국소적 혹은 전신적인 과다한 분비!"

신체의 다한증은 땀이 정상인에 비해 식은땀이 자주 과도하게 분비되는 것으로 삶의 질을 떨어뜨린다. 다한증은 가족의 유전도 있지만, 15~30세 사이에 호발 하지만 기력이 떨어진 상태에서는 땀이 흘리는 경우가 허다하다. 다한증은 일상생활을 할 때 낮에 땀을 흘리는 자한(自汗), 잠을 자다가 본인도 모르게 땀을 도둑을 맞는 도한(盜汗)이 있다. 원인은 자율신경 혼란과 호르몬의 불균형과 스트레스가 원인이다. 인체의 땀은 몸의 체온을 조절하고 노폐물을 배출해 피부의 습도를 조절해 준다. 다한증은 과도한 스트레스나 내분비 이상에 의한 갑상선 기능 항진증이나 당뇨병 등에서 발생한다. 주로 이마, 손바닥, 발바닥, 겨드랑이, 사타구니에서 많이 나고 불쾌한 냄새를 동반한다. 다한증이 심하면 사회생활에 어려움이 있다.

평소에 땀을 잘 흡수하는 면 종류인 천연 섬유로 만든 편안한 헐렁한 옷을 입고, 규칙적으로 땀을 씻고 찜질방에서 억지로 땀을 내는 것을 하지 않아야 한다.

땀을 자주 흘리는 사람은 몸에 땀띠를 동반해 가려움과 다발성 피부 발진을 동반하기도 한다.

병원에서는 땀샘을 억제하는 알루미늄 클로라이드 국소를 도포해주거나 땀 분비를 조절하는 교감신경 중추를 수술로 제거하는 처방과 수술을 한다.

다한증을 예방하고 치유하기 위해서는 면역력을 강화하는 마늘, 오가피, 꾸지뽕, 버섯, 양파를 먹는다.

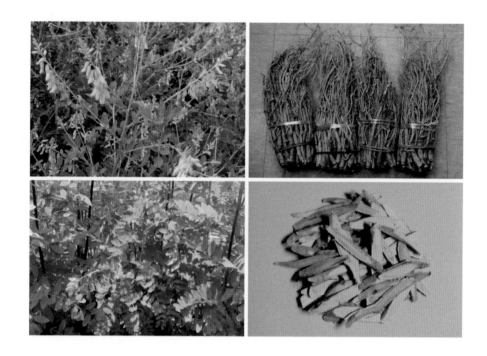

◎ 땀에 좋은 산야초 활용법

− 가을에 황기 뿌리를 캐서 대나무칼로 코르크층을 긁어 제거한 후 햇볕에
  말려 쓴다.

◎ 금기

− 복용 중에 방풍, 신이, 녹각, 백선, 살구씨를 금한다.

왜 황기인가? ● 최근 〈논문〉에서 "황기 추출물이 인체의 백혈구를 증가시키고, 인터
페론 수치를 높여 염증성 질환을 개선시킨다"고 밝혀졌다. 황기를 꾸준히 복용하면
세포 성장과 땀샘을 조절해 준다. 황기는 식용, 약용으로 가치가 높다. 주로 면역력
강화와 원기부족에 좋고, 면역력 강화, 당뇨병, 항암 치료 부작용 완화, 혈액순환, 단
백뇨 개선, 피로회복에 쓴다.

횡경막을 지배하는 신경자극 딸국질

"딸국질은 의지와 상관없이 갑작스런 공기의 흡입이 발생하여 특정 소리가 나는 현생!"

사람은 일생을 통하여 딸국질을 경험한다. 인체의 호흡에 관여하고 사용되는 근육횡경막이 갑자기 수축에 의한 신경자극으로 공기의 흡입이 발생함으로써 소리가 난다. 때로는 간기능 부전 또는 위장이 폐쇄되어 비정상적으로 늘어나는 등 위장관에 문제가 있을 때도 발생한다. 단, 자궁 내의 태아는 호흡을 위한 준비로 딸국질을 하는 것으로 추정할 뿐이다.

딸국질은 대개는 수분 간만 지속하고 특별한 원인이 없는 경우가 많다. 딸꾹질을 1년 이상 계속하면 심한 스트레스로 인해 생명에 위협을 줄 수도 있다. 딸국질을 할 때는 숨을 참거나, 물 한잔을 급하게 마시는 등 여러 가지 방법이 있지만, 병원에서는 횡경막을 지배하는 신경 주위에 약물을 주입하여 마비시켜 진정시키기도 한다.

예부터 민간에서는 딸꾹질에는 감꼭지 또는 홍시를 먹어 진정시켰다. 예를 들면 대나무 새순 10장에 감꼭지 2개를 기준으로 물에 달여 수시로 음용해 멈추게 했다. 감꼭지가 없을 때는 곶감을 대신 넣어도 된다.

▣ 딸국질 기초상식

구분	증상	비고
몸에 열이 있을 때	댓잎10장+곶감꼭지 2	중풍 환자
몸이 냉할 때	댓잎10장+수삼 4년근 2뿌리	수시 발생

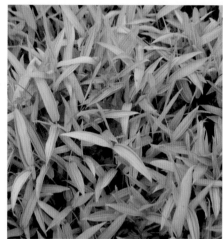
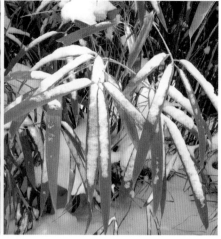

◎ **딸꾹질에 좋은 산야초 활용법**

- 곶감을 먹고 남은 감꼭지를 식초물에 10분 정도 담가 소독해 쓴다.
- 몸이 열이 있는 경우 : 대나무 잎이나 조릿대 잎을 채취하여 댓잎10장+
  곶감꼭지 2개를 물에 달여 수시로 마신다.
- 몸이 냉한 경우 : 대나무 잎이나 조릿대 잎을 채취하여 댓잎10장+수삼 4
  년근 2뿌리를 물에 달여 수시로 마신다.

◎ **금기**

- 몸이 냉한 사람은 먹지 않는다.
- 저혈압 환자는 과량을 장복하지 않는다.

왜 댓잎에 감꼭지인가? ● 감꼭지는 한방에서 한약재로 쓴다. 감꼭지에는 항산화 성
분인 플라보노이드 함량이 감보다 높고, 콜레스테롤과 중성지방을 제거해 주는 "디오
스프린"이 함유되어 있다. 활성산소로 인해 질병과 세포의 변질을 예방해 준다. 주로
혈액순환에 좋고, 고혈압, 중성지방, 야뇨증, 항염증, 체온 증가에 쓴다.

제2장

내 몸의 질병을
치유 해독하는 법

건강의 비밀 식습관

"건강하고 싶거든 채식위주의 식습관을 하라!"

사람이 매일 먹는 음식은 건강과 직결된다. 평소에 늘 먹고 아무 문제가 없었던 음식은 괜찮지만, 건강에 해로운 것은 먹지 않아야 한다. 가공식품, 인스턴츠 식품, 육류, 양식 어류를 먹을 때는 신중을 기해야 한다. 사람은 육식 동물이 아닌 채식 동물이다. 동물은 찢어먹기 좋게 송곳니가 발달되어 있지만, 인간의 치아는 빻고 갈아먹기 좋게 어금니가 발달되어 있기 때문에 채식 위주의 식습관을 가져야 한다. 하지만 육식 위주 식습관과 건강에 해로운 유해 식품 등으로 인해 세포가 변질과 손상으로 염증, 궤양, 부전, 종양 등으로부터 자유롭지 못하다. 세계보건기구(WHO) 산하 국제암연구소(IARC)는 가공육을 섭취하면 암을 유발할 가능이 있다고 소시지, 햄, 베이컨 등을 1군 발암물질로 규정했다. 모든 음식을 조리할 때 갈색 또는 검은색으로 변하면 1급 발암 물질인 벤조피렌, 아크릴 아마이드가 발생한다. 씨앗류나 커피 등을 볶으면 검게 타면 1급 발암 물질인 밴조피렌, 아크릴아마이드가 발생한다. 식품첨가물은 식품을 보존하기 위해 식품에 첨가되는 물질로 화학 물질은 370여 종에 달한다. 음식 요리에 사용하는 식품첨가물에는 첨가제, 보존료를 사용할 때는 신중을 기해야 한다. 육식(소고기, 돼지)를 먹을 때는 되도록이면 찜 · 수육으로 먹는 게 좋고, 건강에 해가 되는 높은 온도를 유발하는 숯불 구이, 돌판 구이, 후라이팬 사용해서 삼겹살을 먹을 때는 상추와 같이 먹는 게 좋다. 사람의 건강에 유익한 식품은 채소류, 콩류, 버섯, 정제되지 않은 곡류, 해조류, 과일이다.

건강의 잣대 생활습관

"건강하고 싶거든 잘못된 생활습관을 바꿔라!"

지금 각종 질병으로 낫기를 원하는 사람이 건강한 몸을 유지하기 위해서는 규칙적인 식습관과 잘못된 생활 습관을 바꿔야 한다. 건강하고 싶거든 지나칠 정도로 많이 배부르게 먹는 과식(過食), 위(胃)와 장(腸)을 혹사시키는 간식(間食), 위(胃)를 쉬게 하지 못하고 밤새 혹사시키는 야식(夜食)을 하지 않으면 기본적으로 건강할 수 있다.

우리가 매일 먹는 것은 자연식과 비(非)자연식이 있다. 일찍이 히포크라테스는 "음식으로 낫지 못하는 병은 약으로도 나을 수 없다, 섭취하는 음식이 약이 되게 하라"고 한 경종을 새겨들어야 한다.

사람은 흙과 식물을 떠나서 살 수 없는 존재다. 흙 속에는 수많은 작물의 씨앗과 뿌리가 있고 미생물의 선충이 끊임 없이 서식하고 있다.

세계보건기구(WHO)는 인류의 질병 80%가 물과 관련이 있다며 "인체는 물로 구성되어 있기 때문에 하루 2리터의 물을 마시는 것만으로도 질병을 80%를 예방할 수 있다고 했다", 그리고 인간 생존에 가장 중요한 미네랄인 소금은 물과 공기처럼 생명을 유지하는 데 필수적이다.

이 세상에서 가장 귀한 생명을 살리는 것은 다 공짜라는 사실을 깨달아야 한다. 예를 들면 햇빛, 공기, 물, 생각, 운동, 절제, 휴식이고, 흔히 非자연식은 돈이 들고 건강에 해로운 것이 많다는 것을 알아야 한다.

건강의 핵심 3쾌(三快)

"건강한 사람은 쾌식(快食), 쾌변(快便), 쾌면(快眠)을 한다!"

사람은 매일 먹고, 싸고, 잠을 잘 자야 한다. 불교 조계종 총무원장을 지낸 혜암 스님은 건강의 핵심이 무엇인가? 질문에 "밥 잘 먹고, 똥 잘 싸고, 잠을 잘 자는 것"이라고 대답 했다.

필자는 사람이 매일 무엇을 먹는 것도 중요하지만 배출하는 것이 더 중요하다고 생각한다. 곰곰이 생각해 보면 우리가 사는 생활 공간에 물, 전기, 가스가 없이는 살 수 없지 않은가? 물은 없어도 수도가 단전되어도 며칠을 살 수 있지만, 아파트 하수구가 막히면 아무 것도 할 수 없다.

사람이 무엇을 먹느냐에 따라 건강의 영향을 받는다. 최근 건강과 관련하여 육식 위주 보다는 채식을 하는 사람들이 늘고 있는 추세다. 채식주의자들 중에 비건은 동물성 음식을 일체 먹는 것을 피하고, 식물성 음식만을 먹는다. 사람에게 유익한 식품은 채소류, 산나물류, 콩류, 버섯, 정제되지 않은 곡류, 해조류, 과일이다.

주역에 "복육분천수(腹六分天壽)"라 했다. 즉 "밥통인 위(胃)의 6할만 먹어라"는 뜻이다. 새가 하늘을 날 때 뱃 속을 비우듯이 음식을 맛있게 먹고 난 후에 배가 더부룩하면 삶의 질이 떨어질 뿐만 아니라 질병과 비만의 원인이 된다.

이 세상에 변(便·똥)을 배출하는 쾌변처럼 시원한 게 있을까? 건강의 척도는 기상 시간과 변을

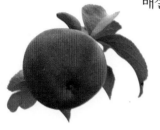

배설하는 시간이 일정해야 한다.

일본의 "고이치로"가 쓴 〈쾌변천국〉에서 "오래 살기를 원하는 사람은 자신의 똥에 대하여 관심을 가지고 밥따로 똥따로 생각하면 안 된다며 사람이 가장 쾌락을 느끼는 순간이 배설 할 때"라 했다.

배변은 정확한 시간에 배변을 보는 습관을 갖어야 한다. 건강한 사람의 대변 지름은 2cm, 길이는 10~15cm라고 한다. 육식(고기)에는 식이섬유가 없기 때문에 하루변이 100g 정도이지만, 식이섬유가 많은 채식을 위주로 하는 파푸아뉴기니 사람은 하루에 1kg이다.

잠이 보약이다! 사람은 평균적으로 인생의 3분의 1을 온전히 잠을 자는 데 쓴다. 잠은 낮과 밤의 생체리듬의 결과이기 때문에 낮 동안 충분히 야외활동을 하지 않으면 밤에 잘 자는 것 자체가 힘들다. 숙면을 취하기 위해서는 낮에 많이 움직여 교감신경을 활성화되어야 잠들 때 부교감신경이 활성화돼 잠에 쉽게 들 수 있다.

수면을 통해 뇌를 비롯한 인체 장치들은 휴식하며 쌓인 피로를 씻는 시간이기 때문에 잠을 자는 것은 인체의 병을 치료하는 시간이다.

밤에 제대로 잠을 자지 못하며 설치는 사람과 불면증 환자는 안다. 수면 부족에 따른 육체적, 정신적 피로는 건강을 해치는 주범이자 면역력 저하 외 다음 날 일상 생활에 지장을 받는다. 건강하고 싶거든 단백하게 맛 있게 먹는 쾌식(快食)에 소식(小食)을, 먹는 음식을 영양으로 흡수하고 남은 것을 쾌변(快便)으로 배출하고, 밤에 엎어 가도 모를 정도로 깊은 쾌면(快眠)을 유지해야 한다!

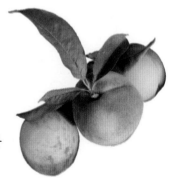

내 몸을 살리는 자연식

"가공 식품, 인스턴츠 식품, 유전자 변이 음식을 안 먹는 게 좋다"

우리 땅에서 유기농으로 재배한 농산물은 건강에 좋다. 유전자 변형 식품 GMO(Genetically Modified Organisms)는 인공적으로 유전자를 분리 또는 재조합하여 의도한 특성을 갖도록 하는 농산물이다. 우리가 먹는 콩은 대부분 유전자 변이 콩으로 미국에서는 변형된 콩은 주로 사료용이나 오일 수출용으로 재배한다. 유전자를 변이 시킨 농산물은 안전한 것인가? 유전자 변이 콩은 식용, 간장으로 만들어 둔갑시켜 우리의 식탁에 올라 건강을 위협한다.

자연식이 아닌 가공 식품은 가정에서 조리하는 모든 식품을 말한다. 우리가 알고 있는 식품첨가물은 첨가제, 보존료, 색소뿐만 아니라 건강에 좋다고 하는 미네랄과 영양제 등을 포함한 식품에 모든 성분이 포함된 것을 말한다. 우리가 매일 먹는 음식 속에 건강을 위협하는 게 식품첨가제로 얼마나 광범위하게 사용되고 있는지 국민의 건강에 아랑곳하지 않는다.

마리 모니크가 로뱅이 쓴 "죽음의 식탁"에서 일상으로 밭에서 쓰는 농약에서부터 우리가 매일 먹는 식품에 들어가는 첨가제는 우리의 건강과 생존을 추적해 밝히고 있다. 그는 수십 년간 암, 자가면역질환, 백혈병, 파킨슨병 등이 비약적으로 늘어나고 있는 것에 의문을 품고 프랑스, 미국, 인도 등 10개국에서 방대한 조사와 끈질긴 추적 끝에 일상을 점령한 수만 개의 화학물질이 병의 원인임을 밝혔다.

향미증진제는 조리를 할 때 국이나 찌개의 감칠맛을 연출한다. 집 안에 소금통, 설탕통 외 양념통을 줄인다. 천연 조미료는 감칠맛을 내는데 한계가

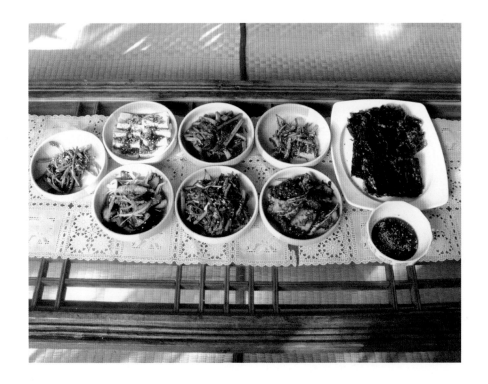

있기 때문에 주부들은 향미 증진제를 쓰거나 다시마, 멸치, 버섯, 약초를 가미하여 우려낸 육수로 요리를 한다.

왜 자연식인가? 우리가 알아야 할 것은 고온에 조리된 음식이나 한약에는 효소가 없다. 불로 열을 가한 한약에는 약성(藥性)만 있으며, 음식을 캔에 담아 멸균하거나 굽고 삶고 튀기면 들어 있는 모든 효소가 파괴된다. 음식을 지속적으로 전자레인지로 조리해 먹이면 효소가 0%이기 때문에 서서히 병에 노출될 수밖에 없다.

생명의 불꽃 효소

"효소는 인체의 몸 안의 모든 신진대사에 관여하는 생명 물질!"

미국의 에드워드 하웰(E. Howell) 박사는 인체의 효소가 체내에서 고갈돼 다 써버리면 그만큼 질병에 쉽게 걸리고 노화가 빠르게 진행 되어 수명이 짧아진다는 "효소 수명 결정설"을 주장했다.

우리 몸에서 효소는 유전자 정보로부터 만들어진다. 우리 몸은 세포로 이루어져 있고 효소로 생명을 유지한다. 지금까지 알려진 효소 종류만 2,000여 가지가 넘고, 몸 속 신진대사를 하며 주로 음식의 소화 흡수 배출, 세포 형성, 유해한 독성 해독, 지방분해 외에도 수천 가지가 넘는 작용에 직간접적으로 관여한다.

효소는 생명의 유지를 위해 다양한 생화학 반응을 일으키도록 돕는 촉매제로 우리 몸 속에서 일어나는 대부분의 작용은 효소에 의한 작용이다. 효소는 질병을 예방하고 치료하며, 면역력을 높여주며, 혈액을 정화하고, 지방분해에도 관여한다.

체내효소는 나이에 따라 다르다. 사람은 나이가 들면서 몸 안의 신진대사에 관여하는 효소 부족으로 노화가 급속히 진행된다. 20대의 체내효소량은 60%, 60대의 체내효소량은 20%에 불과하다. 나이 든 사람은 음식을 먹고 소화가 되지 않고 더부룩한 것은 체내효소가 부족하기 때문에 외부에서 효소가 풍부한 발효식품(된장. 청국장), 채소를 먹어야 한다.

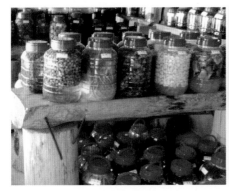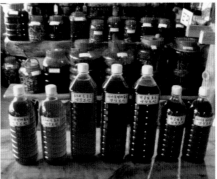

▣ 효소 기초상식

– 소화효소–외부에서 섭취된 다양한 에너지원이 되는 음식물 등을 분해하는 데 작용을 한다.

– 대사효소–체내에서 만들어진 효소로 소화를 제외한 나머지 모든 신체 기능에 관여하는 작용을 한다.

– 식품효소–외부에서 입을 통해 체내로 공급한다. 음식 소화, 지방 분해, 영양 흡수, 세포 형성, 해독, 살균, 분해 배출, 단백질 생성, 유해한 독성 물질 해독 등에 사용된다.

▣ 효소 부족으로 나타나는 증상

구분	질병	자연치유	비고
소화불량	위염, 위장병, 설사	각종 효소 공복 음용	
생체 조정기능 상실	당뇨병, 췌장 기능 감소,	면역저하에 의한 감기, 각종 질병, 자가면역질환	
면역체계의 붕괴	감기, 질병, 자가면역질환	꾸지뽕, 가시오갈피, 지치, 마가목 액상차 및 효소	
신진대사의 붕괴	동맥경화, 고혈압	솔잎 효소, 은행, 달맞이꽃	

자연이 준 최고의 선물 식초

"건강하고 싶거든 식초를 음용하라!"

식초는 인류 최초의 식약품이다. 식초의 역사는 정확히 알 수 없지만, 고대인들도 식초의 효험에 대해 잘 알고 있었던 것으로 추정한다.

중국인들은 3,000년 전부터 농서(農書) 〈제민요술〉에 의하면 "쌀 식초를 만들었고", 우리나라에서도 〈지봉유설〉에서 "초(醋)를 쓴 술", 고려시대 〈향약구급방〉에서 "약방에서 식초를 사용", 했고, 조선시대에는 곡류 식초와 과실 식초 등을 만들어 부뚜막에 보관하며 약식품으로 썼다. 성경 〈구약성서〉에 강한 "롯이 식초를 만든 음료를 받아 마셨다"고 했고, 그리스 의학의 아버지인 히포크라테스는 "환자들을 치료할 때 식초를 사용했다"고 기록돼 있다.

식초는 먹을 식(食), 초 초(醋)로 조합되어 초산 알코올이 발효를 일으켜 더 이상 발효할 수 없는 상태이다. 식초는 천연 발효 식초와 양조 식초, 합성 식초로 구분한다. 발효 식초는 산야초, 곡류, 과실류 등을 주원료로 하여 공기 중에 떠 있는 균에 의해 알코올 발효 과정을 거친 후 일정기간 이상 초산 발효된 것이고, 양조 식초는 원재료에 알코올 상태인 곡물의 주정(酒酊)을 넣고 초산 발효시키거나 적합한 효모를 주입하여 단 기간에 만든 것이고, 합성 식초는 아세트산에 당류 또는 화학 조미료를 가미하여 빙초산 또는 초산을 음용수로 희석하여 만든 것을 말한다. 단 빙초산이 살에 닿게 되면 화상을 입기 때문에 주의를 요한다.

과학적으로 밝혀진 일반적인 식초의 효능은 면역력 증진, 노폐물 제거 해독, 피로회복, 살균 작용, 음식 소화, 병원 감염을 예방, 지방을 분해, 혈압

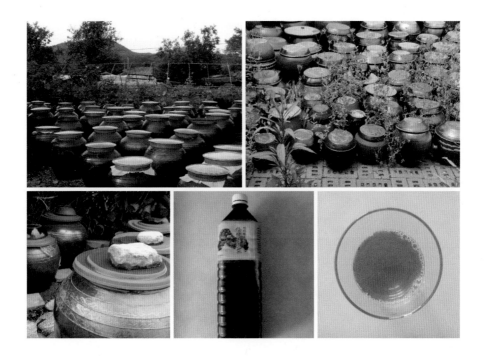

강화, 암을 예방, 노화 진행을 억제, 윤택한 피부 미용 등에 좋은 것으로 알려져 있다.

공기와 술이 접촉하면 술 안의 초산균이 발효를 일으킨다. 이때 초산균의 발효 과정에서 신맛이 식초로 4~5%의 아세트산이 주를 이룬다. 주로 무침, 샐러드, 초간장, 초고추장 등을 만드는 데 사용한다.

식초는 식용, 약용으로 가치가 높다. 대표적인 알칼리성 식품인 식초 속에는 건강에 유익한 유기산 당류, 아미노산, 에스테르 등의 성분이 많이 함유되어 있어 재료에 따라 다양한 맛과 풍미(豊味)가 있을 뿐만 아니라 고혈압, 당뇨병, 비만, 위장병, 성인병 등에 좋은 것으로 알려져 있다. 각종 요리에 식초를 쓰게 되면 소금 사용량을 줄일 수 있다. 물 대신 식초에 찬물을 희석해서 음료수 대용으로 마신다.

약초를 알면 건강이 보인다.

"건강의 비밀 약용식물에 있다"

구분	약용식물, 버섯	비고
간	민들레, 미나리, 산나물, 헛개나무, 녹색 채소	녹색
심장	포도, 블루베리, 머루, 해당화	빨강
위장	삽주, 산사, 매실, 상황버섯, 유근피, 함초	주황
폐	도라지, 더덕, 배, 무, 천문동, 호두, 맥문동, 돌복숭아, 수세미외, 산초, 모과	흰색
신장	산수유, 질경이, 새삼, 옥수수수염, 수박껍질, 수박씨, 자리공	검정색
면역	마늘, 꾸지뽕, 가시오가피, 천년초	
암	겨우살이, 개똥쑥, 주목, 꾸지뽕나무, 하고초, 와송, 부처손, 유근피, 천년초, 차가버섯, 상황버섯, 영지버섯	
관절	마가목, 쇠무릎, 홍화씨, 접골목, 호랑가시나무	
당뇨병	여주, 뚱딴지, 으름덩굴	
비염	신이, 도꼬마리	
종기, 용종	엉겅퀴, 유근피, 쇠비름, 하고초, 무화과	
고혈압	꾸지뽕, 뽕나무, 오미자, 만병초(독초 · 잎 차)	
동맥경화	달맞이꽃, 솔잎	
전립선염, 요실금	산수유, 질경이, 목단피, 산약	

구분	약용식물, 버섯	비고
여성질환	쑥, 인진쑥, 익모초, 당귀, 호박, 고사리	
혈관 질환	천년초, 은행, 양파, 미나리, 채소류	
순환기 질환	솔순, 달맞이꽃, 은행, 양파, 미나리, 차나무	
고지혈증	연꽃, 양파, 미나리, 채소류	
미세먼지	복숭아, 청미래덩굴, 과일	생수
갱년기	칡, 석류, 호박, 오가피류	
냉증	쑥, 생강, 오가피	
뇌질환	천마, 방풍, 강황, 하수오, 지치	
소변불리	메꽃, 산수유, 질경이	
정력	음양곽, 야관문, 하수오, 고비	
통풍	충영, 보리수 열매, 우엉	
골다공증	홍화씨, 접골목	
통증	섬오가피, 머위 뿌리	
정신병, 불면증	자귀나무, 차, 조릿대, 지치, 호두	오색과일
피부 질환	고삼 뿌리, 편백나무 수액, 연꽃, 소리쟁이, 금낭화, 부처꽃, 속단, 지칭개	
피부 미용	살구씨, 율무씨	가루
변비	고구마, 사과, 키위, 함초, 채소류	
비만	함초	
다한증	황기	
딸꾹질	열이 있을 때(감꼭지+댓잎), 냉할 때(감꼭지+인삼)	

※효소, 식초 외 음용할 때는 한의사의 처방을 받아야 함.

혈액을 맑게 하는 채소와 산나물

"채식은 사람의 건강과 자연환경을 살리는 보물!"

최근 건강과 관련하여 채식하는 사람들이 늘고 있다. 동물은 찢어먹기 좋게 송곳니가 발달되어 있지만, 인간의 치아는 빻고 갈아먹기 좋게 어금니가 발달되어 있다. 송곳니는 4개에 불과하고, 앞니는 과일을 베어 먹을 수 있는 8개에 불과하고, 나머지는 어금니로 음식을 먹게 끔 되어 있다.

일찍이 그리스 히포크라테스는 "음식으로 낫지 못하는 병은 약으로도 나을 수 없다, 섭취하는 음식이 약이 되게 하라"고 했다.

채소를 먹는 방법도 다양하다. 채소를 익힐 경우 각종 영양소가 파괴된다 하여 생(生)으로 먹어야 좋다고 생각하는 사람이 많지만 그러나 채소가 날것으로 먹어야 좋은 것만은 아니다. 살짝 데치거나, 끓이거나, 볶음이나 구워야 영양소 섭취에 유리한 채소나 나물이 많다. 채소나 나물을 가열했을 때 비타민C를 비롯한 몇몇 영양소가 손실되기 때문에 식물 속의 배당체가 다른 영양소와 결합해 전혀 다른 모습으로 인체에 영향을 미치기도 한다.

예를 들면 식물에 함유되어 있는 "라이코펜". "베타카로틴" 등 지용성 영양소는 가열해도 파괴가 잘 안 된다. 당근을 생으로 먹으면 당근 속 영양소인 베타카로틴이 약 10% 흡수되지만, 익히면 흡수량은 60% 이상으로 높다. 마늘은 생마늘에 비해 데쳐 먹으면 S-알리스테인이 4배 가량 생성된다. 콩은 단백질 함량이 6~7% 늘어나고, 토마토는 가열하면 항산화 영양소가 35% 증가하고, 미나리나 시금치도 살짝 데쳐 먹으면 좋다. 반면에 무는 푹 끓이면 맛은 있을지 몰라도 영양소가 거의 없어진다. 여주를 데치면 비타민

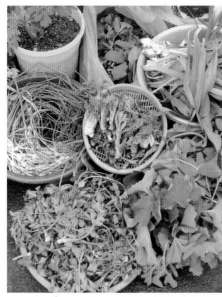
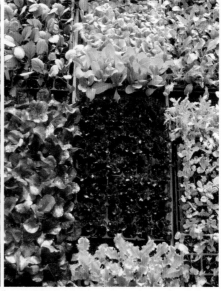

B와 C가 절반 이상 파괴된다. 상추와 케일에는 많이 있는 엽산은 가열하면 쉽게 파괴되므로 쌈이나 샐러드로 먹는 게 좋고, 부추에는 혈관에 도움이 되는 배당체는 70도 이상으로 가열하면 파괴된다.

녹색의 채소에는 비타민C와 카로티노이드, 플라보노이드 등 노화방지에 도움이 되는 물질과 식이섬유, 엽산, 철, 칼슘 등이 풍부하다. 특히 짙은 색깔의 채소와 과일에는 비타민, 미네랄, 섬유질을 함유하고 있어 하루에 400g 이상 먹으면 암 발생률을 최소 20% 정도 낮출 수 있다.

◼ 우리가 몰랐던 채소의 두 얼굴

구분	채소와 산나물	비고
생으로 먹어야 하는 채소	무, 상추, 부추, 양배추, 브로콜리, 케일, 여주	
가열하면 좋은 채소	당근, 호박, 마늘, 콩, 토마토, 가지, 시금치, 미나리	

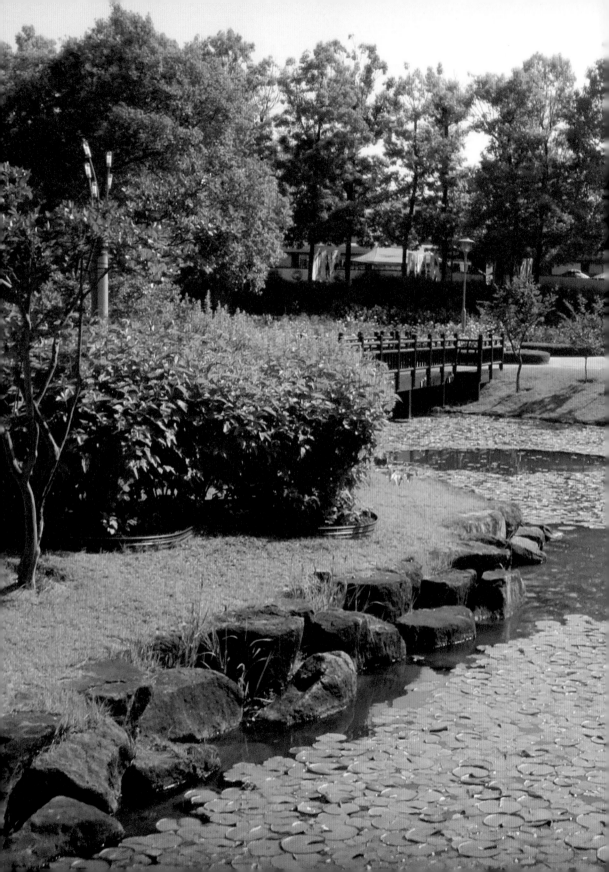

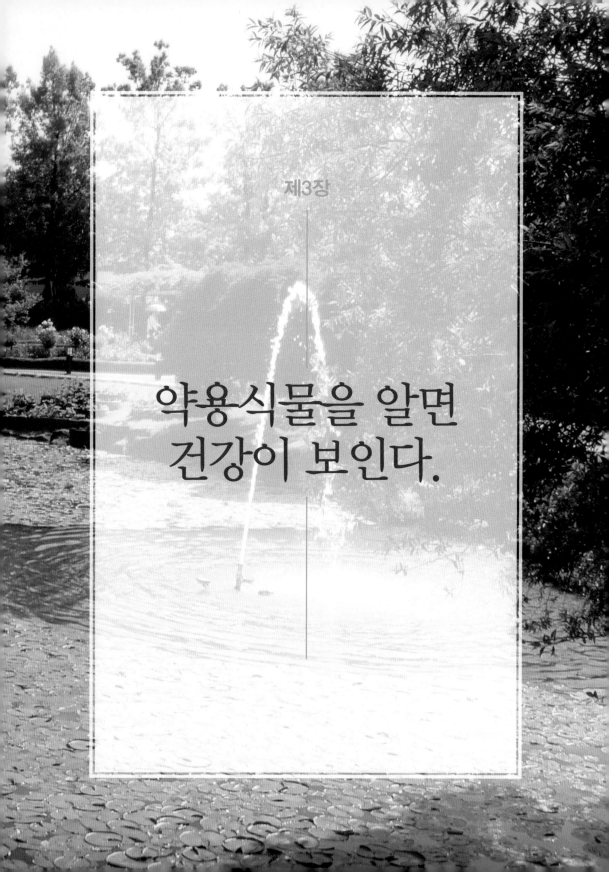

제3장

약용식물을 알면
건강이 보인다.

약용식물을 알면 건강이 보인다
논문과 의학적으로 검증 된 약용식물

"자연의 보물로 병을 고친다!"

구분	의학적 효과	연구 및 논문	비고
지치	뿌리의 시코닌계 붉은 색소가 관절염 치료에 효능	농촌진흥청	불면증, 냉증
헛개나무	알코올 섭취에 의한 간 해독	제천한방병원	지방간
옻나무	옻나무 추출물이 류마티스 관절염 효능	경희대한방병원	아토피, 어혈
흑삼	수삼을 가공한 흑삼에서 추출한 물질이 피부 미용 효능	한국식품연구원	기미, 죽은깨
석류	전립선을 예방	미국 캘리포니아대	발기부전
천마	심뇌혈관에 효능	전주대학교	두통, 고지혈증
개나리	당뇨, 비만, 대사성 질환 효능	의학용품 출원	미백, 보습, 주름
오미자	오미자 씨는 항암 · 항산화에 효능	충남농업기술원	암세포 전이 방해
백하수오	여성 갱년기 증상 완화 효능	내츄럴앤도텍	우울증
인삼	암환자가 겪는 피로 감소 효능	미국임상종양학회	암세포 증식 억제
민들레+유근피+결명자	민들레+유근피+결명자를 같은 양으로 배합혜 만든 캡슐이 아초피성 피부염에 효능	국립 농업과학원	염증 억제
고삼+형개	고삼+육계+삼백초+지실 등 한약재를 혼합한 로션이 아토피 피부염을 개선	경희대 한의학 교실	과도한 염증 반응 개선
무화과	변비와 숙취 해소 효능	행복플러스 보도	성인병
노니	노니 추출물이 염증 질환 을 예방	미국 웨스턴 약리 학회지	손상된 세포 재생

구분	의학적 효과	연구 및 논문	비고
갈대	뿌리에서 추출물이 체지방 줄이고 간 기능 개선 효능	생활학회지	비만 억제
수세미오이	폐 질환 완화 도움	산들 건강	천식
산돌배나무	잎 추출물이 아토피 피부염 가려움증에 효능	가천대 약학대학	가려움증
먹구슬나무	치매를 일으키는 물질을 억제하고 신경세포를 보호	일동제약	기억력, 인지 기능 개선
할미꽃	뿌리를 이용한 치매 치료제 임상 3상 진행 중	일동제약	천연물 신약 연구 중
맥문동	맥문동 추출물로 뇌세포 보호와 기억력 증진	경희대 약리학과	기억력 증진
강황	강황의 커큐민 성분이 강력한 항염증 효과	미국 사우스 캐롤라이나대	염증 억제 양파의 2.6배
고사리	고사리 추출물에서 신경 세포를 죽이는 "베타 아밀로이드"가 뇌에 쌓이지 목하도록 해 치매 예방에 효능	고려대 생화학 분자생물학교실	노인 만성 질환 개선
머위	머위는 강력한 혈관 확장물질인 페타신과 류코트리엔 합성을 낮춰 편두통 통증을 줄여 준다	미국 두통(신경)학회	염증성 질환 개선
알로에	알로에가 위궤양(급성, 만성)을 억제하고 치료에 효능	고려대 약학 대학	장과 피부 건강
매화차	입맛을 돋구고 소화를 촉진	헬스조선	춘곤증
목련차	목련 꽃 강한 향이 염증을 가라앉혀 비염에 효능	헬스조선	폐 질환 개선
버드나무	잎과 껍질이 통증 완화	천연물 신약	아스피린
주목	껍질에서 항암제 "탁솔" 시판	천연물 신약	1조원
은행잎	혈액순환장애 치료제	천연물 신약	20억 달러
오가피	산삼을 능가하는 생약, 혈액 순환에 효능	러시아, 중국	근골 강화
	관절 사이의 막힌 혈액막과 관절 주위의 염증성 병변 효능	경희대 한의대	관절염
	성장판 말단부의 연골 세포에 활력 증대로 어린이 성장에 도움	한국한의학연구원	골다공증
	조혈 촉진과 면역 기능 강화	대전대 한의학연구소	면역력 증진
가시오가피	암세포의 성장을 억제하고 성인병 예방	강원농업기술원	암예방
섬오가피	뿌리에서 통증 완화 아스피린 5배	한의학사전	염증성 질환

관절염·당뇨병·간에 효능이 있는 가시오갈피

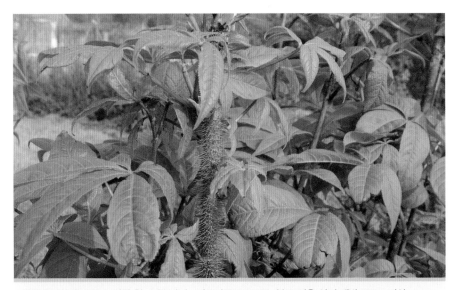

생약명 자오가(刺五加) 이명 침 · 자오가피 · 자오가근(刺五加根) 분포 깊은 산지 해발 500m 이상

▶**한방** 뿌리 또는 줄기의 껍질을 말린 것을 "자오가(刺五加)"라 부른다. ▶**약성** 따뜻하며, 맵고, 쓰다. ▶**약리 작용** 항염 작용, 혈당 강하 작용 ▶**주요 효능** 순환계 · 신경계 · 운동계 질환에 효험, 신체 허약 · 면역 · 당뇨병 · 동맥 경화 · 저혈압 · 관절염 · 요통 · 심근염 · 신경통 · 위암 · 악성 종양 · 육체적 피로 ▶**민간요법** 관절염 · 요통에는 말린 약재를 5〜10g 물에 달여서 하루 3번 나누어 복용한다. 노화방지 · 면역력 증강에는 봄에는 잎, 가을에 열매로 효소를 만들어 장복한다.

▶ 약초 만들기
· 봄부터 초여름까지 잎 · 뿌리껍질 또는 줄기껍질을 벗겨 햇볕에 말려 쓴다.

▶ 발효액 만들기
· 봄가을에 검은 열매를 따서 이물질을 제거한 후 마르기 전에 용기에 넣고 재료의 양만큼 설탕을 붓고 100일 정도 발효시킨다.

▶ 식초 만들기
· 가시오갈피 열매 90%+설탕 10%+이스트 2%을 용기에 넣고 한 달 후에 식초를 만든다.

"만병을 치유하는 가시오가피"

오갈피의 학명은 "아칸토파낙스(Acanthopanax)", 즉, 만병을 치료하는 "가시나무"라는 뜻이다. 허준이 쓴 〈동의보감〉에서 "오가피를 "삼(參) 중에서도 으뜸이라 하여 천삼(天參)"이라 하여 "하늘의 선약(仙藥)"으로 보았다. 가시오가피에 함유된 "리그산(Lysine)"은 면역력 강화와 RNA 합성을 촉진해 백혈구 수 증가 시켜 주고, 시나노사이드(Cyanoside)는 진정 작용이 있어 요통과 관절염으로 부종 좋고, 아칸소사이드(Acanthoside)는 항암 작용, 혈액순환, 독소 해독 작용이 있고, 스테로이드(Steroid)는 혈관 환경 정화, 콜레스테롤과 고지혈증 예방 등을 예방해 주고, 세사민(Sesamin)은 항산화 작용이 있고, 쿠마린(Coumarin)은 혈압 강하 작용이 있고, 지린긴(Gilingin)은 노화방지, 신진대사 촉진에 관여한다. 줄기나 뿌리줄기는 주로 강장, 이뇨, 노쇠방지, 항피로증, 진통, 신경통, 성기능 활성화, 항암 등 광범위한 효과를 나타낸다. 가시오가피는 독이 없어 잎, 줄기, 열매, 뿌리 모두 사용한다. 봄에 새순을 따서 뜨거운 물에 살짝 데쳐서 나물로 무쳐 먹거나, 말려서 차로 마실 수 있다. 잎을 따서 깻잎처럼 간장에 재어 장아찌도 만들 수 있다. 잎으로 쌈장, 장아찌, 잔가지로 닭을 삶을 때 넣어 먹는다. 최근 약리 실험에서 에탄올 추출물은 관절염 치료 효과와 진통 및 해열 작용, 혈당 저하 작용이 있는 것으로 밝혀졌다. 오갈피류 중에서 섬오가피 뿌리에서 진통이 아스피린의 5배나 많다는 것을 밝혔고, 일본에서 세사민이 위암 세포를 억제하는 의약품으로 판매하고 있고, 우주비행사의 건강보조식품으로 이용되고 있다. 가시오가피를 장복하면 면역력이 강화되고 신체기능이 활성화되고 근육과 뼈를 튼튼하게 하고, 혈관 내 환경을 정화해주고, 관상동맥의 확장에 도움을 준다. 고지혈증에 좋고, 효소가 풍부해 신진대사에 도움을 준다.

암·고혈압·당뇨에 효능이 있는 꾸지뽕나무

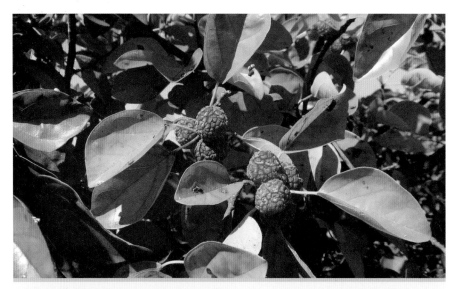

생약명 **자목**(柘木) 이명 **뽕나무 · 활뽕나무 · 가시뽕나무 · 상자** 분포 **산기슭의 양지, 마을 부근**

▶**한방** 뿌리를 말린 것을 '자목(柘木)'이라 부른다. ▶**약성** 평온하며, 달다. ▶**약리 작용** 혈압 강하 작용, 혈당 강하 작용 ▶**주요 효능** 운동계 및 순환계 질환에 효험, 암·면역력 강화·당뇨병·고혈압·강장 보호·관절통·요통·타박상·진통·해열 ▶**활용법** 고혈압, 당뇨병에는 잎·줄기·뿌리를 달여 복용한다. 위암·식도암에는 뿌리 속 껍질 40g을 식초에 담근 후에 하루에 3번 복용한다.

▶ 약초 만들기
· 봄에 부드러운 잎을 따서 그늘에 말려 쓴다. 가지나 뿌리를 수시로 채취하여 적당한 크기로 잘라서 햇볕에 말려 쓴다,

▶ 발효액 만들기
· 가을에 열매가 빨갛게 익었을 때 따서 용기에 넣고 재료의 양만큼 설탕을 붓고 100일 정도 발효시킨다.

▶ 꾸지뽕 육수 만들기
· 꾸지뽕 육수 만들 때는 꾸지뽕(말린 잎 · 가지 · 뿌리)+당귀+음나무+두충+대추+오가피+황기 등을 넣고 하루 이상 달인 물로 육수를 만든다.

"암에 좋은 꾸지뽕나무"

꾸지뽕나무는 가지에 가시가 달려 있다. 산에서 자생하는 자연산인 토종 꾸지뽕나무가 암과 성인병에 좋다는 소문이 나 멸종 위기를 맞고 있지만 접목을 통해 가시가 없는 품종이 개량되어 잎, 가지, 열매, 뿌리를 이용한 약용 및 천연식품으로 각광을 받고 있다. 조선시대 허준이 쓴 〈동의보감〉에서 "꾸지뽕은 항암, 혈압 강하, 기관지천식, 부인병 예방, 스트레스 해소에 좋다"고 했고, 〈전통 의서〉, 〈식물본초〉, 〈생초약성비요〉, 〈본초구원〉 등에 효능이 언급되어 있다. 꾸지뽕나무의 배당체에는 자기방어물질인 플라보노이드가 함유돼 있다. 가바(Gaba) 성분이 풍부하여 오장육부의 기능을 활발하게 하고, 혈액의 지방인 LDL 콜레스테롤과 중성지방을 줄여 준다. 면역력과 강력한 항균 및 항염효과가 있고, 췌장의 인슐린 작용을 도와주는 내당인자(Glucose Toierance Factor)와 미네날(칼슘, 마그네슘)이 풍부하여 체내 포도당 이용률을 높이고 인슐린의 분비를 조절해 당뇨병에 좋다. 꾸지뽕나무는 항암 작용, 혈당과 혈압 강하 작용이 있다. 동물 실험에서 위암, 간암, 폐암, 피부암에 70% 항암에 효능이 있는 것으로 밝혀졌다. 꾸지뽕은 여성들의 질병의 성약으로 자궁암, 자궁염, 냉증, 생리불순, 관절염, 신경통, 요실금, 어혈에 좋다. 꾸지뽕나무는 부작용이 전혀 없어 잎, 가지, 뿌리, 열매 어느 것 하나 버릴 것 없어 식용, 약용으로 가치가 높다. 봄에 잎을 따서 갈아 즙을 내어 수제비·국수·부침개 등으로 먹는다. 빨간 열매를 생으로 먹거나 밥에 넣어 먹는다. 봄에 부드러운 잎을 따서 깻잎처럼 양념에 재어 장아찌, 잎을 그늘에 말려서 차(茶), 뿌리를 수시로 채취하여 물로 씻고 적당한 크기로 잘라 용기에 넣고 소주 19°를 붓고 밀봉하여 3개월 후에 먹는다. 열매는 가을에 빨갛게 익었을 때 따서 용기에 넣고 설탕을 70% 넣고 밀봉하여 100일 이상 둔다.

면역·동맥 경화·암에 효능이 있는 겨우살이

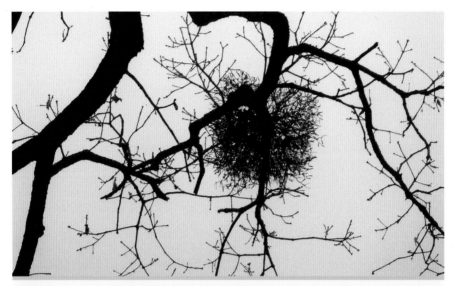

생약명 조산백(照山白)·기생목(寄生木)·상기생(桑寄生) 이명 새나무·우목·저사리·동청·기생초·황금가지·기동·조라·조맥두견 분포 전국의 산속 또는 참나무가 많은 곳

▶**한방** 잎과 뿌리줄기를 말린 것을 '기생목(寄生木)·상기생(桑寄生)·조산백(照山白)'이라 부른다. ▶**약성** 평온하며, 쓰고 달다. ▶**약리 작용** 항암 작용·혈압 강하·이뇨 작용·항균 작용 ▶**주요 효능** 부인과 질환 및 신경계의 통증에 효험, 암·고혈압·요슬산통·동맥 경화·월경 곤란·나력·심장병 ▶**활용법** 각종 암에는 말린 약재를 1회 4~6g씩 달이거나 가루 내어 복용한다. 고혈압·동맥 경화에는 생잎을 소주에 담가 두었다가 하루 2~3회 조금씩 마신다.

▶ 약초 만들기
· 사계절 내내 가능하나 약효가 가장 좋은 겨울에서 봄에 잎과 줄기를 통째로 채취하여 적당한 크기로 잘라 햇볕에 말려 황금색으로 변하면 쓴다.

▶ 발효액 만들기
· 겨울과 봄에 잎과 줄기를 통째로 채취하여 적당한 크기로 잘라 용기에 넣고 재료의 양만큼 설탕을 붓고 100일 이상 발효시킨다.

▶ 겨우살이 차 만들기
· 겨울과 봄에 잎과 줄기를 채취하여 햇볕에 말린 후 적당한 크기로 잘라 물에 달여 우려내어 마신다.

"암 환자에게 희망을 주는 겨우살이"

겨우살이는 더부살이를 하면서 땅에 뿌리를 내리지 않고 다른 식물에 붙어서 사는 기생나무다. 참나무에 사는 겨우살이를 곡기생(槲寄生), 뽕나무에 사는 상기생(桑寄生)이라 부르고, 그 외에 배나무, 자작나무, 팽나무, 밤나무, 동백나무, 오리나무, 버드나무 등에도 기생하면서 잎사귀에 엽록체를 듬뿍 담고 있어 스스로 광합성 작용을 한다. 유럽의 드루이드 종교인은 겨우살이를 "만병통치약"으로 쓴다. 유럽에서는 겨우살이에서 암치료 물질을 추출하여 임상에 사용하고 있다. 독일에서만 한 해 300톤 이상의 겨우살이를 가공하여 항암제 또는 고혈압, 관절염치료약으로 쓰고 있다. 경상대학교 건강과학연구원에서 민간에서 항암효과 있다는 약초 60여 종을 6개월 간 한국생명공학연구소 자생식물이용기술사업단에 의뢰해서 4주간 생리식염수만을 먹인 뒤 약초를 투여 후 반응 결과 10종에서 항암효과를 보였고, 이중 겨우살이는 암세포를 80%, 꾸지뽕나무 70%, 하고초 75%, 와송 50%, 느릅나무 80%, 상황버섯 70%, 부처손 50% 등이 탁월한 것으로 밝혀졌다. 겨우살이는 독성이 없어 식용보다는 약용으로 가치가 높다. 항암 성분인 비스코톡신(viscotoxin)이 함유돼 있고, 동맥경화, 고혈압을 치료하는데 탁월한 효과가 있다. 혈액 속의 콜레스테롤 수치를 낮춰 동맥경화로 인한 심장병을 낮게 하고 심장 근육의 수축 기능을 강화해 준다. 겨우살이 10g을 탕기에 넣고 물 600ml을 붓고 1시간 정도 달인 후 꿀을 타서 마신다. 겨울과 봄에 잎과 줄기를 통째로 채취하여 적당한 크기로 잘라 용기에 넣고 설탕을 녹인시럽을 재료의 100%를 부어 100일 이상 발효를 시킨다. 겨우살이로 담근 술을 기동주(奇童酒)를 만들 때에는 겨울과 봄에 잎과 줄기를 통째로 채취하여 적당한 크기로 잘라 용기에 넣고 소주(19도)를 부어 밀봉하여 3개월 후에 마신다.

면역력·암(혈액·림프종)혈액을 정화해 주는 천년초

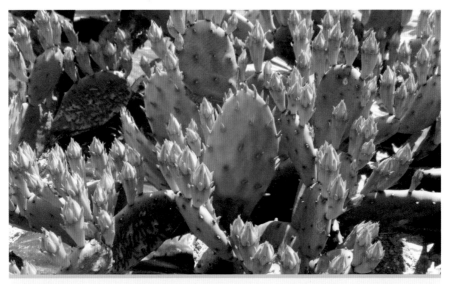

생약명 천년초(千年草) **이명** 태삼·불로초·손바닥 선인장 **분포** 전국의 산기슭이나 밭, 제주도, 농가에서 재배

▶**한방** 잎과 줄기를 말린 것을 '천년초(千年草)'라 부른다. ▶**약성** 따뜻하며 달다. ▶**약리 작용** 항균 작용, 항염증 작용 ▶**주요 효능** 혈관계 및 순환기에 효험, 암·비염·변비·천식·아토피·고혈압·당뇨병·동맥 경화·골다공증 ▶**활용법** 살이 벤 곳이나 가려울 때는 짓찧어 환부에 바른다. 기관지 전식·아토피·무좀·습진·가려움증·탈모·화상·상처·위염·징염에 응용한다.

▶ 약초 만들기
· 꽃이 피기 전에 잎과 줄기, 뿌리를 통째로 채취하여 햇볕에 말려 쓴다.

▶ 발효액 만들기
· 봄에 잎과 줄기를 채취하여 가시를 제거한 후에 물로 씻고 물기를 뺀 다음 적당한 크기로 잘라 용기에 넣고 재료의 양만큼 설탕을 붓고 100일 이상 발효시킨다.

▶ 식초 만들기
· 천년초 줄기 20%+천연 현미식초 80%를 용기에 넣고 한 달 후에 식초를 만들어 요리에 넣거나 찬물 3을 희석해서 음용한다.

"4차원 의학 천년초"

　천년초는 영상 40℃에도, 영하 20℃의 한 겨울에서도 살아남는 생명력이 강한 우리 토종 손바닥선인장이다. 천년초는 다른 식물과는 달리 한여름 뙤약볕에 잘라 던져두어도 한 달 이상 견디며 말라죽지 않고 비가 오면 다시 뿌리를 내리고 살아난다. 관리가 편해 재배하기가 쉽고, 특히 천년초 근처에는 해충들이 얼씬도 못해 농약을 칠 필요가 없다. 천년초는 성장과 뼈에 좋은 칼슘이 멸치의 9배, 홍화씨의 18배, 비타민C는 오렌지의 72배, 알로에의 5배, 식이섬유가 전체의 70%, 채소의 9배, 곡물류의 6배, 면역력을 높여주는 항산화물질인 플라보노이드가 칡뿌리의 2배, 표고버섯의 25배가 많고, 사포닌은 인삼보다 더 많이 함유되어 있다. 천년초의 배당체에는 자기방어물질인 플라보노이드가 5%나 들어 있고, 칼슘이 멸치보다 4배가 많이 함유되어 있기 때문에 칼슘부족으로 오는 골다공증에 좋고, 나쁜 콜레스테롤이나 중성지방의 축적을 억제하여 피를 맑게 하고, 인삼에 많이 들어 있는 사포닌, 식이섬유 함량이 높고, 체내에서 생기는 활성산소를 중화시키는 각종 항산화제와 칼슘, 칼륨, 마그네슘, 철분, 아미노산, 비타민C, 무기질, 미네날이 풍부하다. 최근 천년초에는 선인장이 함유하고 있는 각종 파이토케미컬은 신체의 면역체계를 강화시켜 주고 다수의 병원균을 차단하여 신체면역력을 증대시켜 줄 뿐만 아니라 암세포의 활성화를 억제시키는 것으로 밝혀졌다. 천년초에는 플라보노이드와 수용성 섬유질 안에는 팩틴(Pectin)과 끈적끈적한 무실리지 성분과 Gum성분을 함유하고 있는데 이들은 상처를 감싸고 유해 산소를 차단해 죽어가는 세포를 재생해 준다. 또한 피부 진피층의 콜라겐을 복원해 탄성을 주어 노화된 피부를 젊게 하고 미백 효과도 있어 피부를 보호해준다.

약용식물을 알면 건강이 보인다

관절염 · 불면증 · 염증에 효능이 있는 지치

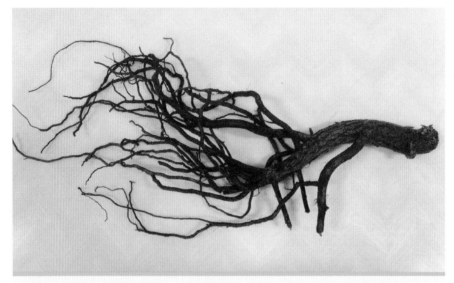

생약명 자초(紫草) · 지초(芷草) · 자단(紫丹) **이명** 칙금잔 · 촉기근 · 호규근 **분포** 산과 들의 양지

▶**한방** 뿌리를 말린 것을 '자초(紫草) · 지초(芷草) · 자단(紫丹)'이라 부른다. ▶**약성** 달고 짜다.
▶**약리 작용** 항염 작용 · 진통 작용 ▶**주요 효능** 피부과 · 순환기계 · 소화기 질환에 효험, 염증 ·
부종 · 냉증 · 불면증 · 관절염 · 요통 · 황달 · 습진 · 수두 · 토혈 · 종양 ▶**활용법** 불면증에는 뿌
리로 술(소주 19도)을 담가 취침 전에 한두 잔을 마신다. 냉증에는 지치 환을 하루에 3번 식후에
30~50개씩 먹는다.

▶ 약초 만들기
· 가을 또는 봄에 뿌리를 캐서 햇볕에 말려 쓴다.

▶ 지치주 만들기
· 가을부터 이듬해 봄까지 뿌리를 캐서 소주를 분무하여 칫솔로 흙만을 제거한 뒤
용기에 넣고 소주(19도)를 부어 밀봉하여 3개월 후에 마신다.

▶ 지치 환 만들기
· 가을부터 이듬해 봄까지 뿌리를 캐서 소주를 분무하여 칫솔로 흙을 제거한 뒤 햇
볕에 말린 후 제분소에서 가루를 내어 찹쌀과 배합하여 만든다.

"불면증과 관절염에 좋은 지치"

예부터 지치 뿌리가 자줏빛에 가까운 붉은색을 띠기 때문에 "자초(紫草)", "지초(芝草)", "지혈(芝血)", "자근(紫根)"이라 부른다. 도교(道敎)에서 불로장생을 추구하는 불로초는 지치를 가리킨다. 지치 뿌리는 흔들었을 때 내부에서 물소리가 나는 것을 최고로 친다. 산 속에서 수도하는 도인들이 환골탈태라는 선약(仙藥)인 "불사신방(不死神方)"을 만들어 복용했던 것으로 알려져 혈액순환 촉진과 해열, 해독, 소염제로 사용되어 온 약초이다. 지치 색소의 함유되어 있는 추출물이 뼈 조직을 파괴하는 피골세포 분화를 억제해 관절염으로 인한 조직 파괴를 막아주는 효과가 입증되었다.

지치는 식용, 약용, 공업용으로 가치가 높다. 최근 농촌진흥청에서 토종 지치의 뿌리에서 분리한 시코니계 붉은 색소 성분이 관절염 치료에 효능이 있는 것으로 밝혀냈다. 쥐의 동물 실험에서 지치 추출물을 투여받은 쥐는 그렇지 않은 쥐에 비해 염증에 의한 부종이 64% 줄었다. 이는 관절염 치료제인 멜록시캄의 72% 감소 수치이다. 지치는 여성 질환, 냉증, 불면증, 관절염에 좋고, 면역을 억제하는 물질인 사포닌을 함유하고 있어 면역기능이 항진돼 일어나는 혈관염, 화농성 염증에도 효과를 보인다. 지치는 봄부터 가을까지는 꽃이나 잎을 보고 발견할 수 있으나 한 겨울에 는 눈 쌓인 산에 지치가 있는 곳 주변에는 눈이 빨갛게 물이 든 곳을 파서 지치를 찾아낸다. 지치를 가공하는 법도 다른 약초와 다르다. 지치를 물로 씻으면 약효가 줄어들므로 솔 같은 것으로 뿌리에 붙은 흙을 털어 내고 그늘에서 하루에 3번 술을 분무해 주면서 말려야 한다. 최근 약리 실험에서 소염 작용, 살균 작용이 있는 것으로 밝혀졌다. 지치에 물을 적시면 자주색 물이 들기 때문에 칫솔을 이용하여 소주로 분무해가며 흙을 제거한 후에 햇볕에 말려서 쓴다.

약용식물을 알면 건강이 보인다

면역 · 폐 · 원기 회복에 효능이 있는 산삼

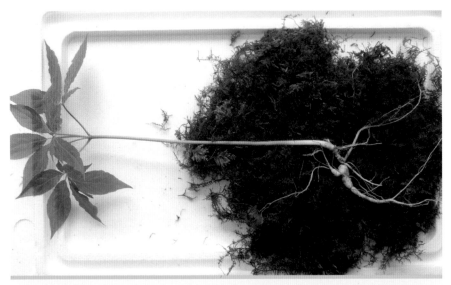

생약명 산양산삼(山養山蔘) **이명** 천종 · 지종 · 인종 · 장뇌 · 산양삼 · 고려삼 **분포** 동쪽과 북쪽 사이(동북 간)의 45도 방향으로 된 산에서 침엽수와 활엽수가 2:3의 비율로 배열된 반 음지의 깊은 산 속

▶**한방** 뿌리를 말린 것을 "산양산삼(山養山蔘)"이라 부른다. ▶**약성** 따뜻하고 약간 쓰며 달다. ▶**약리 작용** 항암 작용, 항염증 작용 ▶**주요 효능** 면역계와 폐 질환에 효험, 암 · 면역력 강화 · 신체 허약 · 권태 무력 · 기혈 부족 · 스태미나 강화 ▶**활용법** 원기가 몹시 허약한 허혈증에는 7년 이상 된 산양산삼 10뿌리+토종닭에 닭백숙으로 먹는다. 기(氣)를 보하고자 할 때는 산양 산삼+백출+복령+감초를 배합하여 사군자탕으로 달여서 하루 3번 나누어 복용한다.

▶ 약초 만들기
· 봄에 잎 · 줄기 · 뿌리를 통째로 캐서 마르기 전에 토굴 또는 스티로폴에 넣고 냉장실에 보관해 쓴다.

▶ 산양산삼 주 만들기
· 흠집 또는 상품 가치기 없는 피삼 수십 뿌리를 물로 씻고 물기를 뺀 다음 항아리에 넣고 증류수나 소주를 붓고 1년 이상 산삼을 우려낸 후 봄에서 여름까지 6년 이상 된 산삼(잎, 줄기, 뿌리)을 캐서 그대로 용기에 부어 산삼주로 마신다.

▶ 산양 산삼 차 만들기
· 봄에 잎 · 줄기 · 뿌리를 통째로 채삼(採蔘)하여 물로 씻고 물에 달여 차(茶)로 마신다.

"신비의 영약 산삼"

산삼은 역사적, 문화적, 건강적으로 우리 민족의 유산이다. 예부터 산삼은 신비성과 희귀성으로 신(神)의 가호를 받았다 하여 "죽은 사람도 살릴 수 있다"는 신비의 영약이었다. 산 속에서 저절로 나서 오래 자란 것을 "산삼(山蔘)", 신이 내린 약초라 하여 "신초(神草)", 사람의 모습을 닮았다 하여 "동자삼(童子蔘)"이라 부른다. 2010년 산림청에서 중국삼, 북한삼, 외국 화기삼 등이 산삼으로 둔갑하는 경우가 많아 "산양산삼"으로 통일하였다. 산삼은 자생지나 재배 여부에 따라 산삼, 야생삼(인삼의 씨를 산새나 짐승이 먹고 전파), 산양삼(산삼의 종자나 묘근을 산림 속에 자연 방임하여 키운 삼), 가삼(재배인삼) 등 100여 가지의 화려한 이름을 가지고 있다. 오삼(五蔘)은 "삼(蔘)" 자가 붙고 모양도 인삼과 비슷한 고삼(苦蔘), 단삼(丹蔘), 사삼(沙蔘), 자삼(紫蔘), 현삼(玄蔘)이다. 산삼은 생육 조건이 좋아야 보통 6~7년 만에 처음 꽃을 피우고, 2~3개의 열매를 맺는다. 3년이 지나야 잎이 두 개 달리고, 4년째에 세 잎, 5년째에는 네 잎, 6년이 넘어야 다섯 잎이 달린다. 산에도 가짜 산삼이 있는 것은 까치, 새, 꿩 같은 새들이 인삼 씨앗을 따서 먹고 배설하여 그 씨앗이 터져 자란 것들과 중국에서 인삼씨를 들여와 산에 심은 것들이다. 일평생 한 번 발견하기가 어렵다는 진짜 천종 산삼은 야산에서 자라지 않는다. 나무를 벌채한 적이 없는 천연림 속에서만 발견된다. 산삼은 부위별로 뇌두, 약통, 지근, 미근, 가락지, 옥주로 구분한다. 산삼류에는 사포닌(saponin), 미네랄 등이 함유되어 있다. 산양산삼은 독성이 없어 식용, 약용으로 가치가 높다. 식용할 때는 날 것으로 공복에 10분 이상 잎부터 뿌리까지 꼭꼭 씹어서 먹는다. 지속적으로 15일 정도 먹고 3일 정도 금했다가 또 다시 지속적으로 먹는다. 5년 미만인 뿌리를 삼계탕이나 백숙 등에 넣어 먹거나, 산양산삼을 잘게 썰어 꿀에 담가 정과로 먹는다.

천식·기관지염·거담에 효능이 있는 **동삼**(더덕)

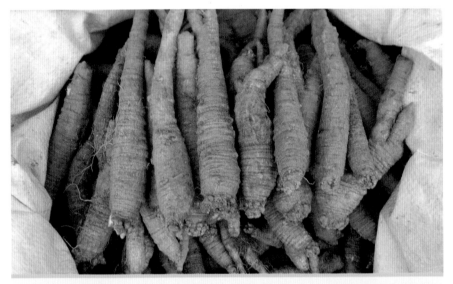

생약명 산해라(山海螺)·양유근(羊乳根)·토당삼(土黨蔘)·통유초(通乳草) **이명** 양유·사삼·백삼·노삼 **분포** 전국 깊은 산속 또는 산자락에 재배

▶**한방** 뿌리를 '산해라(山海螺)'라 부른다. ▶**약성** 평온하며 달고 맵다. ▶**약리 작용** 거담 작용·강심 작용·적혈구 수 증가 작용·항 피로 작용·혈압 강하 작용·혈당 강하 작용·진해 작용 ▶**주요 효능** 비뇨기·순환계·신경계 질환에 효험, 기침, 기관지염·유선염·편도선염·백대하·종독·고혈압·당뇨병 ▶**활용법** 거담·백대하에는 더덕을 물에 달여서 하루에 3번 공복에 복용한다. 젖이 부족한 산모는 더덕에서 나오는 하얀 유액인 양유(羊乳)가 좋기 때문에 더덕을 생으로 먹는다.

▶ 더덕 먹는법
· 가을에 뿌리껍질을 벗겨 내고 두둘겨 부드럽게 만든 것을 불에 굽거나 생으로 된장이나 초고추장에 찍어 먹는다. 뿌리의 겉껍질을 벗긴 후에 삼배주머니에 넣고 된장이나 고추장에 박아 2개월 후에 먹는다.

▶ 더덕 식초 만들기
· 더덕 10%+누룩 10%+현미 20%+물 70%를 용기에 넣고 한 달 후에 식초를 만들어 요리에 넣거나 찬물 3을 희석해서 음용한다.

▶ 더덕주 만들기
· 가을에 뿌리를 캐서 흙을 제거한 후에 물로 씻고 물기를 뺀 후에 용기에 넣고 소주(19도)를 붓고 밀봉하여 3개월 후에 먹는다. 재탕, 삼탕(3번)까지 먹는다.

"산삼의 사촌 더덕"

산에는 "산삼(山蔘)", 바다에는 "해삼(海蔘)", 더덕은 '산삼의 사촌'이라 부른다. 삼은 삼인데, 모래가 많은 땅에서 자란다고 하여 '모래사(沙)' 자를 써서 사삼(沙蔘), 모양이 '양의 뿔을 닮았다' 하여 "양각채(羊角菜)", 더덕의 뿌리가 인삼과 비슷하고 잎이 4장씩 모여 달려 "사엽당삼(四葉黨蔘)"이라 부른다. 땅의 기운을 이기고 수십 년간 자란 물찬 야생 더덕인 동삼(童蔘)은 산삼보다 귀한것으로 알려져 있다. 지금도 강원도 깊은 산속이나 전방 부근에서는 간혹 물찬 야생 더덕을 발견되기도 한다. 재배용 더덕은 반듯하고 야생 더덕은 웅퉁불퉁하고 뇌두의 수로 년 수를 알 수 있다. 자연산 수십 년 묵은 동삼(더덕)이 발견되는 경우가 있는데, 그 속에 물이 고여 있어서 이런 것은 한 뿌리를 먹으면 수백 년 묵은 산삼 못지 않은 효과가 있다. 산에서 그런 것을 캐먹고 하루나 이틀쯤 쓰러져 잠을 자고 일어났더니 몸이 튼튼하게 되고 한 겨울에도 추위를 타지 않는다. 최근 약리 실험에서 더덕을 토끼에게 물로 달인 액을 투여하면 거담 작용이 있고, 두꺼비의 적출 심장에 대한 강심 작용이 있고 특히 자연산 산더덕에는 "기적의 샘물"로 알려진 유기게르마늄[1] 성분이 풍부하고 난치병에 효험이 있는 것으로 밝혀졌다. 더덕에는 독이 없어 식용과 약용으로 가치가 높다. 독특한 향과 씹히는 탄탄한 맛과 양념 맛은 산에서 나는 고기이다. 봄에 어린 잎을 뜯어 쌈이나 끓은 물에 살짝 데쳐서 나물로 무쳐 먹는다. 뿌리는 씻어서 생채, 무침, 더덕구이, 더덕찜, 더덕장아찌, 튀김, 더덕 느름적을 만들어 먹는다. 봄에는 민간에서 산후 젖이 부족하면 더덕을 먹었고, 벌레에 물렸을 때나 부스럼에는 더덕을 갈아서 상처 부위에 발랐다.

---

1 게르마늄은 항산화, 면역력 강화, 콜레스테롤 · 혈전 제거, 진통 작용에 효과가 있다.

항암·류미티스 관절통·피부염에 효능이 있는 봉황삼

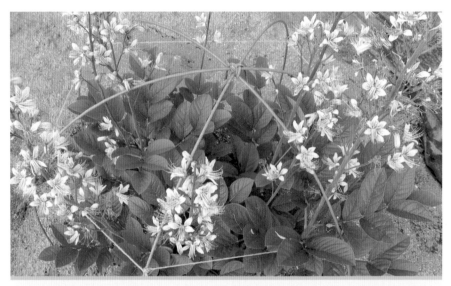

생약명 백선피(白鮮皮) · 백양피(白羊皮) **이명** 검화풀 · 백양선 · 봉삼 · 봉황삼 **분포** 전국의 산기슭

▶**한방** 뿌리껍질을 말린 것을 '백선피(白鮮皮) · 백양피(白羊皮)'라 부른다. ▶**약성** 차며, 쓰다.
▶**약리 작용** 항염 작용, 암세포 증식 억제 작용 ▶**주요 효능** 피부과 · 신경계 질환에 효험, 류마
티스성 관절통, 풍과 습기로 인한 배꼽 부근이 단단하여 누르면 아픈 증세, 대장염 · 황달 · 버
짐 · 옴 · 습진 · 창독 ▶**활용법** 습진 · 종기에는 생뿌리를 짓찧어 환부를 씻거나 붙였다. 외상에
출혈이 있을 때는 백선피 가루를 뿌려 준다.

▶ 약초 만들기
· 가을이나 이른 봄에 뿌리를 캐어 속의 딱딱한 심부를 제거하고 햇볕에 말린다.

▶ 발효액 만들기
· 가을에 뿌리를 채취하여 물로 씻고 물기를 뺀 다음 용기에 넣고 재료의 양만큼 설
탕을 붓고 100일 정도 발효시킨다.

▶ 봉황삼주 만들기
· 가을에 뿌리를 채취하여 물로 씻고 물기를 뺀 다음 용기에 넣고 19도의 소주를 부
어 밀봉하여 3개월 후에 먹는다.

"인삼보다 게르마늄이 많은 봉황삼"

봉삼은 "산삼 중의 으뜸", "산삼의 제왕", 늘어진 뿌리의 모습이 양날개 죽지를 활짝 편 봉황새와 닮아 "봉황삼(鳳凰蔘)"이라는 이름이 붙여졌지만 산삼의 한 종류가 아니다. 백선의 뿌리 껍질을 말한다. 중국 이시진이 쓴 〈본초강목〉에서 "보배로운 삼을 사용한 자는 해를 이어 수명을 더한다", "삼의 가치는 만금(萬金)이라 했으니 가격을 정할 수 없다", "봉삼의 뿌리는 검성과 같은 목근의 심이 박혀 있다"고 신비의 약초로 설명하고 있다. 〈동의학사전〉에서 "봉황삼은 뿌리에 목근과 같은 심이 들어 있으며, 꼬리의 모습이 봉황을 닮았으며, 장대(아주 크다는 뜻)하다 하였으니, 모든 식물 중 봉황을 닮은 약초는 봉황삼 뿐이다"라고 적혀 있다. 우리나라의 게르마늄이 풍부한 일부 산과 만주 봉황성 지방의 고산지대에 자생한다. 산에서 심마니들이 "심봤다"라고 하는 말이 600년 이상 된 봉황삼을 발견했을 때 비롯되었다는 설이 있다. 뿌리의 생김새가 봉황을 닮았고 산삼보다 약효가 더 높다고 소문나면서 50년 이상 된 뿌리로 술을 담가 수백에서 수천만원까지 고가에 은밀하게 팔리기도 했다. 중국 청나라의 옛 땅인 만주 요동에서 발견하면 그 봉삼은 자금성으로 바쳤다. 그래서 그런지 옛날에는 봉황삼을 캐서 왕에게 진상한 심마니는 천민이라도 종9품인 능참봉 벼슬이 내려지고 참봉 벼슬을 제수하기까지 했다. 최근 약리 실험에서 게르마늄 성분이 인삼이나 마늘보다 훨씬 많은 540ppm이 함유되어 성인병과 암과 같은 난치병에 최상의 약효가 있는 것으로 밝혀졌다. 삼의 종류는 약 100종이 넘게 있다. 봉삼, 산삼, 사삼(더덕), 연삼, 고삼, 만삼, 환삼, 선삼, 천삼, 현삼, 진산, 왕산 등 그 중에서 으뜸이 봉황삼이다. 봉황삼은 폐, 위장, 비장, 대장, 소장을 청소 해독시켜 개선해주고 여러 가지 마비, 근육통을 깨끗이 해주는 신약(新藥)이다.

숙변 · 비만 · 당뇨병에 효능이 있는 함초

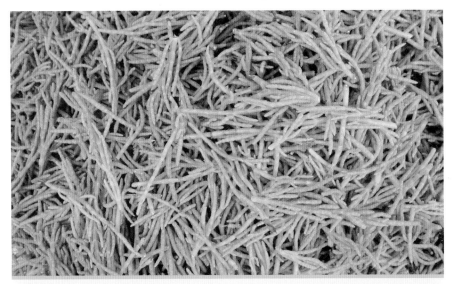

생약명 퉁퉁마디(鹹草) · 해봉자(海蓬子) 이명 신초 · 복초 · 염초 · 신풀 분포 서해안이나 남해안 바닷가 갯벌

▶한방 지상부 전체 마디를 "퉁퉁마디"라 부른다. ▶약성 짜다. ▶약리 작용 혈당 강하 작용 ▶주요 효능 면역계 및 운동계 질환에 효험, 숙변 제거 · 비만 · 면역력 · 당뇨병 · 소화 불량 · 위염 · 위궤양 · 변비 ▶활용법 비만에는 생초로 효소를 담가 찬물에 타서 꾸준히 먹는다. 소화 불량에는 생초를 짓찧어 즙을 내서 먹는다.

▶ 약초 만들기
· 4월에서 10월까지 퉁퉁마디를 채취하여 햇볕에 말려 쓴다.

▶ 발효액 만들기
· 생초를 불로 씻고 물기를 뺀 다음 용기나 용기에 넣고 재료의 양만큼 설탕을 붓고 100일 정도 발효시킨다.

▶ 함초 환 만들기
· 4월에 녹색, 6월에 노란색, 8~9월에 붉은색, 10월에 갈색일 때 통째로 채취하여 햇볕에 말린 후 제분소에서 가루를 내어 찹쌀과 배합하여 만든다.

"바다 갯벌의 산삼 함초"

함초는 육상 식물이면서도 바닷물 속에 있는 모든 미네날 성분이 고도로 농축되어 있다. 함초(鹹草)는 "갯벌의 산삼"이다. 바다 갯벌에서 염기로 자생하기 때문에 "갯벌의 산삼", 잎에 마디마디가 없이 통통하게 불룩하다 하여 "퉁퉁마디", 짜다 하여 "염초(鹽草), 전체 모양이 산호를 닮았다 하여 "산호초"라 부른다. 중국의 〈신농보초경〉에서 "함초가 몹시 짜다고 하여 "함초(鹹草)" 또는 "염초(鹽草)"라 하였고, 일본의 〈대화본초〉에는 함초가 "불로장수하는 풀"이라고 기록돼 있다. 일본에서는 1921년에 천연기념물로 지정하여 보호하고 있다. 함초는 그동안 약초로서 관심을 끌지 못하다가 전국 방송 MBC TV 심야스페셜과 KBS·SBS·EBS, 종편인 MBN·TV조선 등을 통해 건강에 유익한 것으로 보도되면서 효능이 알려졌다. 함초는 갯벌에서 뿌리를 내리고 살면서 바다의 갯벌 속에 스며든 바닷물을 통해 미네랄을 빨아들여 광합성 작용으로 물기만을 증발시키고 바닷물이 가지고 있는 칼슘, 마그네슘, 철, 인 등의 성분만을 고스란히 담고 있는 미네랄 덩어리로 사포닌 성분, 아미노산 타우진이 40%나 함유하고 있다. 김의 40배, 시금치의 200배, 칼슘은 우유의 5배, 철분은 해조류의 2~5배, 요오드는 일일 권장량의 8배, 섬유질, 다당체, 미네날, 아미노산, 베타인, 칼륨, 마그네슘, 칼슘, 철분, 요오드 외 90여 종이 함유되어 있다. 함초는 독성이 없어 식용, 약초로 가치가 높다. 4월에 녹색의 함초를 채취하여 물로 씻고 양념에 버무려 김치를 담근다. 냉면, 칼국수, 튀김, 부침개, 양념, 샐러드로 먹는다. 함초 효소는 생초를 물로 씻고 물기를 뺀 다음 용기에 넣고 설탕을 녹인 시럽을 재료의 30%를 부어 100일 이상 발효를 시킨다. 하루에 1~2번 바닷물이 들고 나는 곳에서 4~9월까지 채취가 가능하고 마디줄기, 뿌리, 생초를 모두를 쓸 수 있다.

폐·당뇨병·인후통에 효능이 있는 천문동

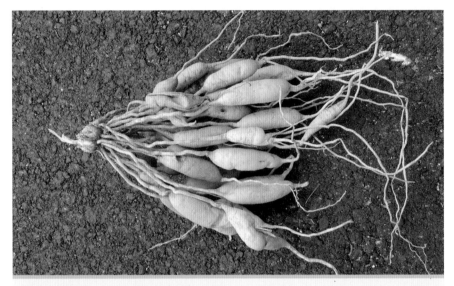

생약명 천문동(天門冬) 이명 천문·천동·금화·지문동·파라수·만년송 분포 전국의 산 숲 속 그늘·해안가

▶한방 뿌리를 말린 것을 '천문동(天門冬)'이라 부른다. ▶약성 차며, 달고 쓰다. ▶약리 작용 혈당 강하 작용·항균 작용 ▶주요 효능 순환계 및 소화기 질환에 효험, 당뇨병·신장병·해수·인후종통·이롱·객혈·골반염·골수염·근골무력증·근골위약·성욕 감퇴·소변 불통·음위·인후통·자양 강장·아편 중독·폐기종·폐렴 ▶활용법 해수·객혈에는 뿌리 5g을 달여서 먹는다. 당뇨병에는 뿌리줄기 6~12g을 약한 불로 끓여서 건더기는 건져 내고 국물만 용기에 담아 냉장고에 보관하여 마신다.

▶ 약초 만들기
· 가을~겨울까지 방추형의 뿌리줄기를 캐서 햇볕에 말려 쓴다.

▶ 천문동 열매 차 만들기
· 7~8월에 열매를 따서 물로 씻고 햇볕에 말려서 가루를 내어 물에 타서 마신다.

▶ 천문동 주 만들기
· 겨울에 방추형 뿌리를 캐어 물로 씻고 물기를 뺀 다음 대나무를 얇게 깎아 뿌리의 겉껍질을 벗겨 낸 후 방추형의 뿌리 전체를 용기에 소주(19도)를 부어 밀봉하여 3개월 후에 먹는다. 재탕(2번)까지 마실 수 있다.

"폐 질환에 효험이 있는 천문동"

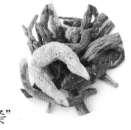

　천문동(天門冬)은 도가(道家)에서 하늘의 문을 열어 준다는 약초다. 울릉도에서는 눈 속에서 돋아난다 하여 "부지깽이나물", 강장제로 알려진 탓으로 "호라지(비)좆"이라 부른다. 조선시대 허준이 쓴 〈동의보감〉에 "천문동은 폐에 기가 차서 숨이 차고 기침을 하는 것을 치료한다"고 했고, 세종 때 펴낸 〈향약집성방〉에 "신선방(神仙方)"에 석창포, 구기자, 회화나무 열매, 운모, 황장, 천문동, 복령, 닥나무 등을 꼽고 있다. 그 중에서 몸의 생명인 정기신(精氣腎)을 기운을 보하는 데는 천문동이 으뜸이라 했고, 북한에서 펴낸 〈동의학사전〉에 "천문동은 폐와 신장의 음(陰)을 보하고 열을 내리며 기침을 멈춘다"고 했고, 중국 진나라 때 갈홍이 쓴 〈포박자〉에서 "천문동을 삶거나 쪄서 먹으면 곡식을 먹지 않고도 살 수 있다"고 했다. 예부터 천문동은 폐질환과 자양강장에 썼다. 최근 약리 실험에서 혈당 강하 작용, 항균 작용이 있는 것으로 밝혀졌다. 끈적끈적한 점액질 성분은 인체의 삼보(三寶)인 정기신을 늘리고 폐와 골수를 튼튼하게 하고 기력을 늘려 암세포를 억제하기도 한다. 천문동은 여간해서는 잘 마르지 않는다. 가을~겨울까지 방추형 뿌리줄기를 캐서 증기에 쪄서 말린 후 가루 내기를 서너 번 반복해야 뭉치지 않고 제대로 가루가 된다. 천문동은 식용, 약용으로 가치가 높다. 봄에 어린순을 채취하여 끓는 물에 살짝 데쳐서 나물로 무쳐 먹는다. 무침·볶음·찌개·국거리·반찬으로 먹는다. 삶아서 말려 묵나물로 먹는다. 뿌리에 소금을 한 줌 넣고 조려서 정과로 먹는다. 뿌리를 설탕에 조려 먹는다. 발효액 만들 때는 가을~겨울까지 방추형 뿌리줄기를 캐서 물로 씻고 적당한 크기로 잘라 용기에 넣고 재료의 양만큼 설탕을 붓고 100일 이상 발효시킨 후에 발효액 1에 찬물 3을 희석해서 음용한다.

면역력·노화 방지·모발 조백에 효능이 있는 하수오

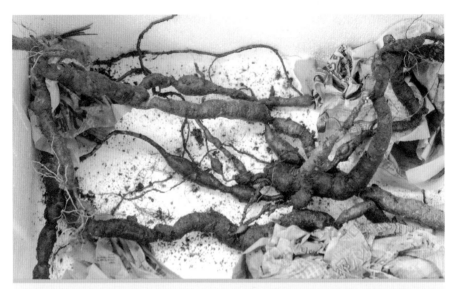

생약명 적 하수오(赤何首烏)·백하수오(白何首烏) **이명** 수오·지정·진지백·마간석·은조롱·진지백·산웅·산정·야합 **분포** 내륙 능선이나 산비탈·바위틈·관목 아래 숲에서 자란다. 적하수오는 남쪽의 섬 지방·농가 재배

▶**한방** 덩이뿌리를 말린 것을 '적하수오(赤何首烏)·백하수오(白何首烏)'라 부른다. ▶**약성** 평온하며, 따뜻하고, 쓰고, 달다. ▶**약리 작용** 항균 작용·혈압 강하 작용 ▶**주요 효능** 소화기 및 순환계 질환에 효험, 노화 방지·강정·모발조백·근골 허약·신체 허약·불면증·신장·요통·정력 부족·골다공증 ▶**활용법** 신체 허약·흰 머리카락이 보이거나 시작할 때에는 덩이뿌리 10~20g을 달여서 먹는다. 불면증·노화 방지에는 하수오주를 취침 전에 소주잔으로 2~3잔 마신다.

▶ 약초 만들기
· 가을~겨울까지 둥근 덩이뿌리를 캐서 소금물에 하룻밤 담갔다가 햇볕에 말려 쓴다.

▶ 하수오 주 만들기
· 적하수오·백하수오를 캐서 물로 씻고 물기를 뺀 다음 용기에 담아 19도 소주를 부어 밀봉하여 3개월 후에 먹는다. 5탕까지 먹는다.

▶ 하수오 환 만들기
· 적하수오나 백하수오를 캐서 물로 씻고 물기를 뺀 다음 햇볕에 말린 후 제분소에서 가루를 내어 찹쌀과 배합하여 만든다.

"중국의 3대 약초 하수오"

예부터 하수오는 신비의 약초로 알려져 산삼과 견
줄만한 영약(靈藥)으로 본다. 중국 이시진이 쓴 〈본초
강목〉에서 하수오를 "지황"이나 "천문동"보다 상위의 약
재로 기술되어 있을 정도로 중국의 구기자, 인삼과 함께 3대 약초다. 조선시
대 허준이 쓴 〈동의보감〉에서 "하수오를 오래 복용하면 수염과 머리카락이
검어지고 정력이 강해져서 골수가 넘치고 불로장생 한다"고 할 정도로 적하
수오에는 항노화물질이 함유되어 있고, 혈구의 생산과 발육을 촉진하고, 혈
중 콜레스테롤 농도를 떨어뜨려 동맥경화를 막는다. 하수오는 비탈진 숲이
나 산비탈의 바위틈, 관목 숲에서 잘 자란다. 늦은 가을이나 이른 봄에 말라
죽은 줄기를 보고 캔다. 붉은 괴근이 달린 것은 "적하수오", 희고 굵은 뿌리
를 가진 것은 "백하수오"로 구분한다. 하수오는 평소에 기혈이 부족하고 몸
이 허약한 사람, 혈허증, 간장과 신장이 기능의 허약으로 허리와 무릎이 좋
지 않은 사람, 불면증이 있는 사람, 머리카락이 일찍 희어지는 사람에게 좋
다. 적하수오는 약간 쓰면서 떫고 자극적이어서 맛을 보면 밤 맛, 고구마
맛, 배추뿌리 맛이 섞여 있어 고구마처럼 날로는 먹을 수 없다. 반면 백하수
오는 독이 없어 전분이 많고 맛이 배추뿌리와 비슷해 그냥 날 것으로 먹을
수 있다. 봄에 어린잎이나 줄기를 채취하여 끓은 물에 살짝 데쳐서 나물로
무쳐 먹는다. 쓴맛을 제거하고 요리한다. 봄에 잎을 채취하여 무침, 국거리
로 먹는다. 봄에 어린잎과 줄기를 채취하여 끓은 물에 살짝 데쳐서 나물로
무쳐 먹는다. 적하수오 덩이뿌리를 하룻밤 소금물에 담갔다가 독성을 제거
한 후에 용기에 넣고 술을 부어 밀봉하여 3개월 후에 먹는다. 다시 술을 부
어 3개월 후에 재탕, 삼탕까지 마실 수 있다. 환을 만들 때는 햇볕에 말려 가
루를 내어 찹쌀과 배합하여 만들어 식후에 30~40알을 먹는다.

천식·기관지염·비염에 효능이 있는 마가목

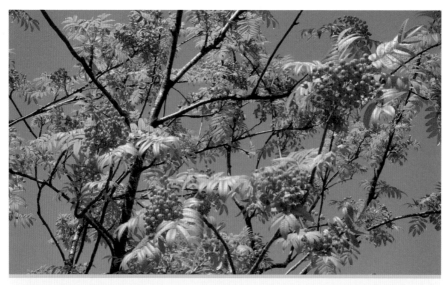

생약명 정공피(丁公皮)·천산화추(天山花楸)·마아피(馬牙皮) **이명** 마아목·당마가목·백화화추·산화추·일본화추·접화추 **분포** 강원·경기 이남·산지

▶**한방** 줄기를 말린 것을 '정공피(丁公皮)'·씨를 말라린 것을 '천산화추(天山花楸)'·나무껍질을 말린 것을 마아피(馬牙皮)라 부른다. ▶**약성** 평온하며, 맵고, 쓰고 시다. ▶**약리 작용** 항염 작용·진해·거담 작용 ▶**주요 효능** 신경계·운동계·호흡기 질환에 효험. 기관지염·기침·해수·천식·거담·신체 허약·요슬산통·위염·백발 치료·관상동맥 질환·동맥 경화·방광염·소갈증·폐결핵·정력 강화·수종 ▶**활용법** 천식에는 가지를 채취하여 적당한 크기로 잘라 물에 달여 하루에 3번 공복에 복용한다. 잦은 기침에는 가을에 성숙된 열매를 따서 효소를 만들어 공복에 수시로 먹는다.

▶ **약초 만들기**
· 가을에 익은 열매를 따서 햇볕에 말려 쓴다.

▶ **마가목 주 만들기**
· 가을에 익은 열매를 따서 용기에 넣고 소주(19도)를 부어 밀봉하여 1개월 후에 마신다.

▶ **마가목 나물 만들기**
· 봄에 어린순을 채취하여 끓는 물에 살짝 데쳐 나물로 무쳐 먹는다.

"염증과 폐 질환에 효험이 있는 마가목"

봄에 마가목 새싹이 틀 때 말의 이빨과 같고 줄기 껍질이 말가죽을 닮아 "마가목(馬加木)", 울릉도에서는 "마구나나무", 중국에서는 "정공등(丁公藤)"이라 부른다. 그 외 "남등", "석남등", "마깨낭", "은빛마가목" 등 다른 이름도 있다.

조선시대 명의 이경화가 쓴 〈광제비급〉에서 "마가목으로 술을 담가 먹으면 서른여섯가지 중풍을 모두 고칠 수 있다"고 기록돼 있다.

마가목 성미는 평온하며, 맵고 쓰고 시다. 배당체에는 리그산, 플라보노이드, 루페논, 베타–시토스테론, 솔비톨, 아미그달린 류가 함유되어 있다. 최근 약리 실험에서 항염 작용, 진해·거담 작용이 있고, 타박상 및 허리와 다리의 동통을 완화시키는 것으로 밝혀졌다. 천식, 기관지염, 비염, 잦은 기침, 관절염, 중풍, 강장, 진해, 신체허약, 요슬통, 해수, 백발, 편도선염에 좋은 것으로 알려져 있다. 마가목을 약초로 이용할 때는 꽃, 잎, 줄기, 뿌리껍질, 열매 모두를 쓴다. 열매와 수피가 염증과 종기에 효험이 있어 수난을 당하고 있다. 주로 폐질환, 기침, 기관지염, 관절염, 양기부족, 중풍, 고혈압, 신경통, 성인병, 등에 썼다.

마가목은 식용, 약용, 관상용으로 가치가 높다. 볶음·쌈·국거리로 먹는다. 깻잎처럼 양념에 재어서 장아찌로 만들어 먹는다. 잔가지를 잘게 썰어서 차로 마신다. 마가목 주 만들때는 가을에 익은 열매를 따서 용기에 넣고 소주 19도를 부어 밀봉하여 3개월 후에 마신다. 효소(발효액) 만들 때는 가을에 익은 열매를 따서 용기에 넣고 재료의 양만큼 설탕을 붓고 100일 정도 발효시킨 후에 발효액 1에 찬물 3을 희석해서 음용한다. 식초 만들 때는 마가목 열매 50%+천연 현미 식초 50%+이스트 2%을 용기에 넣고 한 달 후에 식초를 만들어 요리에 넣거나 찬물 3을 희석해서 음용한다.

신장·자양 강장·부종·이명에 효능이 있는 산수유

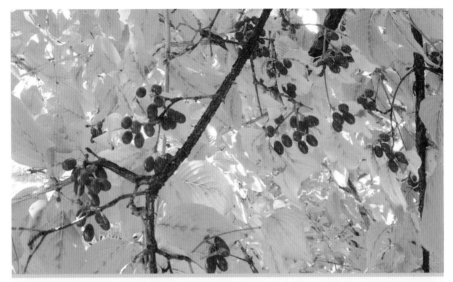

생약명 산수유(山茱萸)·삭조(石棗) 이명 춘황금화·산채황·실조아수·산대추나무·멧대추나무·촉조·계족 분포 중부 이남, 산기슭이나 인가 부근

▶**한방** 열매를 말린 것을 "산수유(山茱萸)·삭조(石棗)"라 부른다. ▶**약성** 약간 따뜻하며, 시고, 떫다. ▶**약리 작용** 항균 작용·혈압 강하 작용·부교감신경 흥분 작용 ▶**주요 효능** 자양 강장·신경기계·신장 질환에 효험·원기 부족·부종·빈뇨·이명·요슬산통·현훈·유정·월경 과다·식은땀·기관지염·소변 불통·양기 부족·요실금·전립선염·자양 강장·음위 ▶**활용법** 남성의 전립성염이나 여성의 요실금에는 빨갛게 익은 열매를 따서 씨를 제거한 후에 물에 달여 차(茶)로 마신다. 원기 회복·자양 강장에는 열매로 술에 담가 식후에 조금씩 마신다.

▶ 약초 만들기
· 가을에 익은 열매를 따서 씨를 제거하고 끓은 물에 살짝 데친 후 햇볕에 말려 쓴다.

▶ 산수유 발효액 만들기
· 늦은 가을에 빨갛게 익은 열매를 따서 꼭지를 떼어 내고 씨를 제거한 후에 용기에 넣고 재료의 양만큼 설탕을 붓고 100일 정도 발효시킨다.

▶ 산수유 주 만들기
· 늦가을에 빨갛게 익은 열매를 따서 꼭지를 떼어 내고 씨를 제거한 후에 용기에 넣고 19도의 소주를 부어 밀봉하여 2개월 후에 마신다.

"사람에게 딱 좋은 산수유"

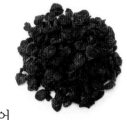

산수유의 빨간 열매를 도가(道家)에서 신선(神仙)이 즐겨 먹었다는 이야기가 전한다. 산수유 10~30년 이상 된 나무에서 열매 50~100근 이상을 수확할 수 있어 자식을 대학에 보낼 수 있다 하여 "대학나무(大學木)", 대추씨를 닮았다 하여 "석조(石棗)", 산에서 자라는 열매가 대추처럼 생겼다 하여 "산대추"라 부른다.

산수유 열매는 신장과 간에 작용하여 진액이 부족한 것을 보해준다. 열매 배당체에는 사포닌의 일종인 코르닌(cornin), 즉 벨레나닌 사포닌(모르verben-alinsaponin), 타닌(tannin), 니사이드(morroniside), 올레아놀릭산(oleamolic), 우르솔(ursor), 사과산 주석산, 유기산 비타민 A가 함유되어 있다.

최근 약리 실험에서 항균 작용, 혈압 강하 작용, 부교감신경 흥분 작용이 있는 것으로 밝혀졌다. 열매를 달인 액은 황색포도상구균에 대하여 항균 작용이 있고, 개에게 투여하면 혈압 강하와 이뇨 작용이 있다.

40대 이후에 신장 기능의 약화로 정수(精髓)가 부족할 때, 허리가 아플 때, 하체가 약할 때, 음위를 강화하고자 할 때 복용하면 효과를 볼 수 있다. 씨앗에 독이 있기 때문에 끓은 물에 살짝 데친 후 씨앗을 빼내고 햇볕에 말려서 써야 한다.

산수유 열매는 식용보다는 약용으로 가치가 높다. 산수유 열매는 신맛과 떫은맛이 있어 생으로 잘 먹지 않는다. 익은 열매를 따서 씨를 제거한 후에 끓은 물에 살짝데쳐서 밥이나 부침개에 넣어 먹는다. 꽃차로 만들 때는 3~4월에 꽃을 따서 소금물에 씻어 그늘에서 말려 밀폐 용기에 넣어 보관하여 찻잔에 3~5송이를 넣고 끓는 물을 부어 우려낸 후 마신다. 가을에 익은 열매를 따서 씨를 제거하고 햇볕에 말린다.

암·종양·염증에 효능이 있는 느릅나무

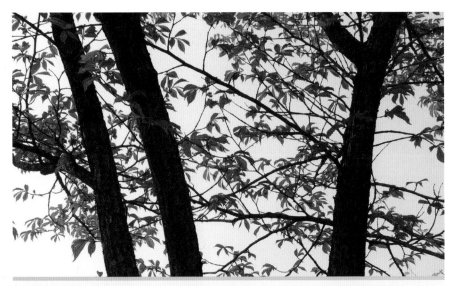

생약명 유근피(榆根皮)·유백피(榆白皮) **이명** 뚝나무·춘유·추유피·분유·가유 **분포** 산기슭

▶**한방** 뿌리껍질을 말린 것을 '유근피(榆根皮)·유백피(榆白皮)'라 부른다. ▶**약성** 평온하며, 달다.
▶**약리 작용** 항염 작용, 항암 작용 ▶**주요 효능** 호흡기 및 순환계 질환에 효험, 뿌리껍질은 암·
종기·종창·옹종·화상·요통·간염·근골 동통·인후염·장염·해수·천식·타박상·토혈, 열매는
회충·요충·촌충·기생충·피부소양증 ▶**활용법** 위암에는 느릅나무+오동나무 약재를 각각 20g
씩에 달여서 복용한다. 종기·옹종·화상에는 생뿌리껍질을 짓찧어 즙을 환부에 붙인다.

▶ 약초 만들기
· 봄부터 여름 사이에 뿌리를 캐서 물로 씻고 겉껍질을 제거하고 햇볕에 말려 쓴다.

▶ 유근피 주 만들기
· 줄기껍질을 수시로 채취하여 적당한 크기로 잘라 용기에 넣고 소주(19도)를 부어
밀봉하여 3개월 후에 마신다.

▶ 유근피 차 만들기
· 유근피 20g을 물 600ml에 넣고 30분 정도 끈적끈적해질 때까지 달인 후 3번에
나누어 마신다.

"염증과 종기에 효험이 있는 느릅나무"

느릅나무는 옛날 사용했던 얇은 동전과 닮아 "유전(楡錢)", 또는 "유협전(楡莢錢)"이라 부른다. 느릅나무 줄기껍질과 뿌리에는 강력한 진통제가 함유되어 있고 살충 효과와 부작용과 중독성이 없다. 단방 혹은 혼합한 처방을 통해 쓸 수 있는 신비의 자연산 약재다. 암종(癌腫)의 영약으로 종창, 등창에 효험이 있고 비위 질환인 위궤양, 십이지장궤양, 소장, 대장, 직장궤양 등 제반 궤양증에 효험이 있다. 특히 장(腸)에 염증이 생기는 크론씨병에 효험이 탁월하다. 느릅나무는 동물 실험에서 위암, 폐암에 80%의 항암 효능이 있는 것으로 밝혀졌다. 〈신약(神藥)〉을 쓴 인산 김일훈이 젊었을 때 묘향산 깊은 산속에서 살 때 그 마을 사람들이 유별나게 건강하고 병 없이 오래 사는 것을 보고 신기해 자세히 관찰한 결과 그들은 느릅나무 껍질과 그 뿌리인 유근피(楡根皮) 껍질을 벗겨 율무 가루를 섞어 그것으로 떡도 만들고 옥수수 가루와 섞어서 국수로 눌러 먹고 있었다. 그들은 상처가 나도 일체 덧이 나가나 곪지 않았으며 난치병은 물론 잔병조차 앓은 일이 거의 없었다. 느릅나무로 약초로 쓸 때는 봄부터 여름 사이에 뿌리를 캐서 물로 씻고 껍질을 벗겨서 겉껍질을 제거하고 햇볕에 말려 쓴다. 느릅나무는 식용보다는 약초로 가치가 높다. 봄에 어린잎을 채취하여 끓는 물에 살짝 데쳐서 나물로 무쳐 먹는다. 봄에 어린 잎을 따서 된장국, 밀가루나 콩가루에 버무려 옥수수와섞어 수제비·국수를 만들어 먹는다. 열매를 따서 장을 담근다. 발효액 만들 때는 뿌리껍질을 캐어 물로 씻고 물기를 뺀 다음 겉껍질을 벗겨 내고 적당한 크기로 잘라 용기에 넣고 재료의 양만큼 설탕을 붓고 100일 정도 발효시킨 후에 발효액 1에 찬물 3을 희석해서 음용한다. 줄기껍질을 수시로 채취하여 적당한 크기로 잘라 용기에 넣고 소주(19도)를 부어 밀봉하여 3개월 후에 마신다.

혈관질환·고혈압·야뇨증에 효능이 있는 연꽃

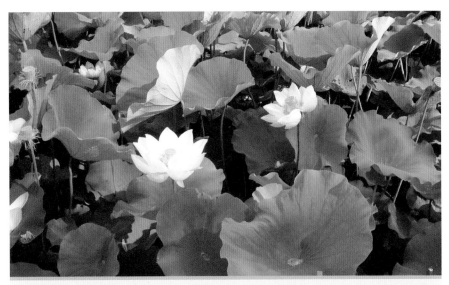

생약명 연실(蓮實)·연근(蓮根)·연화(蓮花) 이명 연·항·하화·영화·연자·우정·연방·하·연화·홍연화·백연화·연근·연우 분포 연못 또는 물이 고여 있는 논

▶한방 익은 씨를 말린 것을 '연실(蓮實)', 뿌리 줄기를 말린 것 '연근(蓮根)', 꽃봉리를 말린 것을 "연화(蓮花)" 라 부른다. ▶약성 평온하며, 달고, 떫다. ▶약리 작용 혈압 강하 작용·혈당 강하 작용 ▶주요 효능 신경 계·순환계·이비인후과질환에 효험, 강심제·강정제·불면증·유정·조루·폐결핵·축농증·설사·이질·야 뇨증·고혈압·당뇨병·대하증·방광염·변비·부인병·비염 ▶활용법 당뇨병에는 말린 열매 6~15g을 달 여서 먹는다. 야뇨증에는 잎을 10g을 달여서 먹는다. 혈변과 토혈에는 뿌리줄기 10g을 달여서 먹는다.

▶ 약초 만들기
· 늦가을에 열매의 씨가 익으면 채취하여 햇볕에 말려서 껍질과 배아(胚芽)를 제거하여 쓴다.

▶ 식초 만들기
· 초여름에 잎을 따서 잘게 썰어 용기에 넣고 재료의 양만큼 설탕을 붓고 100일 정 도 발효시킨후에 발효액 1에 찬물 3을 희석해서 음용한다.

▶ 연꽃 차 만들기
· 초여름에 꽃봉오리를 채취하여 호일로 싸서 냉동실에 보관했다가 큰 찻잔에 꽃봉 오리를 담아 꽃술에 따뜻한 물을 부어 우려 내어 수시로 차로 마신다.

"심혈관 질환에 효험이 있는 연꽃"

연꽃은 진흙 속에서 피지만 더러움에 물들지 않고 요염하지도 않으면서 청순하여 많은 사람들에게 사랑을 받는다. 연꽃은 늦봄에 시작하여 가을까지 핀다. 봄의 연꽃을 "청전(靑錢)", 여름의 연꽃을 "청장(靑壯)", 가을의 연꽃을 "청산(靑孀)"이라 부른다. 연꽃의 씨주머니 속에는 많은 씨앗이 들어 있어 풍요와 다산(多産)을 상징한다. 우리 문학에서 연꽃의 상징성은 깨끗하다는 의미와 꽃 중의 군자, 청정함, 순수함, 완전무결함으로 보았다. 연의 약성은 평온하며, 달고, 떫다. 최근 약리 실험에서 혈압 강하 작용, 혈당 강하 작용이 있는 것으로 밝혀졌다. 한방에서 익은 씨를 말린 것을 "연실(蓮實)", 뿌리줄기를 말린 것을 "연근(蓮根)", 꽃봉오리를 말린 것을 "연화(蓮花)"라 부른다. 종자(불면증, 허약증, 위장병), 연잎(소변불통, 토혈, 혈변), 연근(건위제, 지사제)을 썼고 신경계·순환계·이비인후과 질환에 효험이 있다. 민간에서 당뇨병에는 말린 열매 6~15g를 물에 달여 하루 3번 나누어 복용한다. 야뇨증에는 잎을 5g를 달여 하루 3번 나누어 복용한다. 단, 지황(생지황·건지황·숙지황), 마늘을 금한다. 연꽃은 식용, 약용, 관상용으로 가치가 높다. 꽃은 차(茶)로, 잎은 연잎 밥으로, 열매의 껍데기를 벗기고 생으로 먹거나 밥에 넣어 먹고, 뿌리줄기인 연근은 조림, 튀김으로 먹는다. 연꽃차는 이른 아침에 꽃이 활짝 피기 전에 꽃송이를 따서 흐르는 물에 씻은 후 백련꽃 한 송이에 녹차 30g를 한지(韓紙)에 싸서 끈으로 꽃잎을 오므려 살짝 묶어 냉동실에 보관한 후에 꺼내어 큰 찻잔에 담아 따뜻한 물을 부어 우려내어 먹는다. 발효액 만들 때는 초여름에 잎을 따서 잘게 썰어 용기에 넣고 재료의 양만큼 설탕을 붓고 100일 정도 발효시킨 후 발효액 1에 찬물 3을 희석해서 음용한다. 약초 만들 때는 늦가을에 열매의 씨가 익으면 채취하여 햇볕에 말려 껍질과 배아(胚芽)를 제거하여 쓴다.

중금속 해독·수은 중독·금연에 효능이 있는 청미래덩굴

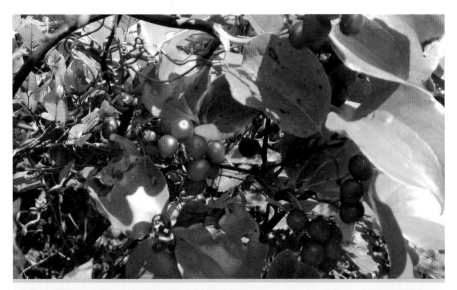

생약명 토복령(土茯苓)·금강엽(金剛葉)·금강과(金剛果) 이명 명감나무·맹감나무·망개나무·산귀래·종기시나무 분포 산속 및 산기슭

▶한방 뿌리를 말린 것을 '토복령(土茯苓)', 잎을 말린 것 '금강엽(金剛葉)', 열매를 말린 것을 '금강과(金剛果)'라 부른다. ▶약성 평온하며, 달다. ▶약리 작용 해독 작용, 살충 작용 ▶주요 효능 염증·부종에 효험, 중독(수은·약물)·매독·임질·암·악성 종양·관절염·근골 무력증·대하증·부종·소변 불리·야뇨증·요독증·타박상·통풍·피부염·이뇨·근육 마비 ▶활용법 무릎 관절염에는 뿌리를 캐서 물로 씻고 15g+목단 5g을 배합해서 물에 달여서 하루에 3번 공복에 복용한다. 화상에는 잎을 짓찧어 즙을 환부에 붙인다.

▶ 약초 만들기
· 가을에 열매와 뿌리를 채취하여 햇볕에 말려 쓴다.

▶ 토복령 주 만들기
· 가을에 뿌리를 캐서 물로 씻고 적당한 크기로 잘라 2~3일 정도 물에 담가 쓴맛을 제거한 후 용기에 넣고 19도의 소주를 부어 밀봉하여 3개월 후에 마신다.

▶ 니코틴 해독
· 니코틴 해독 작용이 있어 여름에 잎을 채취하여 1일 뿌리 10~20g을 담배처럼 말아 불을 붙여 한 두 달 정도 피우게 되면 금단 현상 없이 금연이 가능하다.

"몸 속 독소를 해독하는 청미래덩굴"

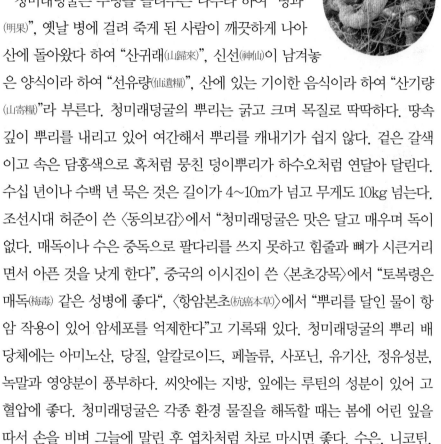

청미래덩굴은 수명을 늘려주는 나무라 하여 "명과
(明果)", 옛날 병에 걸려 죽게 된 사람이 깨끗하게 나아
산에 돌아왔다 하여 "산귀래(山歸來)", 신선(神仙)이 남겨놓
은 양식이라 하여 "선유량(仙遺糧)", 산에 있는 기이한 음식이라 하여 "산기량
(山奇糧)"라 부른다. 청미래덩굴의 뿌리는 굵고 크며 목질로 딱딱하다. 땅속
깊이 뿌리를 내리고 있어 여간해서 뿌리를 캐내기가 쉽지 않다. 겉은 갈색
이고 속은 담홍색으로 혹처럼 뭉친 덩이뿌리가 하수오처럼 연달아 달린다.
수십 년이나 수백 년 묵은 것은 길이가 4~10m가 넘고 무게도 10kg 넘는다.
조선시대 허준이 쓴 〈동의보감〉에서 "청미래덩굴은 맛은 달고 매우며 독이
없다. 매독이나 수은 중독으로 팔다리를 쓰지 못하고 힘줄과 뼈가 시큰거리
면서 아픈 것을 낫게 한다", 중국의 이시진이 쓴 〈본초강목〉에서 "토복령은
매독(梅毒) 같은 성병에 좋다", 〈항암본초(杭癌本草)〉에서 "뿌리를 달인 물이 항
암 작용이 있어 암세포를 억제한다"고 기록돼 있다. 청미래덩굴의 뿌리 배
당체에는 아미노산, 당질, 알칼로이드, 페놀류, 사포닌, 유기산, 정유성분,
녹말과 영양분이 풍부하다. 씨앗에는 지방, 잎에는 루틴의 성분이 있어 고
혈압에 좋다. 청미래덩굴은 각종 환경 물질을 해독할 때는 봄에 어린 잎을
따서 손을 비벼 그늘에 말린 후 엽차처럼 차로 마시면 좋다. 수은, 니코틴,
중금속, 농약, 화학물질, 약물 오염에는 뿌리를 물에 달여 복용한다. 청미래
덩굴은 약성은 평온하며 달다. 청미래덩굴은 식용, 약용, 절하용, 관상용으
로 가치가 높다. 봄에 막 나온 어린씩을 뜯어 2~3일간 물에 담가 쓴맛을 제
거한 후에 끓는 물에 살짝 데쳐 나물로 무쳐 먹는다. 봄에 어린순을 따서 나
물 무침·쌈으로 먹는다. 잎으로 떡·튀김으로 먹는다. 재료의 양만큼 설탕
을 붓고 100일 정도 발효시킨 후에 발효액 1에 찬물 3을 희석해서 음용한다.

당뇨·부종·월경 불순에 효능이 있는 으름덩굴

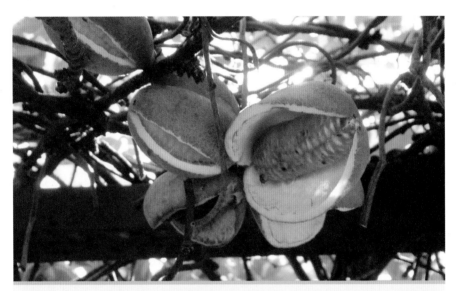

생약명 목통(木通)·구월찰(九月札) **이명** 만년등·임하부인·유름·통초·통초자·통초근·목통실·졸 갱이·구월찰(열매)·예지자·연복자(씨) **분포** 숲 속 또는 산기슭

▶**한방** 줄기를 말린 것을 '목통(木通)', 열매를 말린 것을 '구월찰(九月札)', 씨를 '연복자(燕覆子)'라 부른다. ▶**약성** 평온하며, 쓰다. ▶**약리 작용** 혈당 강하 작용 ▶**주요 효능** 부인과·순환기계·신 경기계 질환에 효험, 부종·신경통·관절염·당뇨병·월경불순·해수·유즙 불통·빈뇨·배뇨 곤란·불면증·이명·진통·창종 ▶**활용법** 당뇨병·급성 신장염에는 말린 약재를 1회 2~6g씩 물에 달여 복용한다. 악·창종기에는 잎을 짓찧어 즙을 환부에 붙인다.

▶ 약초 만들기
· 봄 또는 가을에 줄기를 잘라 겉껍질을 벗기고 적당한 길이로 잘라 햇볕에 말려 쓴다.

▶ 발효액 만들기
· 가을에 벌어지지 않은 익은 열매를 따서 적당한 크기로 잘라서 마르기 전에 용기 에 넣고 재료의 양만큼 설탕을 붓고 100일 정도 발효시킨다.

▶ 으름 열매 주 만들기
· 가을에 벌어지지 않은 열매를 따서 용기에 넣고 소주(19도)를 부어 밀봉하여 3개월 후에 마신다.

"당뇨에 효험이 있는 으름덩굴"

으름덩굴은 칡처럼 나무를 타고 올라가며 자란다. 열매의 줄기가 매달린 것은 남성을 상징하고, 익으면 껍질이 갈라져 가운데가 벌어지는데 그 모양이 여성의 음부(陰部)와 비슷해 성적 상징물로 여기는 속신이 있어 "임하부인"이라는 이름이 붙여졌다. 조선시대 허준이 쓴 〈동의보감〉에서 "으름을 목통이라 하고, 산중에 나는 덩굴에서 큰 가지가 생기며 마디마디 2~3개의 가지가 생기고 끝에 다섯 개의 잎이 달리고, 결실기에 작은 목과(木瓜)가 달리고, 열매 속에는 검은 씨와 흰색의 핵은 연복자(燕覆子)로 먹으면 단맛이 난다"고 기록돼 있다. 으름의 열매는 혈당을 내려주기 때문에 당뇨에 좋고, 신경통과 관절염으로 고생을 하는 사람은 으름덩굴 50g를 끓여 수시로 마시면 효과를 볼 수 있다. 봄에 피는 꽃은 꽃차로, 새싹은 나물로 일품이고, 가을에 익은 열매는 달콤한 맛이 좋아 산과일로 손색이 없다. 열매 살은 바나나처럼 딱딱하지 않고 부드러운 식감이 있다. 으름은 기혈(氣血)을 소통시키고 12경맥을 통하게 하는 약재로 쓴다. 임산부와 설사를 하는 사람, 입과 혀가 마르는 사람은 복용을 금한다. 으름덩굴은 버릴 게 없어 식용, 약용, 관상용으로 가치가 높다. 어린순과 줄기는 차와 나물로 익은 열매의 과육을 먹는다. 검은 씨앗으로 기름을 짠다. 봄에 어린순을 따서 쓴맛을 제거한 후에 끓는 물에 살짝 데쳐서 나물로 무쳐 먹는다. 볶음·나물무침·국거리로 먹는다. 4~5월에 꽃을 따서 그늘에서 5일 정도 말려 밀폐 용기에 보관하여 찻잔에 3~5개 정도를 넣고 뜨거운 물을 부어 우려 낸 후 차로 마신다. 발효액 만들 때는 가을에 벌어지지 않은 익은 열매를 따서 적당한 크기로 잘라서 마르기 전에 용기에 넣고 재료의 양만큼 설탕을 붓고 100일 정도 발효시킨 후에 발효액 1에 찬물 3을 희석해서 음용한다.

암·면역·자양 강장에 효능이 있는 영지버섯

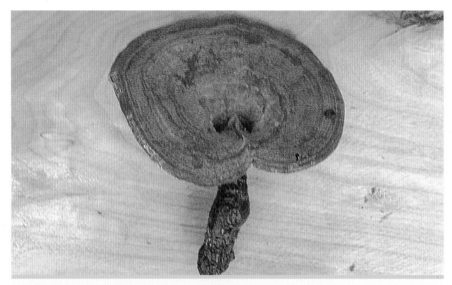

생약명 영지(靈芝) 이명 불로초 · 만년버섯, 지초, 흑지 분포 산속 나무 그루터기

▶**한방** 고사된 나무 그루터기에 자라기 때문에 "영지(靈芝)"라 부른다. ▶**약성** 쓰다 ▶**약리 작용** 항염 작용, 항암(위암, 식도암, 폐암) 작용, 혈압 강하 작용 ▶**주요 효능** 순환계, 호흡기 질환에 다스린다. 주로 간기능회복, 간염, 갱년기장애, 고지혈증, 고혈압, 관상동맥질환, 기관지염, 동맥경화, 면역력 증강, 자양강장 ▶**활용법** 각종 암에는 영지를 물에 달여 차로 마신다. 영지를 달인 물로 육수를 만들어 각종 음식요리에 쓴다.

▶ 약초 만들기
· 영지를 채취하여 쓴다.

▶ 영지 차 만들기
· 딱딱한 목질 형태이기 때문에 적당한 크기로 잘라 물에 달여 차로 우려 꿀을 타서 마신다.

▶ 영지 술 만들기
· 여름~늦가을까지 깊은 산의 활엽수 뿌리 밑둥, 그루터기에 붙어 있는 운지버섯을 채취하여 용기에 넣고 소주 19도를 붓고 3개월 후에 마신다.

"면역력과 항암에 효험이 있는 영지버섯"

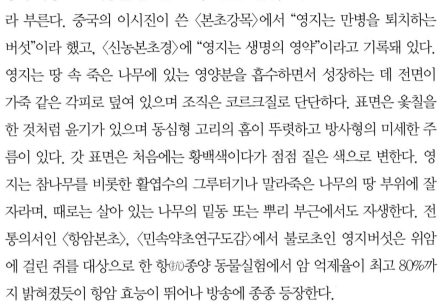

예부터 영지는 우리나라를 비롯해 중국·일본 등 동아시아 지역에서 쇠약한 몸 회복에 효과가 있어 식용과 약용으로 이용했다. "불로초", "만년 버섯", "지초"라 부른다. 중국의 이시진이 쓴 〈본초강목〉에서 "영지는 만병을 퇴치하는 버섯"이라 했고, 〈신농본초경〉에 "영지는 생명의 영약"이라고 기록돼 있다. 영지는 땅 속 죽은 나무에 있는 영양분을 흡수하면서 성장하는 데 전면이 가죽 같은 각피로 덮여 있으며 조직은 코르크질로 단단하다. 표면은 옻칠을 한 것처럼 윤기가 있으며 동심형 고리의 홈이 뚜렷하고 방사형의 미세한 주름이 있다. 갓 표면은 처음에는 황백색이다가 점점 짙은 색으로 변한다. 영지는 참나무를 비롯한 활엽수의 그루터기나 말라죽은 나무의 땅 부위에 잘 자라며, 때로는 살아 있는 나무의 밑동 또는 뿌리 부근에서도 자생한다. 전통의서인 〈항암본초〉, 〈민속약초연구도감〉에서 불로초인 영지버섯은 위암에 걸린 쥐를 대상으로 한 항(抗)종양 동물실험에서 암 억제율이 최고 80%까지 밝혀졌듯이 항암 효능이 뛰어나 방송에 종종 등장한다.

영지는 중국 전통 약재 중 하나로, 에르고스테롤을 비롯한 기능성 물질이 함유돼 각종 암은 물론 성인병 예방, 체력 강화, 원기 회복 효과가 있다. 또 간과 위를 보호하고 뼈를 튼튼하게 하며, 혈압을 조절하고 항염증, 혈소판 응집 억제 작용을 한다. 영지버섯은 간과 위장을 보호하고 뼈와 위를 튼튼하게 하며 신경을 안정시킨다. 주로 위암, 식도암, 폐암, 천식, 소화불량, 간염, 기관지염에 응용한다. 암세포를 생쥐에 이식한 후 영지버섯의 다당(GL-B)을 주사하거나 복용케 한 결과 암세포 증식이 억제되고 면역이 증강되었고, 생쥐의 육종암을 억제시키고 복강 주사시 83.9%의 효과가 있는 것으로 밝혀졌다.

암·위장·소화기에 효능이 있는 상황버섯

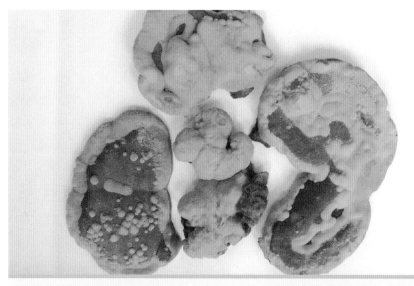

생약명 호손안(胡孫眼) **이명** 상이, 상목이, 상신, 매기생 **분포** 고사된 산뽕나무나 뽕나무 등걸이나 그루터기

▶**한방** 진흙 덩어리가 뭉쳐진 것을 "호손안(胡孫眼)"이라 부른다. ▶**약성** 따뜻하다 ▶**약리 작용** 항암(위암) 작용, 해독 작용, 혈압 강하 작용 ▶**주요 효능** 항암에 효험이 있고, 소화기 질환에 좋고, 암(위암, 대장암, 직장암), 어혈, 옹종, 요혈, 출혈, 대하증, 건위 ▶**활용법** 암(위암, 식도암, 대장암)에는 상황버섯을 물에 달여 복용한다. 소화불량과 위염에는 상황버섯 가루를 한 스푼 물과 함께 먹는다.

▶ 약초 만들기
· 상황버섯을 적당한 크기로 잘라 만든다. .

▶ 상황버섯 술 만들기
· 늦가을에서 늦겨울까지 망치와 해라를 가지고 등걸이나 그루터기에 붙어 있는 상황버섯을 채취하여 적당한 크기로 잘라 용기에 넣고 소주 19도를 붓고 3개월 후에 마신다.

▶ 상황버섯 육수 만들기
· 상황버섯+가시오갈피+꾸지뽕 외 3가지 이상 약초를 배합하여 3시간 달인 물로 요리, 찌개, 고기에 재어 먹는다.

"위암과 소화기 질환에 효험이 있는 상황버섯"

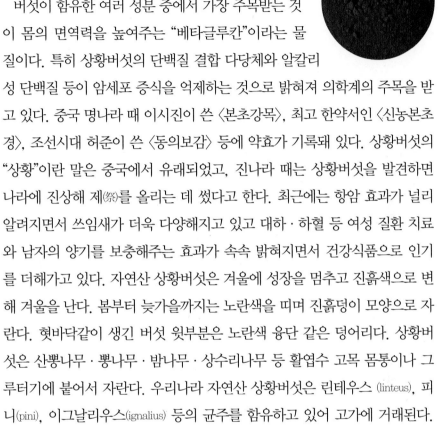

버섯이 함유한 여러 성분 중에서 가장 주목받는 것이 몸의 면역력을 높여주는 "베타글루칸"이라는 물질이다. 특히 상황버섯의 단백질 결합 다당체와 알칼리성 단백질 등이 암세포 증식을 억제하는 것으로 밝혀져 의학계의 주목을 받고 있다. 중국 명나라 때 이시진이 쓴 〈본초강목〉, 최고 한약서인 〈신농본초경〉, 조선시대 허준이 쓴 〈동의보감〉 등에 약효가 기록돼 있다. 상황버섯의 "상황"이란 말은 중국에서 유래되었고, 진나라 때는 상황버섯을 발견하면 나라에 진상해 제(祭)를 올리는 데 썼다고 한다. 최근에는 항암 효과가 널리 알려지면서 쓰임새가 더욱 다양해지고 있고 대하·하혈 등 여성 질환 치료와 남자의 양기를 보충해주는 효과가 속속 밝혀지면서 건강식품으로 인기를 더해가고 있다. 자연산 상황버섯은 겨울에 성장을 멈추고 진흙색으로 변해 겨울을 난다. 봄부터 늦가을까지는 노란색을 띠며 진흙덩이 모양으로 자란다. 혓바닥같이 생긴 버섯 윗부분은 노란색 융단 같은 덩어리다. 상황버섯은 산뽕나무·뽕나무·밤나무·상수리나무 등 활엽수 고목 몸통이나 그루터기에 붙어서 자란다. 우리나라 자연산 상황버섯은 린테우스(linteus), 피니(pini), 이그날리우스(ignalius) 등의 균주를 함유하고 있어 고가에 거래된다. 상황버섯은 맛이 평이 하고 독이 없는데 식용보다는 약용으로 가치가 높다. 상황버섯 추출물은 암 치료와 예방, 만성 간염을 포함한 바이러스 질환은 물론 자궁 출혈, 대하증, 월경 불순, 장 출혈 등을 치료하는 효과가 기대된다. 최근 약리 실험에서 항암과 혈압 강하 작용이 있는 것으로 밝혀졌고, 고혈압·소화 불량 치료와 건위·해독에 좋은 것으로 밝혀졌다. 민간에서 상황버섯을 잘게 부수어 차(보리차 대용)로 끓여 마시거나가루를 꿀에 재어 먹는다. 소주에 상황버섯을 넣고 밀봉한 다음 3개월이 지나면 건강주가 된다.

암·면역·혈액순환에 효능이 있는 말굽버섯

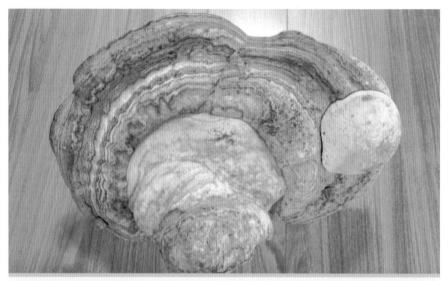

생약명 목제(木蹄) **이명** 말발굽버섯 **분포** 말굽버섯은 북위 45도 이상, 영하 20~30도의 혹한 지역에서 한국, 러시아, 중국, 몽골 등 자작나무의 수액을 빨아먹고 자란다.

▶**한방** 나무 등거리에서 자라는 것을 "목제(木蹄)"라 부른다. ▶**약성** 따뜻하다 ▶**약리 작용** 항암(식도암, 위암, 자궁암) 작용, 항염 작용 ▶**주요 효능** 암(위암, 식도암, 자궁암), 간 질환, 강장보호, 복통 ▶**활용법** 햇볕에 말린 것을 적당한 크기로 잘라 보리차 대용으로 먹거나 끓여 각종 찌개에 육수로 먹는다. 음식을 체했을 때 물에 달여 먹는다.

▶ 말굽버섯 활용법
· 늦가을에서 늦겨울까지 망치와 해라를 가지고 등걸이나 그루터기에 붙어 있는 말굽버섯을 채취하여 적당한 크기로 잘라 차, 술, 육수로 먹는다.

▶ 말굽버섯 술 만들기
· 늦가을에서 늦겨울까지 망치와 해리를 가지고 등걸이나 그루티기에 붙어 있는 말굽버섯을 채취하여 적당한 크기로 잘라 용기에 넣고 소주 19도를 붓고 3개월 후에 마신다.

▶ 말굽버섯 육수 만들기
· 유근피 20g을 물 600ml에 넣고 30분 정도 끈적끈적해질 때까지 달인 후 3번에 나누어 마신다.

"암과 염증에 효험이 있는 말굽 버섯"

말굽버섯은 살아 있는 나무나 고사된 자작나무, 너도밤나무, 단풍나무 종류의 활엽수에 뿌리를 내리고 기생하여 수년간을 자라는 코르크질로 마치 말굽처럼 생겼다 하여 "말굽버섯" 또는 "말발굽버섯"이라 부른다. 중국 〈본초도감〉에는 "말굽버섯은 화균지(樺菌芝)이며, 자실체는 다년생으로 목질이며 측생하고 말굽형이다. 갓 표면이 반들반들하고 딱딱한 각피가 있으며, 맛은 쓰고 평하다. 소적(消積)·화어(化瘀)·항암 효능이 있다"고 기록돼 있다. 말굽버섯은 그동안 우리나라에서는 인공 재배가 불가능하고 다량 공급이 어려워 인체 안전성 검증이 미진했다. 한국보건산업진흥원이 2년간 실험한 결과 인체 유해 성분이 검출되지 않았고, 한국화학시험연구원에서의 독성 실험에서도 유해 성분이 검출되지 않았다. 대학 연구소에서도 인체에 해가 없다는 것을 과학적으로 입증했다. 또 2003년 식품의약품안전처에서 식품 제조 가공 시 부원료로 사용이 가능하다고 판정 받았다. 말굽버섯에는 "유기 게르마늄(Ge-132)"이 인삼보다 7배나 많은 1462ppm이 들어 있다. 말굽버섯은 항암의 주성분으로 인정되는 "베타글루칸"과 암세포를 직접 공격해 소멸시키는 스테로이드, 암세포를 억제하는 D-프랑크션을 함유하고 있어 유방암·폐암 등 암 예방과 치료에 효험이 있다. 경희대 약학대학 이경태 교수는 상황버섯과 비교해 말굽버섯이 항암·항염증 효과가 월등히 높다는 연구 결과를 발표했다. 경상대 약학대학 최종원 교수는 영지버섯·상황버섯·인삼 등과 비교 분석한 결과 말굽 버섯이 인삼보다 게르마늄 함량이 많은 것을 밝혀냈다. 말굽버섯은 독성이 없어 약용 가치가 높다. 한방에서는 암(위암·식도암·자궁암)에 다른 약재와 처방한다. 주로 염증, 옹종, 간병변, 위염, 복통, 감기, 소화불량, 식체 등을 치료하는 데 쓴다.

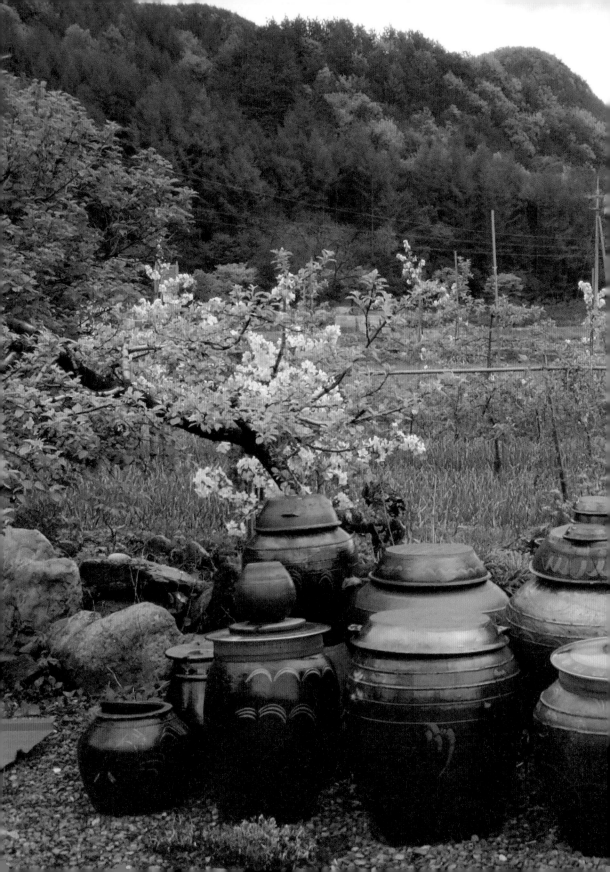

제4장

누구나
쉽게 만들 수 있는
한방 처방

보약에 관한 모든 것
왜 보약인가?

"보약(補藥)을 알면 건강이 보인다!"

보약이란 인체의 건강을 증진하며 신진대사를 왕성하게 하여 삶의 질을 높이는 데 목적이 있다. 보약은 병이 발생하기 전에 예방을 하고 혹 병이 있어도 회복을 빠르게 하는데 목적이 있다.

우리 조상은 생활 속에서 보약을 복용하며 허약한 몸을 보(補)하고 질병을 예방하는 약으로 요긴하게 썼다. 보약은 몸을 보호하는데 목적이 있지만 건강한 신체를 유지하기 위해 기(氣)와 혈(血), 음(陰)과 양(陽)을 조화롭게 하여 건강한 몸을 유지해 준다. 보약을 바로 알기 위해서는 보약의 실(實)과 허(虛)를 바로 알고, 꼭 복용해야 할 사람과 피해야 할 사람, 체질에 따른 보약의 선택이 중요하고, 그 외 약초와 약재에 대한 기초 상식을 알아야 하고 먹는 시기가 중요하다.

누구나 약재를 선택한 후 집에서 보약을 달여 먹을 수 있고, 전국의 약재 시장도 알아야 한다.

보약은 약성(藥性)에 따라 기운 부족에 쓰는 보기약(補氣藥), 혈액을 보충해 주는 보혈약(補血藥), 체내 영양물질의 보충과 음허증에 쓰는 보음약(補陰藥), 열 에너지가 부족해 양허증에 쓰는 보양약(補陽藥)으로 구분한다.

이 세상에 만병통치는 없다고 깨닫는 게 무엇보다 중요하다. 이 장은 누구나 보약을 보다 쉽게 이해하고 집에서 복용할 수 있도록 정보를 제공하는데 목적이 있다.

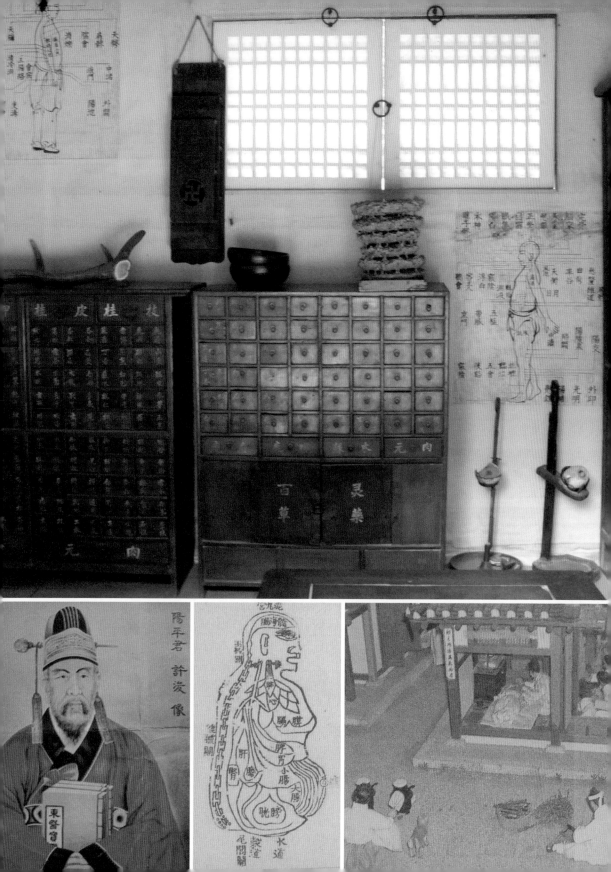

사상체질에 따른 보약

"같은 보약을 복용해도 체질에 따라 다르다"

사상의학(四象醫學)은 동무(東武) 이제마(李濟馬)가 〈동의수세보원(東醫壽世保元)〉에서 태양, 태음, 소양, 소음의 4체질로 구분했다. 사람은 태어나면서 체질(체격과 체형, 얼굴 생김새, 성격, 장부의 대소, 병증 등)이 있다고 주장하는 민속의학이다.

▣ 체질에 좋은 약재

- 태양인 : 소나무(송화, 솔잎, 송지), 오가피류, 하수오, 쑥, 익모초, 인진쑥, 노근

- 태음인 : 칡, 오미자, 삼지구엽초, 두충, 맥문동, 천문동, 상황버섯, 동충하초

- 소양인 : 산수유, 구기자, 복분자, 매실, 홍화, 영지버섯, 질경이, 박하, 알로에

- 소음인 : 산삼, 황기, 백출, 감초, 계피, 익모초, 당귀 천궁, 처조기, 작약, 진피

▣ 체질 보약 기초상식

구분	좋은 식품과 맞지 않은 약용식물	비고
태양인	냉성 식품, 신선한 채소, 메밀, 포도, 다래, 모과, 오가피류, 솔잎, 하수오, 익모초가 좋고, 인삼, 꿀, 대추 당귀, 맞지 않다.	한국인 중 0.3%, 음식에 예민한 편
태음인	현미, 매실, 은행, 호두, 잣, 도라지, 연근, 버섯, 갈근, 오미자, 천문동, 두충이 좋고, 인삼, 숙지황, 홍화는 맞지 않다.	소화기관이 튼튼하다.
소양인	수분이 많은 채소, 보리, 수박, 미나리, 구기자, 산수유, 차전자, 복분자, 홍화가 좋고, 인삼, 녹용, 황기는 맞지 않다.	한국인 중 30%, 소화기관 약함
소음인	열성 식품, 찹쌀, 복숭아, 부추, 쑥갓, 당근, 마늘, 파, 인삼, 황기, 백출, 당귀, 대추, 천궁, 진피가 좋고, 영지, 지황, 맥문동은 맞지 않다.	한국인 중 20%, 십전대보탕 맞음

원기를 보(補)하는 보약의 황제 공진단

"공진단(供辰丹)은 노화를 억제하고 질병을 예방해 주는 명약"

중국 원나라 명의(名醫) 위역림(危亦林)이 만들어 황제에게 바친 보약이다. 조선시대 허준이 쓴 〈동의보감〉에서 "장년기에 진기(眞氣)가 허약할 때 공진단을 쓴다"고 기록돼 있다. 원기(元氣)는 부모로부터 받은 생명의 근원이다. 공진단은 소진된 원기를 보충해 주는 보약으로 주로 기력 저하, 만성 피로, 노화억제 간장과 신장 기능 저하 등에 쓴다. 공진단은 보약으로 가치가 높다. 녹용(鹿茸 · 혈액과 골수의 생성을 돕는다), 사향(麝香 · 사향노루의 배꼽에 있는 향주머니), 당귀(當歸 · 여성에 좋은 보혈제), 산수유(山茱萸 · 간장과 신장의 기능을 돕는다)를 가루로 내어 토종꿀로 배합하여 만든 구슬만한 단제이다. 공진단의 핵심 성분은 "사향(麝香)", 수컷의 사향샘(생식기 근처의 분비샘)에서 한 마리당 30g 정도만 얻을 수 있기 때문에 금(金) 값의 3배에 이르기 때문에 요즘은 사향 대신 침향(沈香), 목향(木香)을 넣어 판매하기도 한다.

공진단(供辰丹)은 의약품으로 한의원과 약국에서 구입할 수 있다. 식품의약품안전처에서 허약 체질, 무력감, 체력 저하, 간 기능 저하 등에 효능이 있는 것으로 밝혀졌다. 제약회사에서 제조하는 모든 공진단은 사향(74mg) 및 녹용, 당귀, 산수유, 숙지황, 인삼(각 444.3mg)의 함량으로 안심하고 복용할 수 있다. 보통 공복에 한 알씩 씹어 먹는다. 단, 공진단 배합 약재가 모두 따뜻한 성질로 열이 많은 체질은 복용을 하지 않는 게 좋다.

신장과 폐의 기능을 강화해 주는 경옥고

"경옥고(瓊玉膏)는 붉고 아름다운 구슬 같은 고약으로 기혈을 보(補)한다!"

조선시대 왕들이 경옥고(瓊玉膏)를 건강을 위해 복용하기도 아까워했던 명약으로 알려져 있고, 중국 황제가 곤륜산(崑崙山)에서 나오는 꿀 같은 옥액을 먹고 연년익수(延年益壽)했다는 전설(傳說)이 전하고 있고, 도교(道敎)에서 신선(神仙)을 묘사한 〈황정경〉에 "신장을 간직한 샘"이라 했고, 조선시대 허준이 쓴 〈동의보감〉에서도 "모발을 검게 하고 허약을 치료한다"고 기록돼 있다.

경옥고의 경(瓊)은 "아름답다", "붉다"의 뜻이며, "옥(玉)"은 구슬을, "고(膏)"는 장기간 고아서 끈끈해진 액상의 약물로 "붉고 아름다운 구슬 같은 고약"이다.

경옥고는 약용, 보약으로 가치가 높다. 생지황(地黃·음기와 혈을 보충하는 보약), 꿀(꽃의 끈끈한 액체), 인삼, 복령(茯笭·소나무 뿌리 주위에 기생하는 부정형 덩어리)을 배합하여 만든다. 생지황 즙을 꿀과 같이 끓여서 비단 천에 걸러내고 말린 인삼과 백복령을 가루 내어 골고루 섞는다. 여기에 건강에 좋다는 침향 외 다른 약초를 가미하는 경우도 있다. 고약처럼 만들어 숟가락으로 떠먹는 보약으로 1회 한두 숟가락씩 따뜻한 물과 함께 복용하면 좋다.

경옥고는 인체의 삼보(三寶)인 "정기신(精氣神)"을 보충하여 노화를 방지하고 머리카락을 검게 하고 신체기능을 보강해 준다 하여 "익수영진고(益壽永眞膏)"라 부른다.

경옥고는 양기(陽氣) 보다는 음기(陰氣)를 돕는 대표적인 보약으로 폐 질환에 응용된다. 단, 경옥고를 복용할 때는 마늘, 파, 무를 먹지 않는다.

노화를 억제하고 건강에 유익한 오자환

"오자환(五子丸)은 인체의 삼보(三寶)에 도움을 주는 명약!"

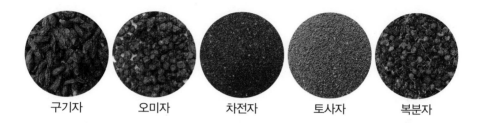

| 구기자 | 오미자 | 차전자 | 토사자 | 복분자 |

약재를 배합해 물로 달인 탕약(湯藥)은 몸에 흡수가 빠르지만, 녹두알 만한 환은 한번에 20~30개씩 복용하기 때문에 효과가 느린편이다.

오자환(五子丸)은 구기자(枸杞子 · 중국의 3대 약초), 오미자(五味子 · 다섯 가지 맛), 차전 자(車前子 · 소변불리에 도움), 토사자(兔絲子 · 신장에 도움), 복분자(覆盆子 · 자양 강장에 도 움)를 말려 가루를 내어 만든 환이다.

구기자는 체력을 보강하고 스태미너와 혈(血)이 부족한 사람에게 쓰는 보 혈약(補血藥)이고, 토사자와 복분자는 인체에 부족한 증상인 양허증(陽虛證)에 쓰는 보양약(補陽藥)이고, 오미자는 씨는 매운맛과 쓴맛, 짠맛을 동시에 내며 자양, 강장, 거담, 폐기능을 강화해 주고, 차전자는 신장의 기능을 도와 이 뇨에 좋다.

오자환은 신기(腎氣) 부족으로 오는 양위증, 노화를 방지하고, 오래 장복하 면 좋다. 다섯 가지 약재를 구입해 누구나 만들 수 있다. 마른 약재를 구입 해 가루를 내어 찹쌀 또는 꿀과 조청과 배합하여 환으로 만들어 하루에 3번 식간이나 식후에 20~30알씩 복용하면 효과를 볼 수 있다.

중풍, 고혈압 예방과 치료의 묘약 우황청심원

"우황청심환(牛黃淸心丸)은 만병통치약이 아니다!"

우황청심원은 "질병 예방, 치료에 가치가 높아 중풍을 비롯해 면접이나 마음이 불안할 때 먹지만 만병통치약은 아니다"는 것을 알아야 한다. 그러나 뇌출혈, 뇌졸중의 응급에 쓰고, 고혈압, 협심증, 부정맥에 비상구급약으로 쓴다. 조선시대 허준이 쓴 〈동의보감〉에서 "우황청심원은 중풍으로 갑자기 의식을 잃을 때 쓴다"고 했고, 조선시대 실학자 박지원의 〈열하일기〉에 "중국 사신으로 갈 때 꼭 청심원을 선물로 준비해 갔다"고 기록돼 있다. 우황청심원은 우황(牛黃 · 소의 쓸개에서 채취), 사향(麝香 · 기 소통에 도움), 서각(犀角 · 물소뿔), 영양각(營養角 · 근육을 푸는데 도움), 주사(광물성 약재로 장기 복용시 수은중독 우려), 용뇌(龍腦 · 나무의 진) 외 30가지 한약재로 이루어져 있다. 우황은 심장의 열을 식히는 청심(淸心) 효능이 있어 기(氣)와 혈(血)을 소통시켜준다. 사향은 사향노루의 배꼽에 있는 향주머니로 기를 잘 통하게 하기 때문에 구급약으로 쓴다. 서각은 물소뿔로 심장, 간장, 위장의 열을 풀어 주기 때문에 코피증, 피를 토하는 것을 멎게 하는 데 쓴다. 영양각은 영양의 뿔로 근육을 부드럽게 하기 때문에 간질에 쓴다. 주사는 광물성 약재로 경풍증, 진통이나 해독에 쓴다. 용뇌는 자연의 향으로 불면증에 쓴다. 우리나라는 1993년 "멸종 위기에 처한 야생동물들의 국제 거래에 관한 협약"에 가입해 잡지 못하고 수입에 의존하는 상태다. 요즘 중국 여행을 다녀오면 중국제 청심환을 싹쓸이 하다시피 사 오는 사람이 많지만, 대부분 가짜로 〈동의보감〉의 처방대로 한약재 30종 약재를 넣지 않고 5~6가지로만 조제하는 게 대부분이기 때문에 주의를 요한다.

신체의 피로 회복제 雙和湯

"쌍화탕(雙和湯)은 기(氣)와 혈(血)을 보충하고, 음(陰)과 양(陽)의 균형을 조화시킨다!"

쌍화탕은 우리 인체의 기와 혈을 보충하고 음과 양의 균형을 조화시켜 주는 회복제이다. 쌍화차는 쌍화탕 처방으로 달인 차로 알고 음용해야 한다. "쌍(雙)"은 둘씩 짝을 이룰 것이고, "화(和)"는 조화를 의미하는 뜻으로 기(氣)와 혈(血), 음(陰)과 양(陽)을 가리킨다.

쌍화탕은 보약으로 가치가 높아 주로 백작약(白灼藥·신진대사에 도움), 숙지황(熟地黃·신장에 도움), 황기(黃芪·식은땀에 도움), 당귀(當歸·여성 질환에 도움), 천궁(川芎·부인과 질환 도움), 계피, 감초(甘草·약재의 중화제), 생강(生薑·냉증에 도움), 대조(大棗·불면증에 도움)를 배합하여 혈이 부족한 것을 보충하는 보약이다.

백작약은 보혈제로 혈을 보충하고 간 기능을 도와 근육을 풀어준다. 숙지황은 생지황을 쪄서 말린 검은 것으로 신장의 음기와 혈을 보하는데 쓴다. 황기는 삼계탕에 꼭 들어가는 약재로 기를 보강해 준다. 계피는 맵고 뜨거운 약성이 있어 몸 속을 따뜻하게 하고 혈맥을 통하게 한다.

감기에 기침, 콧물 등의 증상이 있을 때는 쌍패탕(雙敗湯), 쌍금탕(雙金湯)을 쓴다. 쌍화탕은 대부분 약성이 따뜻한 약재로 배합되어 오히려 열을 더 올릴 수 있기 때문에 열이 많은 사람, 설사를 하는 사람은 복용하지 않는다.

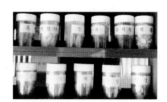

인체의 부족한 보(補)와 혈(血)을 처방하는 사물탕

"사물탕(四物湯)은 기혈(氣血)을 소통시켜 주는 명약!"

인체의 기혈(氣血)을 소통시켜 주는 사물탕은 중국 〈화제국방〉, 조선시대 허준이 쓴 〈동의보감〉, 의학자 주명신이 쓴 〈의문보감〉, 어의(御醫) 강명길이 쓴 〈제중신편〉에 기록돼 있다.

사물탕은 주로 혈(피)과 관련된 처방으로 숙지황(熟地黃·음혈을 보한다), 작약(芍藥·음이 부족한 사람에게 도움), 천궁(川芎), 당귀(當歸·혈이 부족한 사람에게 도움)를 배합한 탕약으로 한약의 대표적인 보혈약으로 주로 혈액순환, 빈혈, 월경불순, 갱년기 장애, 자궁 질환, 산후증에 쓴다.

팔불탕은 기(氣)와 혈(血)이 다 모자라며 기운이 없고 빈혈 증상에는 사물탕에 사군자탕을 합한 것이고, 십전대보탕은 기혈부족증에는 사물탕+사군자탕+육계+황기를 가미한 것이다.

인체에 혈이 부족한 증상을 혈허증(血虛證)으로 주로 출혈, 어혈, 생리 등 체내 혈액이 지나치게 소모되었을 때 나타나는 경우가 많다. 사물탕은 빈혈 회복과정을 빠르게 한다. 주요 증상은 얼굴에 핏기가 없고 입술이 창백하며 빈혈을 동반하는 경우가 많다. 여성의 경우에는 생리가 불규칙하거나 양이 적고 월경이 없어지는 경우도 있다.

사물탕은 인체의 적혈구의 수를 늘려 조혈기능을 강화해 몸의 기능을 회복해 준다. 단, 사물탕을 복용할 때 돼지고기, 밀가루 음식, 튀김, 패스트푸드 등 흡수를 막는 음식을 피하는 게 좋다.

10가지 약재를 이용한 보양탕 십전대보탕

"십전대보탕(十全大補湯)은 인체의 부족한 기(氣)와 혈(血)을 보(補)하며 몸을 따뜻하게 해준다!"

십전대보탕은 중국 송나라 때 〈태평혜민화제국방(太平惠民和劑局方)〉에 "보혈과 몸을 따뜻하게 하는 보약"으로 기록돼 있다.

십전대보탕은 인삼(人蔘·원기를 보함), 백출(白朮·소화기 질환), 백복령(白茯苓·신경계 질환), 감초(甘草·약재 중화제), 숙지황(熟地黃·여성 질환), 작약(芍藥·심혈관 질환), 천궁(川芎·혈액순환에 효험), 당귀(當歸·여성 질환에 도움), 황기(黃芪·몸을 따뜻하게 하는데 도움), 육계(肉桂·강장에 도움), 생강(生薑·몸을 따뜻하게 함), 대조(大棗·불면증에 효험)를 배합해 물에 달인 탕이다.

십전대보탕은 동물 실험에서 콜레스테롤 함량을 줄이고, 이뇨 작용이 있는 것으로 밝혀졌다.

사람의 몸은 일정한 체온을 유지해야 건강하다. 몸을 따뜻하게 유지하는 데는 혈액순환과 함께 기의 소통이 좋아야 가능하다.

십전대보탕은 인체의 기(氣)와 혈(血)이 부족하여 몸이 쇠약한 노인이나 장년, 식은땀이 나며 숨이 차고 기침이 나는데, 입맛이 없고 소화불량에, 추위를 타는 사람, 갱년기에 쓴다.

십전대보탕은 부족한 인체에 영양을 공급하고, 면역력을 강화해 주고, 변질된 세포를 복구해 주고, 병원균에 대한 저항력을 높여 주고, 신진대사에 관여해 조직에 활력을 준다.

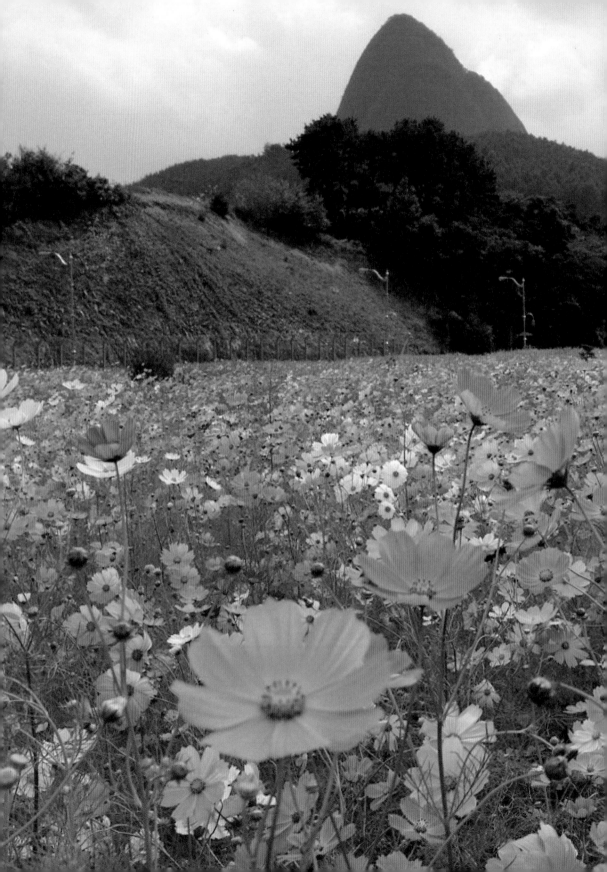

부록

🌱 산야초로 질병을 치유한 사람들

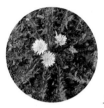

1. 지방간(유희태 67세)

정기 검진에서 지방간이 있다는 소견을 받고 병원에서 처방하는 약을 먹던 중 직원이 페트병에 담은 민들레 차를 주어 꾸준히 마시고 완치되었다. 퇴직 후 전북 완주군 고향으로 귀향해 5만여 평에 민들레동산 힐링센터를 조성하고 민들레 관련 건강식품(차, 효소, 비누 등)을 보급하고 있다.

2. 심장

필자의 부친을 포함 선친(先親)들은 유전적으로 순환계 질환(중풍, 심장병 외)으로 생을 마감했다. 필자는 대학을 졸업하고 직장에서 전북 부안의 격포 해수욕장 모래사장에서 축구를 하던 중 순간적으로 숨을 쉬지 못하는 심근경색으로 주저앉아 회복한 후 혈액을 맑게 하는 채소 위주 식습관과 포도주 와인을 조금씩 마시고 그 이후 심장 질환을 앓지 않았다.

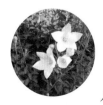

3. 폐(안문자 78세)

20년이 넘게 마른 기침을 달고 살다가 어느 날 필자의 저서를 보고 만나자고 해서 서울 잠실 롯데호텔 인근에서 만났다. 폐에 좋다는 도라지와 마가목 효소를 꾸준히 음용하고 씻은 듯이 나은 후 교인들에게 권하고 건강한 삶을 살고 있다.

4. 소화불량(임귀숙 61세)

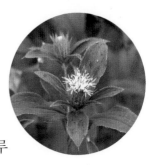

결혼하기 전까지는 자취 생활하며 음식을 불규칙하게
먹었다. 잘못된 식습관으로 잦은 설사에 장염, 음식을
섭취한 후에는 항상 배에 가스가 차고 더부룩하였다. 육
식보다는 채소를 식습관을 바꾼 후 함초환, 상황버섯가루
를 복용 후 지금은 위장병 없이 건강하다.

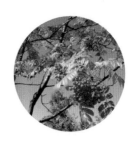

5. 신부전(최수연 50세)

약물 부작용으로 인하여 온몸이 붓는 신장부전으
로 생명의 위협을 받았다. 신장에 좋은 산수유 차
와 수박껍질을 푹 고아서 마시면 효과가 있다고
권했는데 꾸준히 음용하여 부종은 사라지고 건강
을 회복했다.

6. 자기면역(김재홍 58세)

약초술 중에서 마가목주를 가장 선호한다. 마가
목 황금색으로 익은 열매로 담근 술과 효소를
음용하고 건강한 삶을 살고 있다.

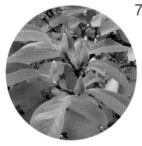

7. 비염(김미경 61세)

봄이면 잦은 콧물과 재채기가 심한 만성 비염으로
고생하던 중 오가피+신이+배 외 호흡기 질환에
좋은 약초를 배합하여 달여 장복한 후 비염을 완치
했다.

8. 간암(임경순 59세)

남편과 심마니로 경기도 구리에서 효소 카페를 운영
하고 있다. 어느 날 소화가 안 되고 피곤해 병원에
서 간암 판정을 받았다. 우선 항암치료를 거부하고
간에 좋다는 헛개나무 열매(지구자)를 물에 달여 차로
마시고, 암에 좋다는 와송을 생으로 씹어 먹고, 남편
이 항암에 효능이 있는 겨우살이+항암에 좋은 약초 외 배
합하여 천연요법으로 100% 완치했다.

9. 위암(최홍주 63세)

불규칙한 식사에 스트레스로 인하여 어느 날 위 점막에 종양인
암 판정을 받고 항암제와 수술을 거부하고 위에 좋다는 자연산
상황버섯을 구입하여 잘게 부숴 차로 마시고 암에 효능이 있는
각종 약재를 배합한 육수를 만들어 음식요리에 넣어 먹고 완치를 한
후 경기도 의정부에서 건강원을 하며 동남보건대학 평생교육원에서 "약초
와 생활건강"을 강의하며 건강한 삶을 하고 있다.

10. 유방암

필자의 독자인 부부가 어느 날 찾아와 일본에서 대학 교수를 하는 딸이 유
방에 종양(암)이 계란 정도 크기인데 수술보다는 약초로 자연치유를
하겠다며 7번 상담을 해주었다. 우선 육식 위주의 식습관을
채식 위주로 바꾸고, 불규칙한 생활습관을 바꾸고, 엉겅퀴
효소, 꾸지뽕 잎차, 백야초 효소, 3일 달인 오가피 액상차
를 천연식품으로 복용하게 했는데 두 달 후에 손에 만져지
지 않을 정도로 종양이 사라지고 6개월 후에 완치를 했다.

11. 전립선염(우대서 93세)

　평소 소변을 시원하게 볼 수 없고, 힘을 주면 대변까지 나와 팬티에 젖을 정도로 바깥 활동을 할 수 없는 상황이었다. 산수유 효소와 신장에 탁월한 수박의 껍질을 걸쭉하게 달여 음용하라고 했는데 몇 달 후 많이 좋아져 신장과 방광에 좋은 산수유와 옥수수 수염차를 꾸준히 음용하고 있다.

12. 혈액암(신연호 63세)

직장 생활을 하던 중 병원에서 혈액암 판정을 받고 항암 치료를 7번하고 온몸의 털이 다 빠지고 죽음을 눈앞에 둔 상태에서 시골집에 누워서 지내는데 어느 날 할머니가 문을 열며 약초를 달인 사발 대접을 마시라고 했다. 심한 통증에 기력도 없고 밥도 먹지 못하는 극한 상황이지만 참고 마셨다. 매일 같이 할머니는 약초를 달인 사발 대접을 놓고 갔다. 한 달이 지나 소화력도 생기고 해서 할머니에게 물으니 천년초를 진하게 달인 물이라 했다. 그 천년초를 달인 물을 마시고 거짓말처럼 100% 완치했다. 고창 고향 땅 2만여 평에 천년초를 심고, 서울 송파에 천년초 총판을 내고 건강사업에 뛰어들어 지금은 건강은 물론 천년초로 액상차, 비누, 엣센스, 냉면 등을 개발하여 보급하고 있다.

13. 피부암(임선규 65세)

　병원에서 피부암에 판정을 받고 홍천에 별장을 짓고 요양 자연치유를 하고 있다. 필자가 추천한 산야초 백야초 효소를 꾸준히 복용하고 거의 회복 중에 있다. 성경 구약 열왕기하 20장 7절에 히스기야 왕이 종기(암 추정)에 무화과 열매를 반죽하여 치료했듯이 피부암 환부에 으깨어 바르면 좋다.

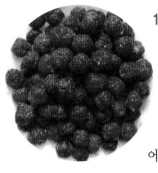

14. 고혈압(박천규 63세)

정기 검진에서 혈압이 약간 높은 것으로 나왔지만 시골집 뒤뜰 대나무 숲에 200년 이상 된 꾸지뽕나무 잎을 따서 청미래덩굴 뿌리인 토복령을 잘게 썰어 물에 달여 음용하고 정상 혈압이 되었다. 평소에 꾸지뽕차와 뽕나무 잎차를 마시고 있다.

15. 갱년기(진명스님)

고향은 광주로 중학교 때 심한 우울증을 앓던 중 부모의 반대에도 출가를 결심하고 규칙적인 수행과 자연식인 사찰음식으로 건강을 회복했다. 도심의 사찰로 옮겨 불자들을 만나고 행사를 치르다보니 어느 날부터 피곤하여 서점에서 필자의 약초 저서를 구입하여 정독하고 필자를 찾아왔다. 몸 속 효소가 고갈되고 전형적인 갱년기 증상이었다. 칡 효소와 3일 달인 오가피 액상차를 음용하고 건강을 되찾았다.

16. 여성질환(김명순 60세)

녹수청산 진안고원에서 양지 농장을 운영하고 있다. 전국 TV 방송 KBS "6시 내 고향"에 출연한 인진쑥 명인이다. 인진쑥을 꾸준히 복용하는 고객이 2000명이 넘을 정도다. 여성의 질환과 자궁 질환에는 탁월한 효능이 있다.

17. 당뇨병(이택열(65세)의 누나)

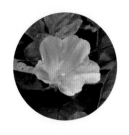

어느 날부터 항상 피곤하고 입이 마르며 물을 먹지 않으면 생활을 할 수 없게 되어 동네 의원에서 진단을 받은 결과 당뇨병 판정을 받았다. 사무실에 진안에서 오가피 농장을 운영하고 있는 후배가 찾아와 상담을 한 후 오가피와 말린 여주를 꾸준히 복용한 후 건강을 회복했다.

18. 요실금(이건웅 집사 어머니 86세)

요실금과 소변불리로 실수를 많이 한다 하여 메꽃(잎 또는 꽃)을 물에 달여 먹고 씻은 듯이 났았다.

19. 소변불리(김미숙 59세)

평소 요도 질환으로 소변불리와 요실금을 하던 중 전북 진안 한방센터에서 상담하던 중 옥수수수염 +신장에 좋은 약초를 추천받고 건강원에서 달여 복용한 후 회복했다.

20. 이명(황용호 84세)

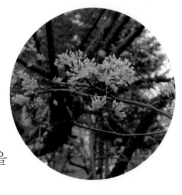

신장 기능의 저하로 40년 이상 이명으로 고생을 했다. 필자가 운영하는 약초포럼에 참여하고 약초를 산행과 약초 농장을 방문해 체험을 하던 중 산수유를 권했다. 산수유 효소를 꾸준히 음용하고 어느 날 귀에서 이명이 사라지는 기적의 체험을 했다.

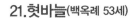

21.혓바늘(백옥례 53세)

서울 서초구 교대역 근처에서 "웃음파워센터"를 운영
하고 있다. 거의 매일 강의를 하다 보니 목을 많이 쓰
는 편이다. 어느날 부터인가 입안이 개운치 않고 혀에
좁쌀만 한 종기가 생겨 식사를 할 때도 양치질을 할 때도
심히 불편해 이비인후과에서 처방을 받고 약을 복용해도 낫지
를 않았다. 양평에서 포럼을 마치고 서울로 가던 중 구리시에 "효소 카페"에
서 심마니 부부로부터 해당화 효소를 구입해 하루 여러번 가글을 한 후 음
용해 고질적인 혓바늘을 완치했다.

22. 간경화(이정은 54세)

어느 날 피곤하고 음식을 먹어도 구역질이 나 병원에서 진단을
받은 결과 간경화 진단을 받았다. 병원에서 처방한 약을 먹어
도 낫지 않아 제주도까지 찾아가 녹즙 요법을 한 후 산야초
민간요법 관련 책을 구입해 저자에게 전화해 상담을 했다.
가시오가피+꾸지뽕 환+백야초 효소를 꾸준히 복용한 후 완치
가 되어 행복한 삶을 하고 있다.

23. 목초액(조종덕 73세)

건강 관련 출판사를 운영하면서 마라톤 대회에 참
여하여 완주도 했다. 어느 날 하혈을 한 후 온 몸에
힘도 없고 걷지도 못한 상태에서 저자인 〈몸을 알
면 건강이 보인다〉에게 전화를 걸어 몸 상태를 말
하니 그가 찾아와 꾸지뽕 목초액을 음용할 것을 권해
마신 후 기력도 생기고 힘차게 걸을 수 있었다.

24. 간경화(김점식 61세)

부산에서 신발 공장에서 근무를 하던 중 얼굴이 노랗고 눈이 충혈되어 병원 진단 결과 간경화 판정을 받았다. 병원에서 KBS 〈6시 내 고향〉에서 "오가피 명인"의 삶을 보고 그에게 전화를 한 후 상담을 받고 오가피를 주문해 복용한 후 20일 만에 병원 침상에서 내려와 걸었다. 지금은 건강을 되찾고 택시 운전을 하고 있다.

25. 현기증(김기정 59세)

보건소에 근무하면서도 갱년기라 쉽게 피곤한 상태에서 무릎을 수술한 후에 두통과 현기증에 시달렸다. 대체의학을 배울 때 사부에게 전화를 하니 뼈에 좋다는 홍화씨와 오기피를 권해 복용 후 낫았다. 익히 알고는 있었지만 오가피가 뇌, 근육, 뼈, 간, 신장에 좋다는 것을 알았다.

26. 두드러기(김옥자 62세)

원치 않은 고관절 수술을 한 후부터 약물 후유증인 가려움과 두드러기로 고생을 했다. 온 몸이 가려울 때는 스트레스가 심했다. 마침 부천 새마을 금고에서 〈주부대학〉에 수강하고 있었는데 건강 강사의 특강을 듣고 몸에 쌓인 독을 해독해야 된다 하여 해독에 좋은 가시오가피와 효소를 음용한 후 두드러기가 사라졌다.

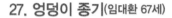

27. 엉덩이 종기(임대환 67세)

엉덩이에 종기가 있어 앉을 수 없을 정도로 생활이 불편했다. 병원에서는 수술을 권하고 경제적으로 어려워 포기하던 중 동네의 오가피 농장에서 일을 하게 되었다. 모든 병의 원인은 염증에 있다며 공장 주인이 오가피를 마음 껏 음용하라 해서 하루에 몇 포씩을 마셨는데 거짓말 처럼 종기가 사라졌다.

28. 시력(문정숙 67세)

대학을 졸업하고 결혼을 한 후 전통차에 관심을 갖게 돼 늦게 대학원에서 차로 석사 학위를 받았다. 갱년기 이후 시력은 떨어지고 눈에 모래를 뿌려 놓는 것처럼 뻐근하고 영 생활하는 데 불편했다. 병원에서 처방한 물약을 넣어도 그 때 뿐이었다. 구룡산에서 약초 전문가를 만나 상담한 간과 신장에 좋다는 오가피와 효소를 복용한 후 시력을 회복했다.

29. 신종플루(이민우 61세)

자연을 좋아해 산을 다녔는 데 어느 날 무릎을 다친 후 산을 가지 못했다. 나와 상관 없을 거라는 신종풀루에 감염돼 자연요법으로 치유하고자 약초하는 분을 소개 받고 오가피와 효소를 꾸준히 음용한 후 무릎도 좋아지고 산을 다니며 건강을 회복했다.

30. 요실금(최성옥 65세)

결혼 전에 중풍으로 쓰러져 회복을 한 후 건강 염려증을 생각했다. 건강한 여성에 비해 폐경도 30대 후반에 찾아 왔다. 평소 두통도 심하고 신장 기능이 좋지 않아 소변을 자주 보기 때문에 사회생활에 어려움이 많았다. 우연히 강남 도곡동에 있는 인산가를 갔는데 그곳에서 약초 전문가를 만나 신장에 좋다는 오가피를 복용 후 요슬금을 낫았다.

🌿 알아 두면 편리한 한약재 및 산야초 구입처

한국생약협회

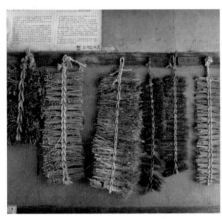 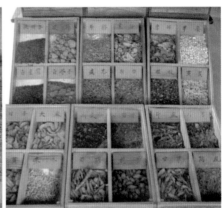

전국에서 한약재를 재배하는 생약 생산자 단체로 국산 한약재 전문 매장을 경영하고 있다. 중국산 한약재의 유입으로 우리 땅에서 자생하는 토종 약용 식물을 보호하고 국산 한약재의 경쟁력의 제고와 품질 좋은 생약을 보급하고 국내의 최대인 서울 제기동 약령시장에 '국산한약재상설매장'을 운영하고 있다.

- 주소 : 서울시 동대문구 약령동길 88
- 전화 : 02-967-8133
- 홈페이지 : www.koreaherb.or.kr/kherb/

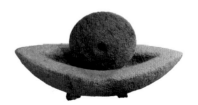

서울 경동 약령시장

조선 시대 효종 2년에 설립된 우리나라 최대의 경동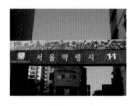
약령시장은 우리 땅에서 자생하는 약초 70%를 차지
하는 총본산이다. 한의학박물관이 있으며, 서울특별
시에서 1995년부터 전통 한약시장으로 지정되었으
며 한약 도매상 · 한의원 · 한약방 · 건재상 · 약초 매장 등이 분포되어 있고,
상가 앞에는 산야초 · 산나물 · 희귀 약초 · 버섯 등을 구입할 수 있다.

- 위치 : 지하철 1호선 제기동역 하차, 2번 출구, 도보 2분
- 서울시 약령시 협회 : 02-969-4793
- 홈페이지 : www.koreaherb.or.kr • 정보사이트 : www.intemetkungong.or.kr

대구 약령시장

대구 약령시장은 조선 시대 후기 효종 9년에 경상감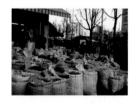
사가 집무하던 감영의 소재지로 각 고을에서 약재가
집결하면 질 좋은 약재만을 조정으로 상납하고 나
머지는 백성들에게 판매했던 곳이다. 해마다 5월 초
한방문화 약재축제 기간 중에 한방 무료 진료, 한약 썰기 대회, 약초 및 보약
증정 등 다양한 행사를 열고 있다.

- 주소 : 대구 약령시보존위원회 대구광역시 중구 남성로 158-1
- 전화 : 053-253-4729 • 홈페이지 : www.koreaherb.or.kr

대전 한의약 거리

대전역 앞 중앙동의 한의약 거리는 일제 강점기에
조성되기 시작하여 한국 전쟁 직후부터 전국의 약
초꾼들이 본격적으로 형성하기 시작했다. 서울 경
동약령시장, 대구약령시장과 함께 3대 한약 거리

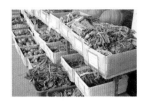

다. 매년 한의약 거리 축제를 열고 있다. 한약재 도·소매 및 전시 판매, 한
방 옛 소품 판매, 한방차 무료 시음, 약초 이름 맞추기 다양한 프로그램을 선
보인다.

- 위치 : 대전광역시 동구 대전역 근처
- 전화 : 대전시 동구청 대표 전화 042-251-4114

제천 약령시장

제천 약령시장은 조선 시대 3대 약령시장 중 하나
로 2005년 국내의 산청과 함께 약초 웰빙 특구로
지정되어 해마다 '세계한방엑스포대회' 기반 시설
을 효율적으로 이용한 한약재·산야초·산나물·

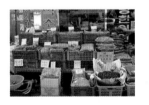

약초 체험 등을 열고 있다. 특히 한방 특화사업으로 마련된 산지 경매장을
운영함으로써 생산자와 소비자의 가교 역할을 담당하고 있다.

- 주소 : 충북 제천시 원화산로 121
- 전화 : 043-643-7624, 646-2320   • 홈페이지 : www.jcyakcho.org

산청 동의보감촌

경남 산청군에서는 『동의보감』 발간 400주년과 유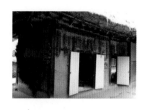
네스코 세계기록유산 등재를 기념하기 위해 전통
의약 엑스포를 2013년에 개최했다. 2007년에 조성
된 전국 최초의 한의학 전문 박물관 · 한방테마파
크 동의보감촌 · 동의보감 박물관 · 약초관 · 힐링타운 · 한방기 체험 약선문
화관 · 지리산 산야초 등을 상설매장에서 각종 약재를 구입할 수 있다.

• 주소 : 경남 산청군 근서면 동의보감로 555번길 45-6

• 전화 : 055-970-8600 • 홈페이지 : www.tsancheong.go.kr

함양산삼축제

지리산 자락에 있는 함양군은 전체 면적 중 산지가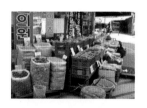
78%를 차지하는 오지(奧地)다. 해발 1,000m가 넘
는 산이 15군데이며 이곳의 토양에는 몸에 좋은 게
르마늄이 풍부해 산삼, 산야초가 지천에 자생한다.
해마다 산삼 축제를 통해 우리 땅에서 자라는 산삼의 우수성을 홍보하고 있
다. 산삼주재관 · 산삼판매장 · 심마니 VR체험 · 농특산물 판매장 · 지리산
산야초 등을 구입할 수 있다. 2020년 산삼엑스포를 준비 중에 있다.

• 주소 : 경남 함양군 함양읍 필봉산길 49

• 전화 : 함양 군청 055-960-5114 • 홈페이지 : www..sansamfestiva.com

금산 약령시장

조선 시대 17세기 이후 약령시는 의약의 발달과 약
재 수용력의 증가 등 여러 요인으로 현격하게 발달
했다. 금산에서는 전국 인삼 생산량의 80%가 거래
될 정도로 규모가 크다. 이곳에는 인삼 약령시장·
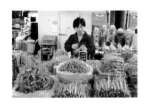
수삼센터 · 인삼도매센터 · 국제시장 · 재래시장 · 홍보관 · 쇼핑센터 등이
자리를 잡고 있다.

- 주소 : 충남 금산군 금산읍 중도리 17-2 금산인삼축제
- 전화 : 041-754-3343(금산인삼도매센터) · 홈페이지 : www.geumsan.go.kr

화개장터 약령시장

화개 약령시장은 지리산과 백운산의 하동 포구에
자리 잡은 섬진강의 가교로 영 · 호남의 질펀한 삶
의 마당인 경남 하동 화개장터는 60년 전만 해도
섬진강 뱃길이 짐배들로 가뿐 숨을 뿜었던 곳이 국
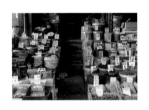
내 최대 약령시장으로 자리를 잡았다. 옛 화개장터에 현대에 들어와 복원한
재래시장은 상설시장으로 탈바꿈되어 지리산에서 자생하는 온갖 산나물·
산야초 · 버섯 · 녹차 · 특산품 등을 구입할 수 있다.

- 주소 : 경남 하동군 탑리
- 전화 : 하동군청 055-880-2114 · 홈페이지 : www.tour.hadong..go.kr

진안 고원 한방약초센터

백두대간의 줄기인 노령산맥과 소백산맥의 분수령
을 이루는 해발 약 400m의 600여 만 평의 진안 고
원을 둘러싸고 있는 마이산·덕태산·선각산·성
수산과 운장산·구봉산·덕유산 등에서 자라는 질
좋은 산야초를 구입할 수 있다. 진안 홍삼·한방
특구로 지정되어 45억 원을 들여 한방약초센터를
건립했다. 1층 25개의 매장에서는 홍삼과 각종 약
초를 판매하고 있다.

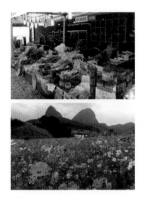

- 주소 : 전북 진안군 군상리 244
- 전화 : 063-433-8411
- 홈페이지 : www.jinan.go.kr

전국 농협 하나로 유통

전국 농협의 유통 센터인 하나로 클럽에서 검증된 품질이 좋은 한약재, 건강
식품, 산양산삼, 버섯 등을 코너에서 만날 수 있다. 인터넷 사이트로도 주문
할 수 있으며 생산지와 실명이 명기된 국산만을 판매한다.

- 홈페이지 : 농협 하나로 유통 www.nhhanaro.co.kr

진안고원 영웅문 가시오가피

조선 시대 허준이 쓴 『동의보감』에 오가피를 "삼(參) 중에서도 으뜸이라 하여 천삼(天參)이라 하여 하늘의 선약(仙藥)", 중국 이시진 쓴 『본초강목』에 "한줌의 오가피를 얻으니 한 수레의 황금을 얻는 것보다 낫다"고 했듯이 건강한 사람이 장복하면 건강 예방이 되고 노화를 늦추고 환자가 복용하면 건강을 회복할 수 있다.

강원도 농업기술원 박사팀이 가시오가피의 뿌리껍질 추출물을 사람에게 투여한 결과 간암(94%)·폐암(91%)·유방암(89%)의 암세포 억제 효과가 있는 것으로 밝혀 냈다. 가시오가피의 배당체인 세사민(Sesamin)이 사람의 위암 세포의 생장을 억제하고 괴사시키는 작용을 규명하여 항암 효과를 입증했다. 가시오가피의 뿌리는 진통 효과가 아스피린의 7배, 가시오가피의 배당체에는 리그산(Lysine)은 면역력의 강화와 RNA 합성을 촉진해서 백혈구 수를 증가시켜 주고, 세사민(Sesamin)은 항산화 작용, 시안노사이드(Cyanoside)는 진정 작용이 있어 요통과 관절염에 효능이 있고, 아칸소사이드(Acanthoside)는 항암 작용, 지린긴(Gilingin)은 신진 대사 촉진으로 노화 방지에 효능이 있다.

가시오가피+토종오가피+섬오가피+두충+감초+증상별 약초를 가미하여 약한 불로 3일 이상 정성스럽게 달인다.

• **건강식품** : 가시오가피 액상차, 20년 이상 된 효소와 식초, 오가피 된장
• **건강상담 및 체험** : 011-9046-6480, 010-3241-6480
• **가시오가피 농장** : 010-9640-6562

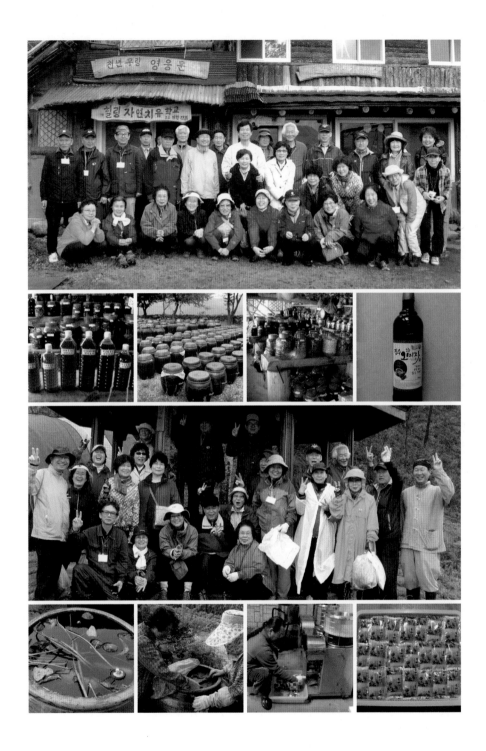

| 한방용어 |

ㄱ

- 감(甘) : 단맛.
- 강장(强壯) : 몸이 건강하고 정기가 충만한 상태.
- 개창(疥瘡) : 옴.
- 객혈(喀血) : 폐와 기관지로부터 피를 토하는 것.
- 거담(去痰) : 가래를 없어지게 함.
- 경간(驚癎) : 놀랐을 때 발작하는 간질.
- 곽란(癨亂) : 음식이 체하여 토하고 설사하는 급성 위장병
- 고(苦) : 쓴맛.
- 고제(膏劑) : 고약 상태의 복용약.
- 골절(骨折) : 뼈가 부러진 상태.
- 교상(咬傷) : 벌레에 물린 상처.
- 구갈(嘔渴) : 갈증.
- 구안와사 : 입과 눈이 한 쪽으로 틀어지는 병.
- 구창(口瘡) : 입 안에 나는 부스럼.
- 기체(氣滯) : 기가 여러 가지 원인으로 울체된 것.

ㄴ

- 뇌경색 : 뇌에 혈액을 공급하는 동맥이 좁아지거나 막혀서 뇌의 조직이 괴사하는 증상.
- 뇌전색(腦栓塞) : 뇌 이외의 부위에서 생긴 혈전이나 지방 · 세균 · 종양 등이 뇌의 혈관으로
  흘러들어서 혈관을 막아 버리는 질환.

ㄷ

- 담(淡) : 담담한 맛.
- 담음(痰飮) : 수독(水毒)으로 체액이 쌓여 있는 상태.
- 대하(帶下) : 여성의 질에서 나오는 점액성 물질.
- 도한(盜汗) : 심신이 쇠약하여 수면 중에 몸에서 땀이 나는 증상.
- 동계(動悸) : 두근거림.
- 동통(疼痛) : 통증.
- 두통(頭痛) : 머리의 통증.

ㅁ

- 몽정(夢精) : 꿈에서 유정하는 것.

ㅂ

- 번갈(煩渴) : 목이 마르는 증상.
- 번열(煩熱) : 가슴이 뜨겁고 열감이 있는 것.
- 변비(便秘) : 변이 단단하여 잘 배출되지 못하는 것.
- 별돈(別炖) : 별도로 찌는 것.
- 병인(病因) : 병을 일으키는 원인이 되는 요소.
- 발열(發熱) : 신체에 열감이 생기는 것.
- 발적(發赤) : 붉은 반점이 나타나는 것.
- 배합(配合) : 약물을 처방하여 섞는 것.
- 백대(白帶) : 흰대하.
- 복창(腹脹) : 소화 불량으로 배가 팽창한 것.
- 부종(浮腫) : 몸이 붓는 병.
- 보혈(補血) : 혈액을 보충함.
- 분변(糞便) : 대변.

- **비출혈(鼻出血)** : 코피.

- **비뉵(鼻衄)** : 코피.

- **빈뇨(頻尿)** : 소변을 자주 봄.

ㅅ

- **소갈(消渴)** : 오줌의 양이 많아지는 병.

- **소갈증(消渴症)** : 당뇨병.

- **소종(消腫)** : 부은 몸이나 상처를 치료함.

- **소염** : 염증을 가라앉히고 부종(浮腫)을 빼 주는 것.

- **소양(瘙痒)** : 가려움.

- **수종(水腫)** : 림프액이 많이 괴어 몸이 붓는 병.

- **선전(先煎)** : 약을 달일 때 먼저 넣고 달이는 것.

- **설태(舌苔)** : 혀의 상부에 있는 백색 물질.

- **식적(食積)** : 음식이 소화되지 않고 위장에 머물러 있는 것.

- **식체(食滯)** : 먹는 것이 잘 내리지 아니하는 병.

- **신(辛)** : 매운맛.

- **사지경련(四肢痙攣)** : 팔다리의 경련.

- **산(酸)** : 신맛.

- **산제(散劑)** : 가루 상태의 복용약.

- **삽(澁)** : 떫은맛.

ㅇ

- **악창(惡瘡)** : 고치기 힘든 부스럼.

- **어혈(瘀血)** : 체내의 혈액이 일정한 국소에 굳거나 소통 불량 등으로 정체되어 생기는 증상.

- **여력(餘瀝)** : 오줌을 다 눈 후에 오줌이 방울방울 떨어지는 것.

- **염좌(捻挫)** : 외부의 힘에 의하여 관절 · 힘줄 · 신경 등이 비틀려 생긴 폐쇄성 손상.

- **열독(熱毒)** : 더위 때문에 생기는 발진.

- 오경사(五更瀉) : 매일 이른 새벽이나 아침에 설사하는 것.
- 오한(惡寒) : 차거나 추운 것을 싫어함.
- 옹(廱) : 빨갛게 부어오르고 열과 통증을 동반하고 고름이 들어 있는 종기.
- 요배통(腰背痛) : 허리 통증.
- 옹저(癰疽) : 큰 종기.
- 옹종(癰腫) : 작은 종기.
- 울화(鬱火) : 일반적으로 양기가 뭉치고 적체되어 나타나는 장부 내열의 증상을 말함.
- 울체(鬱滯) : 소통되지 못하고 막힌 것.
- 유정(遺精) : 무의식중에 정액이 몸 밖으로 나오는 증상.
- 유즙(乳汁) : 젖.
- 육부(六腑) : 담(膽) · 소장(小腸) · 위(胃) · 대장(大腸) · 방광(膀胱) · 삼초(三焦).
- 육장(六臟) : 간(肝) · 심(心) · 비(脾) · 폐(肺) · 신(腎) · 심포(心包).
- 육음 : 풍(風) · 한(寒) · 서(暑) · 습(濕) · 조(燥) · 화(火)로 병사(病邪)를 총칭함
- 음위(陰痿) : 발기 불능.
- 애기(噯氣) : 트림
- 이뇨(利尿) : 소변이 잘 나오게 하고 부종을 제거.
- 이명(耳鳴) : 귀에서 나는 소리.

ㅈ

- 자한(自汗) : 깨어 있는 상태에서 저절로 땀이 나는 증상.
- 전광(癲狂) : 정신 착란으로 인한 발작.
- 전간(癲癇) : 간질증.
- 전약법(煎藥法) : 약을 달이는 방법.
- 자양강장(滋養强壯) : 몸에 영향을 주고 기력을 왕성하게 함.
- 종창(腫脹) : 종양 증상의 총칭.
- 진경(鎭痙) : 내장 등의 경련을 진정시킴.
- 진해(鎭咳) : 기침을 진정시키는 것.
- 정창(疔瘡) : 상처가 곪아 생긴 것.
- 주독(酒毒) : 술중독.

- **지사(止瀉)** : 설사를 멈춤.
- **진액(津液)** : 몸 안의 체액.
- **진정(鎭靜)** : 격앙된 감정이나 아픔 따위를 가라앉힘.
- **조루(早漏)** : 성교 시 남성의 사정이 비정상적으로 일찍 일어나는 것.

ㅊ

- **창종(瘡腫)** : 온갖 부스럼.
- **창독(瘡毒)** : 부스럼의 독기.
- **청열(淸熱)** : 내열(內熱)의 증상을 완화시킨다는 의미로 해열(解熱)과는 다르다.
- **치매(癡呆)** : 대뇌 신경 세포의 손상 등으로 인하여 지능 · 의지 · 기억 등이 지속적, 본질적으로 상실된 질환.
- **치창(痔瘡)** : 치질.

ㅌ

- **토혈(吐血)** : 위와 식도에서 피를 토하는 것.
- **토분상(兎糞狀)** : 토끼의 분변 모양으로 나오는 대변.
- **통경(通經)** : 월경이 막혀 나오지 않았는 것이 통(通)하게 되는 것.
- **통풍(痛風)** : 요산의 배설이 원활치 않아서 체내에 축적 되어 통증을 유발하는 것.
- **탈항(脫肛)** : 항문 및 직장 점막이 항문 밖으로 빠져 나와 저절로 들어가지 않는 상태.
- **탕제(湯劑)** : 물로 달여서 먹는 방법.

ㅍ

- **포전(布煎)** : 약을 달일 때 특정 약물을 베나 포로 싸서 달이는 것.
- **풍한(風寒)** : 감기.
- **풍열(風熱)** : 감기로 열이 나는 것.

- 풍한(風寒) : 풍과 한이 결합된 병사를 말함.
- 표리(表裏) : 겉과 속.

ㅎ

- 하리(下痢) : 장관의 운동이 촉진되어 설사하는 것.
- 한(寒) : 혈액 순환과 신진 대사가 좋지 않아 수족(手足)이 냉한 상태.
- 흉통(胸痛) : 가슴에 통증이 있는 증상.
- 해독(解毒) : 독으로 인한 증상을 풀어 내는 것.
- 해수(咳嗽) : 기침 증상.
- 허실(虛實) : 모자란 것과 넘치는 것.
- 현훈(眩暈) : 어지러운 증상.
- 혈붕(血崩) : 월경 기간이 아닌데도 대량의 출혈이 있는 증상.
- 한열(寒熱) : 찬 것과 뜨거운 것.
- 함(鹹) : 짠맛.
- 후하(後下) : 약을 달일 때 나중에 넣고 달이는 것.
- 환제(丸劑) : 둥근 환 상태의 복용약.
- 활정(滑精) : 낮에 활동할 때 나도 모르게 정액이 저절로 흘러나오는 것.
- 황달(黃疸) : 온 몸과 눈, 소변이 누렇게 되는 병증.
- 흘역(吃逆) : 딸꾹질.

| 참고문헌 |

- 동의보감, 허준, 1610
- 본초강목, 이시진(중국), 1596
- 중약대사전, 상해과학기술편찬사, 1984
- 동의학사전, 북한과학백과사전출판사, 1988
- 국립문화연구소, 민간의학, 1997
- 문화방송, 한국민간요법대전, 금박출판사, 1987
- 공무원연금관리공단, 음식과 건강, 2005
- 농촌진흥청, 전통지식 모음집(약용식물 이용편), 푸른숲, 2005
- 식약청, 약용식물도감, 1997
- 신동아, 2001년 별책부록, 한방비결(전통의학 허준에서 이제마까지), 2001
- 건강생약협회, 약이 되는 건강 기능 식품, 건강생활사, 2014
- 약령시보존위원회, 120가지 우리 약초꽃, 2002
- 국립수목원, 나무도감, 지오북, 2016
- 평생건강가이드, 이지케어텍(주), 도서출판 정한PNP, 2003
- 가정의학대서전, 일선전문의100인감수, 금성출판사, 1988

- 강영권, 지리산 장아찌, 아카데미 서적, 2012
- 김정숙, 산나물 들나물, 아카데미 서적, 2010
- 김정숙 · 한도연, 자연의 깊은 맛 장아찌, 아카데미 서적, 2010
- 김일훈, 신약, 관제원, 1987
- 김태정, 한국의 자원 식물, 서울대출판부, 1996
- 김태정, 우리 꽃 100가지 1~3, 현암사, 1990

• 곽준수 · 김영아, 건강꽃차 한방약차, 푸른 행복, 2015

• 김수경, 생식, 김영사, 2004

• 그린홈, 우리 몸에 좋은 음식궁합 수첩, 그린홈, 2013

• 권혁세, 약초민간요법, 글로북스, 2014

• 김홍대, 한국의 산삼, 김영사, 2005

• 김정환, 알고 먹는 약 모르고 먹는 약, 다은북스, 2016

ㄹ

• 루이스 이그나로 지음 · 정헌택 옮김, 심혈관질환, 이젠NO, 푸른솔, 2005

ㅁ

• 문관심, 약초의 성분과 이용, 과학백과사전출판사, 1984

ㅂ

• 박광수 · 이송미, 보약, 김영사, 2004

• 박종철, 한방 약초, 푸른 행복, 2014

• 배기환, 한국의 약용식물, 교학사, 2000

• 배종진, 약초도감, 더불유출판사, 2009

• 배종진, 토종 약초, H&book, 2007

ㅅ

• 성환길, 약이 되는 나무도감, 푸른 행복, 2015

• 송희자, 우리꽃차, 아카데미북, 2010

- 신재용, 건강약재, 삶과 꿈, 1996
- 신선호, 한방보약서전, 태웅출판사, 2001
- 신동원 · 김남일 · 이인석, 한권으로 읽는 동의도감, 들녘, 1999

ㅇ

- 이영노, 한국식물도감, 교학사, 1997
- 이창복, 대한식물도감, 향문사, 1980
- 안덕균, 한국의 본초도감, 아카데미 서적, 1996
- 안덕균, 약초, 교학사, 2003
- 안덕균, 민간요법, 대원사, 1991
- 이유미, 한국의 야생화, 다른 세상, 2005
- 이유미, 우리 나무 백 가지, 현암사, 1995
- 임경빈, 나무백과, 일지사, 1977
- 엄용태, 정구영 감수, 약초 약재 300 동의보감, 중앙생활사, 2017

ㅈ

- 정경대, 건강약차 108선, 이너북, 2007
- 정연권, 색향미, 행복에너지, 2016
- 정구영, 산야초대사전, 전원문화사, 2018
- 정구영, 약초건강사전, 전원문화사, 2019
- 정구영, 자연치유, 전원문화사, 2019
- 정구영, 산야초도감, 혜성출판사, 2011
- 정구영, 효소동의보감, 글로북스, 2013
- 정구영, 나무동의보감, 글로북스, 2014
- 정구영, 효소수첩, 우듬지, 2013
- 정구영, 약초대사전, 글로북스, 2014
- 정구영, 나물대사전, 글로북스, 2016

- 정구영, 산야초민간요법, 중앙생활사, 2015
- 정구영, 산야초효소민간요법, 중앙생활사, 2017
- 정구영, 꾸지뽕 건강법, 중앙생활사, 2015
- 정구영, 약초에서 건강을 만나다, 중앙생활사, 2018
- 정지천, 약재 동의보감, 중앙생활사, 2019
- 정헌관, 우리 생활 속 나무, 어문각, 2008
- 정혜성 · 김기수, 한국의 산삼, 백양출판사, 2015
- 장강림, 약초 캐고 산삼도 캐고, 하늘구름, 2016

ㅊ

- 최수찬, 산과 들에 있는 약초, 지식서관, 2014
- 최수찬, 주변에 있는 약초, 지식서관, 2014
- 최진규, 약이 되는 우리 풀 · 꽃 · 나무 1~2, 한문화, 2001
- 최진규, 토종의학 암 다스리기, 태일출판사, 1997
- 최진규, 약초 산행, 김영사, 2002
- 최영전, 산나물 재배와 이용법, 오성출판사, 1991
- 차종환, 자연의학, 도서출판 사사연, 2014
- 최태섭, 안덕균 해설, 한국의 보약, 열린책들, 1990

ㅎ

- 현대인의 건강비결 方(1)-병증별 한방요법편, 생활출판(주), 1989
- 한의학사전, 전통의학연구소 편, 성보사, 1983
- 하헌용, 한약한문, 정문각, 2005

저자 연재처

• 문화일보(약초 이야기), 매주 월요일 – 2015년 5월 4일~2016년 9월 19일
• 한국일보(정구영의 식물과 인간), 격주 수요일 – 2018년 1월 16일~7월 4일
• 월간 조선(나무 이야기), 주간 산행(정구영의 약용식물 이야기), 전라매일(정구영의 식물 이야기),
  사람과 산(정구영의 나무 열전), 산림(효소와 청 이야기), 농업디지털(버섯 이야기), 교육과 사색
  (식물과 인간 이야기), 사람과 산(우리가 몰랐던 약용식물 이야기) 연재물 일부 참조

※사이언스, 네이처, 영국의학저널, 미국의학협회저널, 조선일보, 문화일보, 매일경제 보도 인용 참조

| 색인 |